U0389106

人感染 H7N9 禽流感

李兰娟　主编

科学出版社

北　京

内 容 简 介

本书共分 14 章,内容包括 H7N9 禽流感的病原学、流行病学、发病机制、病理生理、临床诊治、疫苗研制、护理、院内感染的防控等,并且重点介绍了使用"四抗二平衡"的策略对重症患者进行治疗,融入了作者在抗击 H7N9 禽流感过程中的实践经验和研究成果。

本书图文并茂、资料新颖,可供感染科医生及卫生行政管理相关人员参考。

图书在版编目(CIP)数据

人感染 H7N9 禽流感 / 李兰娟主编.—北京:科学出版社,2015.2
ISBN 978-7-03-043281-0

Ⅰ.人… Ⅱ.李… Ⅲ.禽病-流行性感冒-人畜共患病-防治
Ⅳ.R511.7

中国版本图书馆 CIP 数据核字(2015)第 025759 号

责任编辑:沈红芬 黄 敏 孙岩岩 / 责任校对:胡小洁
责任印制:肖 兴 / 封面设计:陈 敬

科学出版社 出版
北京东黄城根北街 16 号
邮政编码:100717
http://www.sciencep.com

北京盛通印刷股份有限公司 印刷
科学出版社发行 各地新华书店经销
*
2015 年 2 月第 一 版 开本:787×1092 1/16
2016 年 2 月第二次印刷 印张:17 1/2
字数:400 000
定价:148.00 元
(如有印装质量问题,我社负责调换)

《人感染 H7N9 禽流感》编写人员

主　编　李兰娟

编　者　(按姓氏汉语拼音排序)

陈　瑜(浙江大学)

陈鸿霖(香港大学)

陈佳佳(浙江大学)

成　艳(浙江大学)

方　强(浙江大学)

冯志仙(浙江大学)

冯子健(中国疾病预防控制中心)

高　福(中国疾病预防控制中心)

高海女(浙江大学)

姜建杰(浙江大学)

蒋天安(浙江大学)

李长贵(中国食品药品检定研究院)

李兰娟(浙江大学)

梁伟峰(浙江大学)

刘小丽(浙江大学)

鲁海峰(浙江大学)

吕龙贤(浙江大学)

秦　川(中国医学科学院)

秦　楠(浙江大学)

任瑞琦(中国疾病预防控制中心)

阮凌翔(浙江大学)

盛吉芳(浙江大学)

施丽萍(浙江大学)

舒跃龙(中国疾病预防控制中心)

汤灵玲(浙江大学)

王军志(中国食品药品检定研究院)

吴国琳(浙江大学)

吴南屏(浙江大学)

项春生(浙江大学)

徐鸿飞(浙江大学)

徐小微(浙江大学)

杨美芳(浙江大学)

杨仕贵(浙江大学)

杨益大(浙江大学)

姚航平(浙江大学)

余国友(浙江大学)

俞　亮(浙江大学)

袁国勇(香港大学)

张景峰(浙江大学)

章云涛(浙江大学)

郑书发(浙江大学)

周　蕾(中国疾病预防控制中心)

朱秋红(浙江大学)

学术秘书　高海女(浙江大学)

序　　言

　　甲型 H7N9 禽流感病毒是一种全新的重组病毒,可以通过接触禽类的分泌物传染,但是禽类感染并不致病,导致监控困难。首例人感染 H7N9 禽流感病毒感染者于 2013 年 2 月在上海发现,之后数月,H7N9 禽流感病例迅速增多,波及我国 17 个省市,超过 30% 的病例死亡,对我国人民的健康造成了极大的威胁。我国科学家在 1 个月内就明确病原,并向世界卫生组织通报,同时在病毒溯源、流行病学、发病机制、临床救治、疫苗研制等方面的研究均取得巨大的突破,极大地缓解了民众的恐慌。这标志着从 SARS 以后,我国新突发传染病的应急救治能力得到了极大的提高。

　　传染病诊治国家重点实验室主任、中国工程院院士李兰娟教授与她所领导的团队日夜奋战在抗击人感染 H7N9 禽流感的第一线,以其对传染病诊治研究的敏感性,进行了充分的顶层设计,在人感染 H7N9 禽流感的基础和临床方面均取得了很大的成绩:病原学研究确立了 H7N9 是禽传人;发现 H7N9 重症患者存在细胞因子风暴;联合国内 30 家医疗单位总结了 H7N9 禽流感的临床特征;创立了"四抗二平衡"治疗方案;首创人工肝清除细胞因子风暴效应,极大提高了救治成功率;成功研发 H7N9 疫苗株,结束了我国依赖国外疫苗株的历史。他们将自己的科研成果、临床救治体会及疾病控制管理经验加以总结,并收集大量的最新科研进展资料和各方面的经验,组织编写了《人感染 H7N9 禽流感》专著。相信这部专著必将为今后禽流感的防治工作发挥积极的指导作用,并成为各级疾病预防和临床诊治人员的重要参考书。

　　人感染 H7N9 禽流感这种疾病,目前正在不断研究、不断总结中,因而该书在撰写时可能会存在疏漏之处,这并不足为奇。我们更应该看到的是这个团队的研究人员和临床救治人员在取得这么大的成绩之后,不骄不躁,继续辛勤耕耘,将自己的成果及体会毫无保留地与他人共享的这种崇高的品德。我对此表示深深的敬意,并衷心祝贺《人感染 H7N9 禽流感》专著的出版。

2014 年 10 月于北京

前　　言

  人感染 H7N9 禽流感是一种全新的急性呼吸道传染病,自 2013 年 2 月在我国上海和安徽两地发现以来,该病在我国 17 个省市迅速蔓延,截止到 2014 年 3 月,我国累计有 400 多名患者,病死率超过 30%。该病病死率高、危害大,并且存在有限的人传人现象,对人民的生命财产安全构成极大威胁。我国政府和世界卫生组织对本病的预防和控制、诊断和治疗等各个方面都给予了高度重视,采取了强有力的措施来减少重症患者和死亡患者的发生。

  对于 H7N9 禽流感这一全新的传染病,从病原确定到传染源的锁定,仅仅用了不到 2 个月的时间,并且很快明确了传染的源头是活禽市场。我国政府随即果断关闭活禽交易市场,切断传播途径,大大减少了发病的人数,彰显了我国继 SARS 之后,在新发呼吸道传染病防控能力方面的全面提升。为了及时总结经验教训,迎战可能再次发生的 H7N9 禽流感的流行,我们组织参加 H7N9 禽流感一线防治和研究的专家、教授编写了本书,以便为各级疾病预防和临床工作者提供一本较全面与实用的工具书。

  全书共分 14 章,内容涉及 H7N9 禽流感的病原学、流行病学、发病机制、病理生理、临床诊治、疫苗研制、护理、院内感染的防控等,对使用"四抗二平衡"的策略对重症患者进行治疗等内容做了重点介绍。

  本书的撰写除了参考国内外已发表的大量相关文献外,还融入了编者在抗击 H7N9 禽流感过程中的实践经验和研究成果,旨在帮助读者在临床和研究中解决实际问题。

  我们联合了感染性疾病诊治协同创新中心的多名禽流感研究领域顶尖的专家共同参与本书的编写。由于 H7N9 禽流感病毒是一种新发的病毒,其本质和临床救治尚处在不断探索的过程中,故书中难免存在不足之处,恳请广大读者批评指正,以便再版时予以完善。

李兰娟

2014 年 10 月

目　　录

第一章 绪 论

人感染甲型 H7N9 禽流感是一种新的急性呼吸道传染病。本病由一种新型重配的 H7N9 病毒引起,主要通过密切接触禽类的分泌物传播,临床表现为急性发热、咳嗽、咳痰,并且迅速进展为急性呼吸窘迫综合征、外周血白细胞计数正常或降低、肌酶升高等。人感染甲型 H7N9 禽流感对人类健康构成严重威胁,我国目前将 H7N9 禽流感按照乙类传染病处置。相较 10 年前的 SARS,此次我国科学家在应对新发的 H7N9 禽流感方面显得更加从容。从 2013 年 2 月 19 日首例患者诊断到向世界卫生组织通报疫情,仅间隔 6 周。病毒确认以后仅仅 1 个月,由中国疾病控制中心牵头,临床医师、病毒学家和流行病学家共同参与撰写的关于"一种新型的人感染重组 H7N9 禽流感病毒"的报道,就在《新英格兰医学杂志》上在线发表。随后,浙江大学医学院附属第一医院等相关专家参与撰写的有关 H7N9 禽流感病毒溯源的研究报道在国际知名杂志《柳叶刀》上发表。此次我国应对 H7N9 禽流感疫情表现得开放、合作,彰显了我国对全球公共卫生高度负责的态度。

第一节 甲型 H7N9 禽流感病毒的发现历程

2013 年 2 月,上海复旦大学附属第五医院收治了 2 名重症肺炎患者。第一名患者是一位 87 岁的男性,2 月 18 日发病,3 月 4 日死亡。第二名患者是一位 27 岁的男性,2 月 27 日发病,3 月 10 日死亡。两名患者起病早期均有发热和呼吸道症状,5~10 日后,患者进展为重症肺炎,最终死亡。

根据 2008 年建立的全国呼吸道感染性疾病诊断监测网的要求,上海市公共卫生中心的病原诊断和生物安全实验室作为全国 16 个监测点之一,立即对采集的血样、咽拭子标本、痰标本进行了病原学检测,先后排除了季节性 H1N1 和 H3N2 流感、人感染高致病性禽流感(H5N1)、严重急性呼吸道综合征 SARS 病毒及新冠状病毒。仅发现甲型流感病毒 H7 亚型为可疑阳性,NA 亚型无法确定。2013 年 3 月 13 日,安徽一名 35 岁的女性患者同样表现为进展迅速的双肺炎症,标本送安徽省疾病控制和预防中心进行检测,同样发现甲型 H7 亚型阳性,而 NA 亚型无法确定。2013 年 3 月 25 日这 3 名患者的标本送到中国疾病控制和预防中心进行进一步病毒亚型分析。结果发现病毒的血凝素片段与甲型流感病毒 H7 高度同源(94.8%),而神经氨酸酶片段与甲型流感病毒 N9 高度同源(94.2%)。MP、NP、PA、PB1、PB2 与 H9N2 病毒有 97%~99% 的同源性。中国卫生和计划生育委员会组织专家对疾病的临床表现、实验室结果、流行病学资料进行了综合分析,确定患者感染了一种全新的 H7N9 禽流感病毒。中国政府根据《国际卫生条例(2005)》向世界卫生组织通报情况,公布病毒基因序列,与世界卫生组织流感合作中心和其他实验室共享病毒。

第二节　甲型 H7N9 禽流感病毒的特性和致病性

H7N9 亚型在家禽中只是一种低致病性禽流感病毒,但当其病毒基因突变进而感染人类后却出现高致病性,为什么对肺组织的损害特别迅速且严重,这个问题亟待解决。目前研究认为可能有以下几方面原因。

一、病毒的多态性与靶器官的亲和性

禽流感病毒的致病性主要通过两种表面糖蛋白起作用,即血凝素(hemagglutinin,HA)与神经氨酸酶(neuraminidase,NA)。HA 的作用是通过与宿主细胞上的唾液酸受体结合而进入细胞,在细胞内复制成病毒颗粒后则在 NA 作用后释出细胞,形成新的感染周期。早已证明 H5N1 禽流感病毒 HA 发生 Q226L 置换(Gln$\overset{226}{\rightarrow}$Leu)造成了与人类结合的能力,成为高致病性。而新型 H7N9 病毒在 226 位点又如何呢?研究证明上海株仍保留了谷氨酰胺,而大多数安徽株均存在 Q226L 置换,因此,安徽株可能对人类受体亲和力更强。对两株 NA 又进行了比较,发现在其 N9 关键位点(294 氨基酸)上存在差异,即安徽株为精氨酸(R),而上海株为赖氨酸(K),带有 K294 的 N9 蛋白病毒复制活性低于带有 R294 的 N9 蛋白病毒,对抗病毒药物容易产生耐药性。上述研究结果提示新型禽流感病毒具有多态性,感染不同株的病毒其致病力也有所差异。

此外香港研究者利用体外培植的人类呼吸道组织进行研究,认为 H7N9 病毒比其他禽流感病毒更易感染人体呼吸道,并发现对肺部 II 型肺泡上皮细胞的损害最为严重,因而造成肺组织再生、修复障碍。

二、免疫病理损害

一般而言,病毒感染后靶器官的组织损害,往往由于病毒诱导机体免疫反应加重所致。研究者认为禽流感病毒能使感染者血液中浆细胞样的树突细胞(DC)、组织中血管内皮细胞、增殖的上皮细胞、单核细胞、巨噬细胞和 CD8$^+$T 细胞等释放出大量的细胞因子,在对抗病毒感染中起到相应的调节作用。但值得注意的是,过量表达的细胞因子,即所谓"细胞因子风暴(cytokine storm)"也会介导机体产生严重的免疫病理损伤,可造成肺部间质炎症和(或)急性呼吸窘迫综合征及继发性噬血细胞综合征(secondary hemophago-cytic syndrome,sHPS)和(或)多器官损害的结果。禽流感病毒可以引发人类致死性的免疫病理损害,已在 H5N1 亚型感染发病机制研究中基本证实,也见于 H7N9 禽流感病毒感染的肺炎患者。下文将会对"细胞因子风暴"及继发性噬血细胞综合征两种特征性的概况进行阐述。

三、细胞因子风暴

在人感染 H7N9 禽流感重症患者发病机制方面,李兰娟等研究团队首次提出了人感染

H7N9 禽流感重症患者存在"细胞因子风暴"现象。该研究团队在 2013 年疫情发生初期,通过对多名重症 H7N9 病例的外周血清检测发现在感染急性期均存在多种细胞因子显著升高的现象,出现了类似 SARS 患者中存在的"细胞因子风暴"现象,而轻症患者无此现象,并提出了重症患者的发病机制可能与细胞因子介导的严重炎症反应有关。"细胞因子风暴"的概念是 Ferrara 等于 1993 年在阐述"移植物抗宿主病"发生机制一文中首次提出的,直至 2005 年 H5N1 禽流感病毒感染人类造成高病死率才引起医学界对这一发病机制的关注。研究者发现禽流感病毒所致肺炎患者促炎细胞因子的过度或失控,引起患者体液中多种细胞因子如 TNF-α、IL-6、IL-8、IL-12、IFN-α/β/γ、IP-10、MCP-1 等释放显著增加。Chil 等应用多重微珠免疫试验(multiplex-microbead immunoassays)检测 H7N9 禽流感患者血清标本细胞因子及趋化因子,结果显示 IP-10、IL-6、IL-17 及 IL-2 均增加,尤其是 IL-6 与 IP-10 在危重患者中比非危重患者中增加更显著。Shen 等对比观察了 18 例 H7N9 禽流感患者血浆中的各种细胞因子,认为 IL-6>97pg/ml 和 IL-8>40pg/ml 者,其预后较差。据 Wang 等报道感染 H7N9 禽流感病毒的患者,血液中 IL-6 和 IL-8 水平比正常人高 10 倍,IL-10 和巨噬细胞炎性 MIP-1β 水平也增高,支气管肺泡灌洗的标本也发现细胞因子 IL-1β、IL-6 和 IL-8 的浓度比正常高 1000 倍,而体液中 MIP-1α 和 MIP-β 高 100 倍。Wu 等应用流式微珠阵列方法对 27 例 H7N9 禽流感患者血清标本进行细胞因子检测,结果显示与正常对照比较,IL-6、IL-8 和 IL-10 显著增加,而 IL-2 并无差别;同时发现 CD38$^+$ 或者 Tim-3$^+$T 细胞比例明显增加,而 HLA-DR$^+$ 和 Tim-3$^+$ 单核细胞比例明显减少。大量细胞因子作用在抗原(病毒)载量最高的肺组织上,可引发呼吸窘迫综合征或呼吸衰竭,并浸润各器官而发展为多器官衰竭。而免疫细胞的紊乱与疾病后期继发的细菌感染与疾病进一步恶化有关。

近来研究发现,禽流感病毒性肺炎严重程度与 CXC 型趋化因子——干扰素诱导蛋白(interferon-inducible protein 10,IP-10)水平高低密切相关。动物实验证明,甲型流感病毒感染的单核细胞或巨噬细胞能分泌 IP-10,IP-10 与其受体(CXCR3)相结合,可诱导激活 T 细胞、NK 细胞和血中单核细胞产生各种细胞因子而造成肺炎与呼吸衰竭。

研究者根据临床 APACHE-II 评分将 H7N9 患者分成重症组与轻症组两组进行免疫学特征的比较。研究发现,与轻症组患者相比,重症组患者常见外周血淋巴细胞减少并伴随 T 细胞和单核细胞减少。其中,在重症组患者外周血中 HLA-DR 在 CD14$^+$ 细胞的表达均显著降低。更为重要的是,HLA-DR 在 CD14$^+$ 细胞的表达水平与 H7N9 感染后患者疾病的严重程度呈负相关。此外,虽然轻症组和重症组患者外周血中单核细胞的吞噬能力相似,但重症组患者单核细胞的抗原提呈能力较低。这提示 H7N9 患者的严重程度可能与抗原提呈能力密切相关。

另外有研究发现,在 H7N9 感染者发病第 2 周的血管紧张素 II 的曲线下面积是 0.875,比 CRP、肺炎严重指数和 SMART-COP 能更好地预测患者的死亡,可用于临床作为重症化患者的预警。

四、体液免疫应答

人感染 H7N9 病毒后,多数患者可产生特异性的血凝抑制抗体,少部分感染呈现隐性感染状态。李兰娟等研究团队在疫情的早期对 45 例 H7N9 确诊病例的血凝抑制抗体进行检测,发现 H7N9 确诊病例具有较高的抗体阳性率(60%)和抗体滴度,且存活病例组的抗体滴度明显高于死亡病例组,这提示较高的抗体滴度的存在可能改善 H7N9 禽流感患者的临床结局。该研究团队对 H7N9 禽流感暴发地区的普通人群及职业暴露人群(活禽宰杀人员)进行的流行病学调查发现,在发生疫情附近的活禽市场,活禽宰杀人员的 H7N9 禽流感血清抗体阳性率高达 6.3%,这类人群的咽拭子核酸检测均为阴性,而普通人群中 H7N9 禽流感的血清抗体均为阴性,这提示 H7N9 感染来源主要是活禽市场,且 H7N9 病毒在职业暴露人群中有较高的隐性感染率。

五、继发性噬血细胞综合征

继发性噬血细胞综合征是一种由病毒等感染引发的多器官、多系统受累而又进行性加重伴免疫功能紊乱的巨噬细胞增生性疾病。临床表现有发热、脾大、肝功能损害、血细胞减少、高三酰甘油血症、高铁蛋白血症、超量的细胞因子及自然杀伤细胞活性降低或消失等,并在骨髓、脾或淋巴结中发现噬血现象。已有多篇甲型流感病毒(H5N1、H1N1、H7N9)相关性噬血细胞综合征论文报道。据 Beutel 等报道,2009 年 25 例危重甲型流感病毒(H1N1)感染患者中有 9 例诊断为继发性噬血细胞综合征(发生率为 36%),其中死亡 8 例,病死率为 89%,而与无继发性噬血细胞综合征的 16 例危重患者(病死率为25%)比较,有显著差异。

六、感染者个体遗传因素及携带基因 IFITM3 表型的相关性

某些感染禽流感病毒患者的临床表现特别严重,迅速进展为中重度的急性呼吸窘迫综合征(acute respiratory distress syndrome, ARDS)。研究发现发生中重度 ARDS 的危险因素包括:年龄≥65 岁,至少存在一种基础疾病,淋巴细胞计数低于 1000/cm^3,天冬氨酸氨基转移酶水平高于 40 U/L,肌酸激酶水平高于 200 U/L,以及患者疾病发作到接受奥司他韦或帕拉米韦治疗的时间大于 3 日。研究者尚发现人类个体对抗甲型流感病毒能力与遗传因素及携带一种特殊蛋白基因 IFITM3(IFN-induced transmembrane protein 3,干扰素诱导跨膜蛋白 3)表型差异有关。据 Quinones-Parra 等通过动物和人类研究提示,具有 H7N9 禽流感病毒肽呈现的人类白细胞抗原(HLAs)等位基因(占人口的 16%~57%),其交叉反应性 CD8$^+$T 细胞对再感染会发生强烈应答,且与种族相关。又有 Everitt 等研究发现,少数人群携带一种 "IFITM3 基因",这种基因可以阻止禽流感病毒体进入细胞质,从而抑制病毒复制,当这种基因发生变异(SNP rs12252-C 等位基因),可造成严重的病毒性疾病过程。据 Zhang 等对国内甲型流感(H1N1/09)患者检测结果,发现重型患者中 C/C 占 69%,轻型患者 C/C 只占 25%,提示带有 IFITM3 C/C 变异者比带有 T/C、T/T 变异者临床症状严重得多,血浆中细胞因子(IL-6、IL-8、MIP-1β 等)水平也高(图 1-1B 和图 1-1C)。但这种基因变异很少出现在白种人身上,可频繁地出现在中国汉族人中(图 1-1A)。因此,研究者建议对感染者筛查 IFITM3 表型,这有助于接受更合适的治疗。

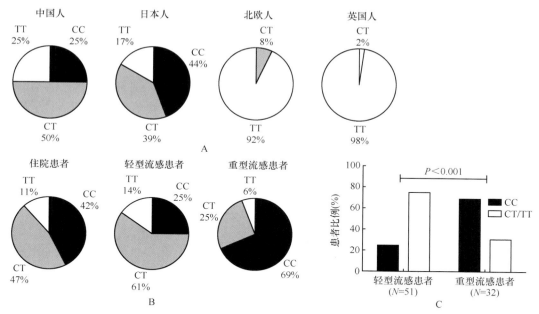

图 1-1　IFITM3 变异,SNP rs12252-C 等位基因携带率与流感病毒感染的相关性比较
A. 4 种人群 1000 个等位基因率的比较;B、C. 北京佑安医院甲型流感轻型、重型住院患者等位基因携带率的比较

　　H7N9 病毒亚型在家禽中只是一种低致病性禽流感病毒,但发生病毒基因突变后而感染人类,却出现高致病性,其机制目前尚未完全阐明。我国科学家在 H7N9 禽流感病毒的溯源、跨宿主传播、免疫病理及临床救治等方面都有了新的突破,尤其对以肺部为主的多系统损害的发病机制正在逐渐认识,我国科学家也第一次尝试在疾病快速进展、并且检测到细胞因子风暴的重症 H7N9 禽流感患者中使用人工肝支持系统清除细胞因子。但由于禽流感病毒不断变异,其致病性、感染能力、与受体结合能力、对靶器官破坏能力及与免疫系统的互动等方面可能处于动态演变过程中。因此,加强对这类新发传染病的病原学特性及对人类致病性的研究仍至关重要,这将对疾病的防治有重要指导意义。

第三节　甲型 H7N9 禽流感的临床特点和防治策略探讨

一、H7N9 禽流感病例临床特点分析

　　此次 H7N9 禽流感病例主要为老年人,男女比例为 2∶1,一半以上的病例有活禽接触史,基于有确切接触时间的病例推测潜伏期约为 1 周。携带 H7N9 禽流感病毒的禽类或者被该病毒污染的环境是本次疫情的传染源。至于该病毒是否会如 SARS 一样"人传人",从目前的资料来看,绝大多数是散发病例,但也存在个别家庭聚集病例,因此存在有限的"人传人"现象。

　　本次 H7N9 禽流感病例中绝大部分为重症,病死率超过 30%,与越南和泰国等地报道的 H5N1 预后相近。症状主要集中在下呼吸道,基本无鼻塞、流涕、咽痛等上呼吸道症状。大部分患者初期表现为流感样症状,有的患者有畏寒、高热、肌肉酸痛、食欲缺乏,早期无咳

嗽、咳痰;后期重症患者病情发展迅速,表现为重症肺炎,有气急和痰中混血,痰为粉红色,非痰中带血丝,与结核引起的咯血有明显不同。绝大部分气急的患者短时间内发展成急性呼吸窘迫综合征(ARDS),提示对于气急的患者,需要警惕重症化,并及早采取有效的方法来阻断。重症患者可同时表现为休克、脓毒症、急性肾损伤等。部分患者有病毒性腹泻的典型表现,水样便,2~5 次/日,1~2 日,自限,但发生率远远低于 H5N1 病例。个别患者有横纹肌溶解表现,但未见在 H7N7 亚型感染中常见的结膜炎。H7N9 禽流感病毒感染对下呼吸道的偏好性显示病毒在下呼吸道的复制效率可能更高,对患者痰液及下呼吸道分泌物的检测较咽拭子检测有更高的阳性率。

二、H7N9 禽流感病例自然病史的思考

对目前的病例进行分析发现患者从起病到发展为 ARDS 大约需要 1 周的时间,ARDS 到死亡的时间也约为 1 周,提示疾病起病非常急,进展非常迅速,这可能与以下三个因素有关:①人体普遍缺乏针对此次 H7N9 亚型禽流感病毒的抵抗力;②患者年龄普遍偏大,平均年龄大约为 60 岁,且基础疾病较多,如高血压、糖尿病、冠心病、心肌病等;③患者从起病到接受抗病毒治疗,平均时间超过 7 日,错过了最佳治疗时间,有些患者直至死亡也未接受抗病毒治疗。既往季节性流感中的经验提示抗病毒治疗在防止重症化中起到了重要的作用,48 小时内给药非常关键。既往的研究也发现与未经治疗的患者相比,起病以后 5 日内给药,患者的病死率也大为下降。泰国的一项研究发现奥司他韦治疗与患者的生存显著相关。因此,对于 H7N9 禽流感患者,只要确诊,就必须立即给予抗病毒治疗。

三、危重症 H7N9 患者救治的争议

在重症患者的临床救治中,临床医师面临着一个有争议的话题,包括人工肝的使用是否有价值,体外膜肺氧合(ECMO)的使用指征如何,激素是否可以使用,抗菌药物如何合理选用等。在这次疫情中严重的低氧血症是导致患者死亡的直接原因,不少患者即使采用以小潮气量通气为核心的肺保护性通气策略,仍无法维持有效通气和氧合。对于这类患者该如何进一步救治是一个难题。根据此次 H7N9 禽流感的发病机制,我们制定了重症病例的诊治原则,即"四抗"(抗病毒治疗,抗休克治疗,抗低氧血症、抗多器官衰竭治疗,抗感染治疗)和"两平衡"(维持水电解质酸碱平衡和调节人体微生态平衡)。

研究证明,H7N9 感染与 SARS 及 H5N1 一样存在细胞因子风暴,尤其是干扰素 γ 和 IP-10 升高明显,它是引起 ARDS 及多器官衰竭(multiple organ failure,MOF)的重要原因。以血浆置换和血液滤过为核心的人工肝技术在肝衰竭的治疗中已证明能够有效清除细胞因子,补充营养物质,改善电解质紊乱,维持体内环境平衡稳定,阻止疾病的发展。但是在重症 H7N9 禽流感患者中,使用人工肝是否能够遏制肺损伤,达到逆转重症的目的呢?根据此次的基础研究结果,结合既往在肝衰竭中的应用经验,浙江大学医学院附属第一医院创造性地使用了人工肝治疗 H7N9 禽流感危重症患者。第一例患者是从重症医学专家的角度来看毫无抢救希望的危重症患者,对其采取机械通气的同时联合人工肝及 ECMO 治疗,经过 5 日治疗,患者病情逐步好转,脱离人工肝、EMCO 及呼吸机,并最终康复出院。

ECMO 在维持氧合和通气的同时,实现了肺休息和保护,可以为损伤肺的修复赢得时间和机会。国家卫生和计划生育委员会制定的《人感染 H7N9 禽流感医疗救治专家共识》中有关 ECMO 应用的指征为:经过积极的机械通气治疗,包括采用挽救性治疗措施后,仍未能达到满意的氧合;在呼气末正压(PEEP)15~20cmH$_2$O(1cmH$_2$O=0.098kPa)条件下,氧合指数(OI)<80mmHg(1mmHg=0.133kPa)和(或)pH<7.2(呼吸性酸中毒引起),持续 6 小时以上。此标准可以作为参考,但部分重症患者病情发展迅速,机械通气治疗根本无法维持氧合,可以马上行 ECMO 治疗。在 2009 年甲型 H1N1 流感流行期间,国内外都有使用 ECMO 成功救治严重氧合功能障碍危重患者的报道,但是应用后的总体病死率仍在 50% 以上。人工肝联合 ECMO,一方面可以在源头上控制细胞因子风暴;另一方面可以让受损的靶器官休养生息,这是否可以提高危重症患者的抢救成功率,有待进一步的验证。

争议最大的还是激素的使用。多项研究认为激素在甲型 H1N1 流感的治疗中不但无效,反而有害。但是也有支持的观点,如动物实验中发现糖皮质激素的使用可以减轻 H1N1 病毒导致的肺损伤,并改善预后。在 1520 例甲型 H1N1 流感患者中的研究发现,对于有哮喘基础疾病的患者,入院前曾经使用激素,可使病死率下降。这提示在特定的患者中,在特定阶段,使用激素可能有益。浙江大学医学院附属第一医院根据 H7N9 禽流感的发病特征、影像学特点及细胞因子水平,将此次 H7N9 禽流感的病程分为四期,分别为早期、进展期、极期及好转期,在特定的阶段如进展期,可以尝试小剂量、短时间地应用激素,对阻断病程进展可能有利,而发展到极期,则需果断停药。当然分期使用的理论还需要进一步充实和验证。

由于 H7N9 禽流感早期鉴别诊断困难,绝大部分患者入院时已使用过抗菌药物,有些甚至使用了碳青霉烯类抗菌药物及抗真菌药物,这直接导致了二重感染,增加了后续治疗的难度。但在本次疫情中,患者从起病到确诊大约需要 1 周,在早期无法鉴别的情况下,短时间使用针对社区获得性肺炎的抗菌药物如氟喹诺酮类药物是必要的,如果患者同时伴有细菌性肺炎则不至于延误病情,这对病毒性肺炎也起到鉴别诊断的作用。但是,对于社区获得性肺炎不推荐无限制地升级抗菌药物。对于年龄偏大、有较多基础疾病、疾病进展迅速、常规抗菌药物无效的患者,应考虑到病毒性肺炎的可能,必须采取相应的措施进一步求证。

重症患者容易出现微生态失衡,导致严重的继发感染。建议采用尽早开通肠内营养,予鼻饲灌注米汤等流质食物,以避免肠道细菌屏障功能障碍导致的细菌易位二重感染;也可应用微生态调节剂,如口服酪酸梭菌活菌片(米雅)或整肠生胶囊等。

第四节　甲型 H7N9 禽流感的控制和管理策略

甲型 H7N9 禽流感疫情的流行蔓延对我国经济发展造成了巨大影响,如果不能及时控制,将会影响社会稳定。因此,甲型 H7N9 禽流感防治工作不仅是一个公共卫生问题,更是一个国家安全问题。以下几点可以应对疫情的发展。

一、关闭活禽交易市场,监测及控制传染源

人感染 H7N9 禽流感病毒与其他禽流感病毒的一个显著不同点是其并不引发禽类流感

疫情。因此,我们不能对其进行有效的追踪控制。但是,我们可以从禽类及活禽生存环境(如活禽交易市场)中分离出病毒。活禽交易市场的开放是禽流感疫情发生、发展的一个重要因素。从两次疫情的防控经验来看,关闭活禽市场是一项非常有效的措施。关闭活禽市场1周,大约一个潜伏期以后,新发病例明显下降,故建议永久性关闭活禽市场。加强对禽类转运、贩售的管理,从社会、经济、文化、生物和环境层面多管齐下,采取分类指导和管理的策略重构活禽市场体系。只有关闭活禽交易市场,同时加强禽间禽流感的监测,才能在源头上抑制禽流感疫情的进一步发展。

一旦发现禽流感疫情,必须按照《动物检疫法》有关规定进行处理。对病鸡群进行严格隔离、封锁、扑杀、销毁,对鸡场进行全面清扫、清洗、彻底消毒。对死禽及禽类废弃物应销毁或深埋。养殖人员及所有相关人员、与家禽或人禽流感患者有密切接触史者做好防护工作并加强监测,一旦出现流感样症状,应及时采集患者的鼻咽部分泌物、漱口液、痰或气管吸出物和血清送至指定实验室,进行核酸快速检测、病毒分离和抗体检测,尽快明确诊断,同时应采取相应的防治措施。有条件者可在48小时内口服抗病毒药物。

二、普及 H7N9 禽流感病毒知识,做到早发现、早报告、早诊断、早治疗

卫生部门等相关部门应积极开展疫情监测,针对公众和社会关注的热点问题,积极做好疫情防控知识宣传和风险沟通,指导并促进公众养成良好的卫生习惯,尤其要加强对从事活禽养殖、屠宰、贩卖、运输等行业人群的健康教育和风险沟通工作。

大约70%的患者在基层医院首诊,调查发现 H7N9 禽流感患者从发病到确诊的平均时间约为5日,提示基层医院对于该病认识仍不足,并且存在使用利巴韦林或阿昔洛韦治疗流感的认识误区。建议基层医院开展甲型流感快速筛查,对于近期有活禽接触史或频繁在活禽市场活动的、年龄大于50岁、有基础疾病的人群应当提高警惕,加强检测。强调即使病毒检测为阴性,如果白细胞降低并且胸部 X 线片提示有肺炎,也需要及时抗病毒治疗,做到早期发现、早期诊断及早期治疗。治疗首选奥司他韦,重症病例可以使用帕拉米韦。对全国156例病例进行深入调查研究发现,在发病48小时内开始抗病毒治疗,则急性呼吸窘迫综合征的发生率低。如果不能在48小时内抗病毒治疗,5日内开始抗病毒治疗,患者仍可获益,表现在急性呼吸窘迫综合征的发生率比5日以后开始抗病毒治疗的病例下降20%以上。

三、完善突发公共卫生事件应急体制,提升应对能力

虽然目前人感染 H7N9 禽流感病例呈散发状态,也还没有足够支持病毒人传人的证据,但是一旦病毒发生变异,人际间传播并非不可能,且到时将暴发人感染 H7N9 禽流感的大规模流行。

因此,政府及卫生部门应高度重视流感大流行的应对工作,加强公共卫生应急体系和能力建设,加大流感疫情监测、疫苗、抗病毒药物技术和生产能力储备投入。在 2009 年 H1N1 流感大流行期间,我国政府启动了由卫生部、国家质量监督检验检疫总局、农业部等国务院相关委办局组成的联防联控体制,这一体制对于 H1N1 流感大流行的控制起到了至关重要

的作用。同样地,这一体制对于 H7N9 禽流感的控制也能发挥极大的作用。

四、加速疫苗研发,及早注射禽流感疫苗

2013 年 10 月,由浙江大学医学院附属第一医院传染病诊治国家重点实验室领衔并作为研究主体,联合香港大学新发传染病国家重点实验室、中国疾病预防控制中心、中国食品药品检定研究院和中国医学科学院等多家单位协同攻关,成功研制了人感染 H7N9 禽流感病毒疫苗株 A/ZJU01/PR8/2013。疫苗的成功研制首次打破和改变了我国流感疫苗株需由国外提供的历史,为及时应对新型流感疫情提供了有力的技术支撑,并为全球控制 H7N9 禽流感疫情做出了贡献。

H7N9 禽流感的防控和临床救治,不仅是公共卫生问题,也是一个科学问题。如何有效控制传染源,如何加强基层医院的建设,做到早发现、早治疗,如何打破地域差别,提高重症流感的救治成功率等,一个个科学问题仍摆在我们面前,不容忽视。SARS 之后,全国实验室预警监测网络已经发展得很完善,实现了新发突发传染病的早期预警,那么 H7N9 禽流感之后,我国是否可以逐步建立起一个强大的多地区协同救治平台,降低新发突发传染病的病死率,仍需我们共同努力。

(李兰娟)

参 考 文 献

白燕琼, 徐钢, 龚自力, 等. 2006. 人感染高致病性禽流感病毒 H5N1 尸体解剖病理分析. 中华病理学杂志, 9:545-548.
车海龙, 王冬, 金红. 2009. IP-10 对流感病毒致肺细胞病变作用的影响. 微生物学杂志, 29(4):32-35.
陆敏, 谢志刚, 高占成, 等. 2008. 人感染高致病性禽流感病毒 H5N1 的病理学观察. 中华病理学杂志, 37(3):145-148.
Bertran K, Pérez-Ramírez E, Busquets N, et al. 2011. Pathogenesis and transmissibility of highly (H7N1) and low (H7N9) pathogenic avian influenza virus infection in red-legged partridge (Alectoris rufa). Veterinary Research, 42:24.
Beute G, Wiesner O, Eder M, et al. 2011. Virus-associated hemophagocytic syndrome as a major contributor to death in patients with 2009 influenza A (H1N1) infection. Critical Care, 15(2):R80.
Brun-Buisson C, Richard JC, Mercat A, et al. 2011. Early corticosteroids in severe influenza A/H1N1 pneumonia and acute respiratory distress syndrome. Am J Respir Crit Care Med, 183(9):1200-1206.
Chan MC, Chan RW, Chan LL, et al. 2013. Tropism and innate host responses of a novel avian influenza AH7N9 virus:an analysis of ex-vivo and in-vitro cultures of the human respiratory tract. Lancet Respiratory Medicine, 1(7):534-542.
Chen Y, Liang WF, Yang SG, et al. 2013. Human infections with the emerging avian influenza A H7N9 virus from wet market poulty:clinical analysis andcharacterization of viral genome. Lancet, 381(9881):1916-1925.
Chi Y, Zhu Y, Wen T, et al. 2013. Cytokine and chemokine levels in patients infected with the novel avian influenza A (H7N9) virus in China. J Infect Dis, 208(12):1962-1967.
Claas EC, Osterhaus AD, van Beek R, et al. 1998. Human influenza A H5N1 virus related to a highly pathogenic avian influenza virus. Lancet, 351:472-477.
Cui LB, Liu D, Shi WF, et al. Dynamic reassortments and genetic heterogeity of the human-infecting influenz A (H7N9) virus. Nature Communications,5:3142.
Diao H, Cui G, Wei Y, et al. 2014. Severe H7N9 infection is associated with decreased antigen-presenting capacity of CD14[+] Cells. PLoS One, 9(3):e92823.
Diaz E, Martin-Loeches I, Canadell L, et al. 2012. Corticosteroid therapy in patients with primary viral pneumonia due to pandemic (H1N1) 2009 influenza. J Infect, 64(3):311-318.

Everitt AR, Clare S, Prtel T, et al. 2012. IFITM3 restricts the morbidity and mortality associated with influenza. Nature, 484 (7395):519-523.

Ferrara JL, Abhyankar S, Gilliland DG. 1993. Cytokine storm of graft-versus-host disease: a critical effector role for interleukin-1. Transplant Proc, 25:1216-1217.

Gao HN, Lu HZ, Cao B, et al. 2013. Clinical findings in 111 cases of influenza A(H7N9) virus infection. N Engl J Med, 368 (24):2277-2285.

Gao R, Cao B, Hu Y, et al, 2013. Human infection with a novel avian-origin influenza A(H7N9) virus. N Engl J Med, 368 (20):1888-1897.

Gu J, Xie Z, Gao Z, et al. 2007. H5N1 infection of the respiratory t ract and beyond: a molecular pathology study. Lancet, 370 (9593):1137-1145.

Hanshaoworakul W, Simmerman JM, Narueponjirakul U, et al. 2009. Severe human influenza infections in Thailand: oseltamivir treatment andrisk factors for fatal outcome. PLoS One, 4(6):e6051.

Hu Y, Lu S, Song Z, et al. 2013. Association between adverse clinical outcome in human disease caused by novel influenza A H7N9 virus and sustained viral shedding and emergence of antiviral resistance. Lancet, 381:2273-2279.

Janka G. 2007. Hemophagocytic syndrome. Blood Rev, 21(5):245-253.

Li C, Yang P, Zhang Y, et al. 2012. Corticosteroid treatment ameliorates acute lung injury induced by 2009 swine origin influenza A (H1N1) virus in mice. PLoS One, 7(8):e4411.

Li Q, Zhou L, Zhou M, et al. 2014. Epidemiology of human infections with avian influenza A(H7N9) virus in China. N Engl J Med, 370:520-532.

Liu D, Shi W, Shi Y, et al. 2013. Origin and diversity of novel avian influenza A H7N9 viruses causing human infection: phylogenetic, structural and coalescent analyses. Lancet, 381(9881):1926-1932.

Lupiani B, Reddy SM. 2009. The history of aviav influenza. Comp Immun Microbiol Infect Dis, 32:311-323.

Myles P, Nguyen-Van-Tam JS, Semple MG, et al. 2013. Differences between asthmatics and nonasthmatics hospitalised with influenza A infection. Eur Respir J,41(4):824-831.

Ng WF, To KF. 2007. Pathology of human H5N1 infection: new finding. Lancet, 370(9593):1106-1108.

Qi X, Qian YH, Bao CJ, et al. 2013. Probable person to person transmission of novel avian influenza A (H7N9) virus in Eastern China, 2013: epidemiological investigation. BMJ, 347:f4752.

Quiñones-Parra S, Grant E, Loh L, et al. 2014. Preexisting CD8[+] T-cell immunity to the H7N9 influenza A virus varies across ethnicities. Proc Natl Acad Sci, 111(3):1049-1054.

Shen Z, Chen Z, Li X, et al. 2013. Host immunological response and factors associated with clinical outcome in patients with the novel influenza A H7N9 infection. Clin Microbiol Infect, 12-18.

Shi Y, Zhang W, Wang F, et al. 2013. Structures and receptor binding of hemagglutinins from human-infecting H7N9 influenza viruses. Science, 342(6155):243-247.

Su C, Chen S, Liu X, et al. 2013. Genome sequence of a novel H10N9 avian influenza virus isolated from chickens in a live poultry market in eastern China. Genome Announc, 1(4). pii:e00386-e00413.

The Writing Committee of the World Health Organization (WHO) Consultation on Human Influenza A/H5. 2005. Avian influenza A (H5N1) infection in humans. N Engl J Med, 353:1374-1385.

To kF, Chan PK, Chan KF, et al. 2001. Pathology of fatal human infection associated with avian influenza AH5N1 virus. J Med Virol, 63(3):242-246.

Wang JY, Yu XL, Zhang X, et al. 2012. Cytokines profiles post influenza virus infection. J Micro Infect, 7(1):62-66.

Wang Z, Zhang A Wan Y, et al. 2013. Early hypercytokinemia is associated with interferon-induced tansmembrane protein-3 dysfunction and predictive of fatal H7N9 infection. Proc Natl Acad Sci USA, 111(2):769-774.

Wu Y, Bi Y, Vavricka CJ, et al. 2013. Characterization of two distinct neuraminidases from avian-orgin human-infecting H7N9 influenza viruses. Cell Research, 23(12):1347-1355.

Xiong C, Zhang Z, Jiang Q, et al. 2013. Evolutionary characteristics of a/hangzhou/1/ 2013 and source of avian influenza virus H7N9 subtype in China. Clin Infect Dis, 57(4):622-624.

Yang S, Chen Y, Cui D, et al. 2013. Avian-origin influenza A(H7N9) infection in influenza A(H7N9)-affected areas of China:a serological study. J Infect Dis, 209(2):265-269.

Yu H, Wu JT, Cowling BJ, et al. 2013. Effect of closure of live poultry markets on poultry-to-person transmission of avian influenza A H7N9 virus:an ecological study. Lancet, 383:541-548.

Yu L, Wang Z, Chen Y, et al. 2013. Clinical, virological, and histopathological manifestations of fatal human infections by avian influenza A(H7N9) virus. Clin Infect Dis, 57(10):1449-1457.

Zangrillo A, Biondi-Zoccai G, Landoni, et al. 2013. Extracorporeal membrane oxygenation (ECMO) in patients with H1N1 influenza infection:a systematic review and meta-analysis including 8 studies and 266 patients receiving ECMO. Crit Care, 17(1):R30.

Zhang YH, Zhao Y, Li N, et al. 2013. Interferon-induced transmembrane protein-3 genetic variant rs12252-C is associated with severe influenza in Chinese individuals. Nature Communications, 4:1418.

Zheng Y, Yang Y, Zhao W, et al. 2010. Novel swine-origin influenza A (H1N1) virus-associated hemophagocytic syndrome—a first case report. Am J Trop Med Hyg, 82(4):723-745.

Zhu H, Wang D, Kelvin DJ, et al. 2013. Infectivity, transmission, and pathology of human H7N9 influenza in ferrets and pigs. Science, 341(6142):183-186.

第二章 人感染 H7N9 禽流感疫情的演变和鉴定

第一节 H7N9 禽流感病毒的发现和溯源

甲型 H7N9 禽流感病毒是 H7 亚型禽流感病毒中的一个亚群,通常在野鸟中流行。2013 年以前,荷兰、意大利、加拿大、美国及英国等国家均有报道人感染 H7 亚型禽流感流感病毒,包括 H7N2、H7N3 及 H7N7 亚型等,临床表现包括结膜炎及轻微的上呼吸道疾病,甚至肺炎,仅荷兰报告一例 H7N7 禽流感病毒感染死亡病例。人感染 H7 亚型禽流感病例通常与该亚型禽流感病毒在家禽中的暴发流行有关。2013 年 3 月,中国报告了人感染 H7N9 亚型禽流感病毒,这是一种新型重配病毒,不同于以往报告的 H7 亚型禽流感病毒,也是第一次发现感染人。从 2013 年春季发现至今,一年时间内 H7N9 禽流感出现了两波流行,第一波为 2013 年 2~5 月,我国内地共报告感染病例 133 例。然后病例数显著下降,整个夏季仅有 2 例报告病例,但从 2013 年 10 月份起,病例数迅速增加,形成第二波流行。第一波的病例主要集中在长江三角洲地区,第二波向其他地区扩散,南至广东省,北至吉林省。马来西亚曾报告 1 例从广东输入病例。

一、H7N9 禽流感病毒的发现和确定

2013 年 2 月底至 3 月中旬,中国上海市和安徽省发现了一种可能由甲型流感病毒所导致的不明原因肺炎病例,患者均为因严重双侧肺炎、白细胞减少和淋巴细胞减少而住院的成年人,从 2 例上海市和 1 例安徽省患者采集的咽拭子标本分别被送至上海市公共卫生临床中心、上海市疾病预防控制中心及安徽省疾病预防控制中心。对呼吸道病原体的初步检测结果表明,高致病性 H5N1 禽流感病毒、SARS 冠状病毒、新型冠状病毒(HCoV-EMC)、甲型 H1N1 流感病毒等核酸检测均为阴性,但甲型流感病毒 H7 亚型为可疑阳性,NA 亚型无法确定。样本于 2013 年 3 月 25 日被送至中国国家流感中心(CNIC)。CNIC 接到标本后立即开展核酸检测和病毒的分离、培养工作。经过不懈的努力与攻关,CNIC 的科学家们利用鸡胚分离方法于 3 月 28 日分离到三株病毒,分别命名为 A/Shanghai/1/2013(SH1,H7N9)(上海 1)、A/Shanghai/2/2013(SH2,H7N9)(上海 2)和 A/Anhui/1/2013(AH1,H7N9)(安徽 1),并迅速完成了全基因组序列测定,通过全基因组序列分析发现,H7N9 禽流感病毒的 HA 基因与鸭子中分离到的 A/duck/Zhejiang/12/2011(H7N3)高度相似,NA 基因与野鸟中分离到的 A/wild bird/Korea/A14/2011(H7N9)高度同源,而内部 6 个基因片段同 2012 年禽中流行的 H9N2 禽流感病毒高度同源,这提示该病毒与既往流行或感染人的 H7 亚型流感病毒及野鸟中流行的 H7N9 禽流感病毒完全不同,而是一种新型重配的禽源性流感病毒。

二、H7N9 禽流感病毒的起源研究

随着病例的增加和禽鸟中 H7N9 禽流感病毒分离株的增加,我们得以对病毒的起源做进一步的研究分析。通过研究发现 A/Shanghai/5/2013(H7N9) 的 HA 和 NA 基因可能最接近原始祖先病毒,其保留了禽流感病毒的一些基本特征,如 HA 受体结合位点全部为禽源性的(HA 226Q,186G),NA 基因没有出现缺失等,而 A/Shanghai/1/2013(H7N9) 的 HA 同 A/Shanghai/5/2013(H7N9)类似,但是其 NA 基因出现了适应陆禽的 5 个氨基酸的缺失性变异(NA 69~73)。这两种基因型仅被检查到一次,证明这两类病毒的确是处于病毒进化过程的早期,其余的病毒其 HA 均出现了结合人流感病毒受体的变异(HA Q226L/I,G186V)以及 NA 69~73 位 5 个氨基酸的缺失。H7N9 禽流感病毒 HA 和 NA 基因除了上述氨基酸的变异之外,总体同源性较高,在基因进化树上属于同一分支。但是其内部基因则完全不一样,新型 H7N9 禽流感病毒内部基因呈现多样性,依据其内部 6 个基因的差异,可以将这些 H7N9 禽流感病毒分为不同的基因型,其中一些基因型如以 A/Anhui/1/2013(H7N9)为代表株的基因型可能会逐步成为主要的流行基因型,但是也有可能在传播过程中与当地家禽特别是鸡中流行的 H9N2 禽流感病毒进一步发生重配,从而不断产生新的基因型,增加了 H7N9 禽流感病毒的多样性。

H7N9 禽流感病毒到底是怎么产生的,至今并没有肯定的答案。目前提出的一种可能是第一步在家鸭中发生重配,野禽中的 H7 和 N9 先传给家鸭,家鸭充当一个中间宿主,再将 H7/N9 传给鸡,并与鸡中的 H9N2 重配产生在家禽中流行并感染人的 H7N9 禽流感病毒。另外一种可能是通过两步重配过程而产生的,第一步重配可能发生在野鸟中,野鸟中的 H7Nx、HxN9 病毒可能从野鸟中流行的 H9N2 病毒得到一个内部基因为 H9N2 禽流感病毒的 H7N9 禽流感病毒,该病毒传入鸡群中,然后与鸡群中流行的 H9N2 禽流感病毒进一步重配,内部基因片段互相组合从而形成不同的基因型。

因此,H7N9 禽流感病毒的形成过程是通过两个层面的不断适应而进化的,一是通过不同病毒之间的重配,一是在氨基酸分子水平上不断发生宿主适应性变异,通过这两种形式的不断基因调试(genetic tuning)来适应不同的宿主,获得跨种传播的能力。

三、H7N9 禽流感病毒的病原学特点

H7N9 禽流感病毒属于甲型流感病毒,具有典型的甲型流感病毒的结构特点,其基因组为 8 个分节段的负链 RNA。不同的流感病毒识别不同的细胞受体,这是造成种属屏障的重要原因。禽流感病毒主要结合 α-2,3-半乳糖苷唾液酸(禽流感病毒受体),而在人群中流行的季节性流感病毒主要结合 α-2,6-半乳糖苷唾液酸(人流感病毒受体)。这两种受体在人呼吸道中的分布是不一样的,人的上呼吸道、气管和支气管以 α-2,6-半乳糖苷唾液酸受体为主,而细支气管和肺部以 α-2,3-半乳糖苷唾液酸受体为主。由于 H5N1 禽流感病毒只能结合 α-2,3-半乳糖苷唾液酸受体,因此很难感染人,只有进入人的肺部之后才能导致感染。但是 H7N9 禽流感病毒 HA 与受体结合有关的位点突变之后(HA Q226L/I, G186V)增加了 HA 结合人流感病毒受体的能力。同时,该病毒的受体结合区 150 环的位置一个糖基化位

点的缺失导致病毒对禽流感病毒受体结合能力降低。通过生物学实验证明 H7N9 禽流感病毒在发生上述变异后,形成具有典型的"双受体结合"特点,这表明 H7N9 禽流感病毒获得了感染人上呼吸道的能力,因此 H7N9 比 H5N1 禽流感病毒更容易感染人。随后多个研究团队的晶体结构也证明了这一点。体外以 H7N9 禽流感病毒感染人气管和肺离体组织,发现病毒在气管和肺组织均能感染并有效复制;但肺组织中病毒滴度比气管组织高出 10 倍。因此,病毒主要在肺组织中复制,且在气管组织中病毒滴度较低可能是 H7N9 禽流感病毒不能导致有效人际传播的重要原因之一。

H7N9 禽流感病毒能感染Ⅱ型肺泡上皮细胞并有效复制,该感染损伤可能进一步损坏肺功能。同样发现 H7N9 患者血清中 IP-10、MIG、MCP-1、IL-6、IL-8 和 IFN-α 明显高于健康人群,表明天然免疫应答紊乱在患者中引发了"细胞因子风暴"。进一步通过人群血清检测,未能检测到 H7 抗体存在,表明人群从来没有接触过此类病毒,基本上对该病毒是免疫空白。因此,H7N9 禽流感病毒通过在肺部的有效复制造成肺部损害,由于人群没有接触过该种病毒,免疫应答紊乱所造成的"细胞因子风暴"是导致临床重症和死亡的重要原因。随后研究进一步发现感染病例肺组织中细胞因子的浓度比血液中的浓度高 100~1000 倍,而且干扰素诱导的跨膜蛋白 3(IFITM3)不同的基因型对临床症状有不同的影响,其中 C/C 基因型比 C/T 和 T/T 基因型 H7N9 禽流感病毒感染所导致的临床症状要严重,提示宿主因素也会影响病毒的致病性。

值得注意的是,H7N9 禽流感病毒感染人之后进一步出现哺乳动物适应性突变,主要表现为 PB2 E627K/D701N 突变,提示该病毒可以在哺乳动物中有效复制。体外实验也表明 H7N9 禽流感病毒在人、猪和犬等多种哺乳动物细胞上表现出与大流行流感病毒 2009H1N1 相似的高生长特性。

以雪貂和猪作为动物模型,研究发现 H7N9 禽流感病毒能感染雪貂的上呼吸道、下呼吸道、淋巴结及脑组织,并可在雪貂的呼吸道高滴度持续排毒 6~7 日。直接接触的雪貂均有流涕、咳嗽和发热症状,且持续排毒。此外,飞沫传播也能发生,但较 2009 大流行 H1N1 病毒的传播力略弱。由于部分雪貂感染后无明显病症,但呼吸道能检测到病毒载量,且血清学支持病毒感染,提示哺乳动物中也可能存在隐性感染。以上结果表明 H7N9 在雪貂模型中可通过接触有效传播,飞沫传播的能力有限,但也有报道 H7N9 禽流感病毒可以通过飞沫有效传播。猪被认为是流感病毒发生重配的"混合器",研究发现 H7N9 禽流感病毒能感染猪,且可在猪的呼吸道高滴度持续排毒 5~6 日,但不能经直接接触传播给猪,也不能由猪传给雪貂,这表明 H7N9 禽流感病毒可有效感染猪,但是不能在猪群中传播,也不能传播给其他哺乳动物。

四、H7N9 禽流感病毒的感染来源

目前大部分 H7N9 禽流感感染病例高度散发,尽管出现了一些家庭聚集性病例,但是还没有发生有效的人际间传播。流行病学调查发现 80% 以上的感染者都有禽类或其相关环境的接触史,主要是活禽市场的暴露史。人感染 H7N9 禽流感病例报告之后,农业部门很快在相关活禽市场的禽类中分离到高度同源的病毒,随后卫生部门也在病例相关活禽市场环境标本中分离到高度同源的病毒,这都从病原学上证明人的主要感染来源于禽。

那么哪种禽类能有效感染 H7N9 禽流感病毒然后再传给人呢？中国农业部专家通过鸡的感染实验表明，鸡可有效感染 H7N9 病毒，并能长时间排毒，而鸭和鸽子不感染也不排毒，因此推测鸡是最主要的传染源。随后美国农业部农业研究局的专家也证明鸡和鹌鹑是 H7N9 禽流感病毒的主要宿主，也是将病毒传给人的重要宿主。

H7N9 禽流感病毒从起源看最早的源头是野鸟，但是我国林业部门开展了大规模的野鸟 H7N9 禽流感病毒调查，仅仅在上海的树麻雀中分离到一株与人 H7N9 禽流感病毒高度同源的毒株，这提示 H7N9 禽流感病毒目前通过野鸟进行传播的可能性极低。农业部的监测数据也显示，主要感染的禽类是鸡。因此，动物中的监测重点应该放在家禽上，特别是鸡，这才是导致人感染的重要源头。

以往报道的 H7 亚型禽流感感染病例通常为轻症，但 H7N9 禽流感病毒同 H5N1 禽流感病毒类似，感染病例多为重症，且病死率高。但是 H7N9 禽流感病毒又不同于 H5N1 禽流感病毒，H7N9 禽流感病毒对禽是低致病甚至是无致病性的，而 H5N1 禽流感病毒对禽特别是陆禽是高致病性的。H7N9 禽流感病毒获得了"双受体"结合能力，而 H5N1 禽流感病毒只能与禽流感病毒受体结合，这就使得 H7N9 较 H5N1 禽流感病毒更容易感染人。由于禽带毒不发病，具有隐匿性，源头控制十分困难，但从长远来看应加快调整和改变我国传统的家禽养殖、流通和消费模式，尽快出台扶持政策，推动建立科学安全的禽业养殖、屠宰、流通和经营模式，积极推进规模化养殖，促进产业转型升级和健康发展，从根本上消除禽流感疫情对公众健康安全的危害和对家禽业的影响。

（舒跃龙）

第二节　H7N9 禽流感病毒的跨物种传播机制

流感是人类史上危害最大的传染病之一。甲型流感病毒分别在 1918 年、1957 年、1968 年和 2009 年四次引起了全球性流感大流行（flu pandemic），严重危害人类健康，对社会造成了很大的冲击，其中 1918 年的大流行造成了全球超过 5000 万人死亡。除四次流感大流行外，季节性流感也每年对社会、经济造成了极大的负面影响。2013 年春天，华东地区首先发现人感染禽流感 H7N9 病毒病例，通过实施控制活禽市场等措施，第一波的 H7N9 人感染在 2003 年 5 月底消失，但是 H7N9 病例在 2013 年秋天在浙江、广东等地重现。H7N9 禽流感病毒对人类感染的高致病性和潜在传播性，对人民健康和社会稳定构成重大威胁。尽管自 1997 年以来，H5N1 和其他亚型禽流感病毒（H7N7、H9N2 等）相继发生感染人事件，但是 H7N9 感染人的能力远超出任何其他已知的禽流感病毒。从目前掌握的资料分析，H7N9 具有一些独特的特性：①在临床上，人类感染 H7N9 的病例中有相当一部分病情发展迅速，很快进展为重症肺炎，出现严重的并发症，严重者导致多器官衰竭而死亡。H7N9 禽流感病毒引起危重症和死亡病例的发生根本原因除了人类普遍缺乏免疫力和机体的过度反应性外，病毒本身独特的感染能力和致病性增强也是其重要原因。②H7N9 禽流感病毒同高致病性 H5N1 禽流感病毒不同，尽管人感染病毒大多呈现危重病情，但病毒在禽类感染没有任何表现，这在预防和控制上造成了很大的难度。③H7N9 禽流感病毒的人感染病例短时间在多地暴发，并从 2013 年延续到 2014 年，这提示病毒具有其他禽流感病毒没有的感染人类的能力。国内和国外多个实验室的动物传播实验发现，H7N9 禽流感病毒能够通过接触和低程度气溶胶在动物之间传播，虽然这种能力还是处于很低的水平，但这种情况在 H5N1 禽流感病毒并没发现，由此可以看出 H7N9 禽流感病毒具有其他禽流感病毒没有的感染人类的能力。

从历史资料和现有的研究资料表明，1918～2009 年发生在人类的四次流感大流行都涉及流感病毒基因重组后引起的跨种传播。由于流感病毒亚型多、基因易变、不同病毒间的基因重组在不停地发生，频繁的重组和基因突变使得每隔一段时间就会产生具有跨种传播和能引发大流行的流感病毒。然而，我们对流感病毒跨种传播及其致病的分子基础却还了解甚少，如何利用目前已知的流感病毒的知识和研究手段，对那些具备初步感染人能力的动物源性流感病毒如 H7N9 和其他亚型的禽流感病毒的跨种传播及其潜在的引起大流行的能力做出有效的评估，是目前应对 H7N9 和将来可能出现的其他人感染禽流感病毒的关键。

一、禽流感病毒跨种传播的分子基础

甲型流感病毒存在和流行于多种物种，尽管近年在蝙蝠中发现甲型流感病毒存在，但目前还是普遍接受野生水禽是甲型流感病毒的自然宿主。在通常情况下，病毒受到中间传播障碍的限制只能在已经适应的物种中流行和传播，但是在一定的条件下，水禽中的甲型流感病毒可能跨种感染岸禽（如鹌鹑和鸡等），岸禽动物通过动物间的相互作用发生进一步的种间传播，在某些目前我们尚未完全了解的条件下，动物甲型流感病毒可能通过获得某些基因突变、进一步适应或重组而打破种间限制发生人感染，这个过程从而提供了大流行流感病毒形成的可能，最后发生动物源性的甲型流感病毒通过跨种感染把病毒传播给人类。了解流感病毒大流行如何产生必须了解流感病毒感染的过程。流感病毒的感染周期可以分成病毒对宿主细胞受体的吸附，病毒通过膜融合进入细胞，病毒基因组进入细胞核，并进行病毒基因组复制、转录和在细胞质完成的蛋白质合成、病毒包装和释放这几个过程。在感染过程的各个环节中，病毒和宿主细胞的相互作用机制决定了病毒的复制效率，病毒的复制效率又决定了病毒的致病性和传播能力，高致病性流感病毒与其快速复制的能力紧密相关，所以病毒感染过程的病毒宿主相互作用的分子基础是揭开病毒跨种传播和致病性的关键。禽流感病毒跨种传播的分子机制是解开 H7N9 禽流感病毒致病及潜在形成大流行的关键环节。根据病毒与宿主细胞相互作用的过程，禽流感病毒包括 H7N9 亚型的跨种传播包括三要素：①流感病毒对细胞受体的特异性识别。H7N9 禽流感病毒必须对人细胞，特别是呼吸道上皮细胞表面的受体有一定的吸附能力。②流感病毒拮抗宿主的限制和免疫反应。病毒进入细胞后必须克服细胞天然免疫力的限制，病毒拮抗宿主细胞的限制和免疫反应是病毒能否进行繁殖的关键。③流感病毒在宿主中的适应性和复制。病毒必须利用宿主的体系进行复制、转录和翻译，季节性流感病毒已经适应了人类细胞的体系，而 H7N9 禽流感病毒的复制酶体系需要获得一定的适应性突变才能在人类细胞繁殖和复制。只有满足这三个条件，禽流感病毒包括 H7N9 亚型才能跨种感染人类并进行传播（图 2-1）。

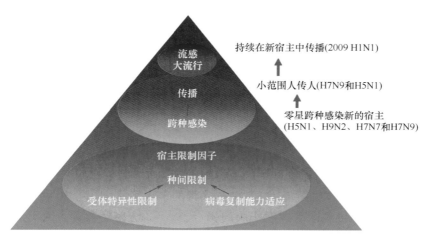

图 2-1　流感大流行形成的过程

(一) 血凝素结合受体位点变异与 H7N9 病毒跨种感染能力的关系

流感病毒吸附到细胞受体上是形成感染的第一步,禽流感病毒和人流感病毒分别识别不同类型的细胞表面受体。禽流感病毒是特异性结合到以 Siaa2,3Gal 方式连接到糖分子上的唾液酸受体上,而人流感病毒则是特异性结合到以 Siaa2,6Gal 方式连接到糖分子的唾液酸受体上。此外,长期的进化及在多种物种的流行和传播使得流感病毒形成了多种血清学亚型,这些亚型的血凝素结合受体区在序列上各有其独特性,不同血清学亚型病毒的血凝素蛋白结构对受体结合区的结构要求可能不同,禽流感和人流感的血凝素(HA)的结构决定了这种受体的特异性,禽和人的不同受体分布也形成了禽流感和人流感的宿主限制性。除禽类体系的受体外,猪被认为是一种禽和人流感的"混合器",它的呼吸道既有禽类型的受体,也有人类型的受体,所以两种类型的病毒都可以感染猪,并可能在共感染猪的过程中发生重组形成新病毒。虽然禽流感病毒和人流感病毒因受体的特异性限制了跨种感染,但是,某些禽流感病毒,如 2003 年以来的 H7N9,1997 年以来的 H9N2、H5N1,以及最近在江西发现的 H10N8 禽流感病毒已经显示能有限度地感染人,尽管它的受体特异性仍以禽类为主。但是受体特异性并非是唯一的因素,2009 甲型 H1N1 流感病毒被普遍认为是从猪传给人的,并能在人群中有效传播,但研究发现 2009 甲型 H1N1 流感病毒具有双重的受体结合能力。对所有人感染 H7N9 病毒序列分析发现这些病毒的血凝素蛋白(HA)都带有 Q226L 的突变,Q226L 突变可能使得 H7N9 禽流感病毒具有初步结合人受体的能力,但已发表的实验结果显示 2013~2014 年分离到 H7N9 禽流感病毒的受体特异性仍以禽类为主。同时值得注意的是,H9N2 禽流感病毒 HA 也同样具有 Q226L 突变,但从 1997 年首次发现人感染 H9N2 到现在,H9N2 的人感染病例数仍然很低,因此,除 Q226L 突变外,还有其他病毒因子共同决定了 H7N9 的独特感染人的能力,深入研究 H7N9 禽流感病毒在不同宿主的受体适应性对评估病毒感染人的可能性非常重要,了解决定禽流感病毒受体特异性的结构基础可以帮助识别 H7N9 禽流感病毒在受体结合上对宿主特别是人类细胞的适应能力。

（二）病毒繁殖体系的适应性突变与 H7N9 的跨种感染

流感病毒和宿主细胞受体的结合对感染的形成很重要,但病毒对宿主细胞的吸附能力本身还不能决定能否成功形成跨种感染和传播。H9N2 亚型禽流感病毒自 1999 年起就发现可以感染人,病毒对受体的吸附实验研究发现 H9N2 病毒具有结合人受体的能力,同时 H9N2 病毒又在禽(鸡)中广泛存在,但目前的数据显示,H9N2 病毒感染人还只是偶发,这些现象说明除受体特异性外,还有其他因素决定着跨种传播。病毒进入细胞后,其基因组在感染的细胞中进行复制、转录和合成病毒蛋白质,这些过程在很大程度上依赖于细胞的机制。研究发现,哺乳类动物细胞的某些因子对禽流感病毒有限制作用,这些细胞限制因素很大部分在流感病毒的复制机制上起作用,流感病毒的多聚酶复合体亚基 PB2 和病毒核蛋白质 NP 都已经被证明是细胞限制因素作用的靶点,所以禽流感病毒进入人类细胞后需要进行适应性突变,在这方面研究最多的是流感病毒复制酶体系的碱性亚基 PB2,在已经发现的 PB2 适应性突变中,PB2 E627K、D701N 和 Q591K 位点的突变已经在禽流感 H5N1 人感染病毒中发现。不同病毒可能利用不同的 PB2 适应性突变达到在人体细胞的繁殖,如 2009 H1N1 甲型流感病毒利用 G590S/Q591R 进行适应性突变。印度尼西亚是目前发现 H5N1 人感染病例最多的国家,但在印度尼西亚的人感染 H5N1 病毒中,很大一部分还未能确定病毒所采用的 PB2 适应性突变,估计还有未知的适应性突变尚未被鉴定,这些已知的和尚未发现的细胞与病毒 PB2 复制酶亚基间的相互作用是流感病毒跨种传播的障碍之一。从目前分离和鉴定的 H7N9 病毒的序列分析发现,几乎所有从 H7N9 人感染病例分离的病毒其 PB2 基因都带有病毒在哺乳类细胞繁殖所需的适应性突变的其中一种,如 E627K、D701N 或 591K 位点的突变,这种多样化的复制酶 PB2 亚基适应性突变在其他禽流感病毒感染人病例中并没有发现,这可能是 H7N9 病毒不同于其他禽流感病毒的特征之一。所以目前进一步研究细胞限制因素在 H7N9 禽流感病毒复制、转录和蛋白质合成中的作用有助于确定那些细胞限制因子的功能,并为设计新型药物的病毒靶点提供科学依据。

（三）病毒拮抗细胞天然免疫与 H7N9 禽流感病毒的跨种感染

病毒感染会诱发细胞的抗感染反应,流感病毒也不例外。感染与细胞抗感染的关系形成了流感病毒和感染细胞的另一种相互作用,这也是流感病毒跨种传播的障碍之一。哺乳动物进化发展了完善的天然免疫力(innate immunity)以抵御病毒感染,但很多病毒也具备了逃避和对抗细胞这些天然免疫力的机制,已知流感病毒的非结构蛋白 NS1 就起着对抗细胞免疫的作用。流感病毒 NS1 参与了多种细胞抗病毒信号转导通道之间的作用,构成了感染与免疫系统之间互相拮抗的复杂网络。近年的研究发现,流感病毒 NS1 拮抗细胞天然免疫中 RIG-Ⅰ、OAS 等上游的感染感受信号,同时又与 PKR、PI3K 和 NF90 等细胞抗病毒因子有直接的相互作用。NS1 同抗病毒的细胞限制因素和信号转导的拮抗机制是流感病毒跨种传播和宿主限制性的另一重要部分,也是抗病毒药物的潜在靶点。从 H7N9 人感染临床分析发现,大部分患者都表现异常的细胞因子反应,这种现象同人感染高致病性 H5N1 禽流感相似,但目前还不清楚 H7N9 病毒在拮抗细胞天然免疫方面有没有特别的能力,对 H7N9 禽流感病毒 NS1 蛋白功能的研究将有助于解开 H7N9 禽流感病毒独特的跨种感染人的分子机制。

（四）病毒吸附和释放的平衡与 H7N9 禽流感病毒的跨种感染

病毒复制和包装后从宿主细胞释放是病毒完成感染周期的关键之一。流感病毒的表面蛋白质唾液酸酶（又称神经氨酸酶，neuraminidase，NA）的功能是控制流感病毒释放的关键，目前几个主要的抗流感药物，包括达菲（Tamiflu）和乐敏清（Relenza）都是以 NA 作为靶点的。流感病毒的吸附和释放是两个相反的过程，并由两个表面蛋白 HA 和 NA 分别控制，这两个蛋白质在病毒感染过程中如何达到一种功能的平衡是流感病毒适应新宿主的另一重要环节，也是禽流感病毒包括 H7N9 病毒跨种传播的一个关键部分。目前我们对禽流感和季节性流感在病毒吸附与释放的平衡了解很少，对不同禽流感包括 H7N9、H9N2、H5N1 及其他尚未发现人感染的禽流感病毒在病毒吸附与释放的平衡方面进行比较将使我们对 H7N9 的独特感染人能力有进一步的认识。

综上所述，流感病毒感染的几个重要环节都涉及与宿主细胞的相互作用，这些作用构成了细胞和病毒之间的抑制和反抑制的复杂关系。人类历史上的四次流感大流行各有不同，但其内在的分子基础却有相关性。相关科研项目就是要通过研究病毒感染过程各个环节中同细胞的作用，分析比较这些大流行流感病毒在这些机制方面的共同点与差异，探讨目前 H5N1、H7N7 和 H9N2 禽流感病毒形成有效跨种传播的可能性，研究结果将使我们对流感病毒的跨种传播及引起大流行的分子基础有进一步认识，为未来更有效地监控流感大流行提供更好的依据、策略和手段。

二、H7N9 禽流感病毒跨种感染及其传播能力研究

跨种感染的直接适应性和重组病毒是发生流感大流行的基础，具有不确定性，虽然并不会像季节性流感那样经常发生，但其突发性和严重性对人类造成了很大的威胁。如果我们能以前四次大流行流感病毒为鉴，研究和预测下次流感大流行发生的时间和病毒，这样威胁就可以得以控制。但是，每次流感大流行都有其特殊性，研究 H7N9 禽流感病毒跨种感染和传播能力需要通过分子病毒学、细胞生物学、分子流行病学及分子免疫学对禽类和猪群的流感病毒与感染人的流感病毒进行系统分析，对 H7N9 病毒的形成过程进行基因型重组、进化和基因适应性突变分析，并侧重分析禽与人类病毒的协同进化动态和重组病毒在动物模型的适应性情况，同时分析人感染 H7N9 流感病毒株的遗传和流行特点，阐明跨种传播、高致病性的流感病毒变异株遗传、免疫特点及其传播能力，发现流感病毒跨种传播的新毒株。从流感整体防控的角度揭开 H7N9 禽流感病毒高致病性、跨种传播和可能引发大流行的分子基础有十分重要的理论和现实意义。剖析人流感病毒和 H7N9 禽流感病毒跨种传播与宿主限制的分子机制，从调控病毒复制和病毒拮抗细胞天然免疫方面研究新一代抗病毒药物靶点，研究发现将能广泛应用于将来可能出现的禽流感病毒，对我国在传染病防控的相关产业提供有力的理论和实际应用支持。

（陈鸿霖）

第三节 人感染 H7N9 禽流感病毒的结构特征及其基因变异

不同流感病毒感染宿主细胞的特性是不同的,有的流感病毒只能结合禽类细胞,有的流感病毒则能入侵人类细胞,也有的流感病毒可以感染人禽两类细胞,其主要原因是这些流感病毒的受体结合特性不同。在本章第一节中提到了流感病毒主要识别两种受体,即 α-2,3-半乳糖苷唾液酸(禽流感病毒受体)和 α-2,6-半乳糖苷唾液酸(人流感病毒受体)。流感病毒表面血凝素蛋白与受体的相互作用特性决定了病毒感染的宿主范围。本节主要阐明 H7N9 禽流感病毒的受体结合特性的分子基础、耐药性及动态变化过程。

一、H7N9 病毒的动态变化过程

2013 年 2 月底,在上海和安徽出现了 H7N9 亚型禽流感病毒感染人事件,并造成患者死亡。在之后的数周中,病例先后出现在江苏、浙江、北京、河南、台湾和江西等地,感染者超过百人。这是国际上首次发现 H7N9 亚型禽流感病毒感染人,并造成严重疾病。

2013 年 4 月初,随着国家疾病预防控制中心完成了最初 3 株 H7N9 禽流感病毒的鉴定与测序,病毒溯源和生物信息学的相关研究工作也取得了重要突破,这为动物源性流感病毒跨种感染人提供了理论依据。研究发现造成这次暴发的 H7N9 禽流感病毒是一种新型的重配病毒,其主要由 4 个不同来源的流感病毒重配而成。病毒的表面抗原血凝素(HA)基因很可能来源于我国长江三角地区的鸭群中的 H7 亚型禽流感病毒,而这种病毒很有可能是由在东亚迁徙线路上的候鸟传入我国长江三角洲地区鸭群中。另一个表面抗原神经氨酸酶(NA)基因的最可能来源是经过我国的迁徙候鸟,而鸭群很可能作为一个重要的宿主将野鸟的病毒传入家禽。从 HA 和 NA 基因进入我国鸭群的时间来看,HA 基因要早于 NA 基因。另外 6 个内部基因片段来源于在我国家禽中(主要是鸡群)流行的 H9N2 亚型禽流感病毒。这 6 个基因片段并非单一来源,其中非结构蛋白基因(NS)更可能来源于江苏周边的鸡群,而其他 5 个片段来源于上海、浙江附近的鸡群。造成 6 个内部基因片段多样性的原因很可能与家禽的运输有关。同时,病毒基因的系统发生和蛋白质的一级结构分析表明这次暴发的 H7N9 禽流感病毒至少有两个不同的分支。它们在病毒的受体结合特性、达菲耐药性等方面有不同的特征。

随着疫情的扩大,大范围的序列比对分析发现,此次的 H7N9 禽流感病毒存在高度遗传多样性,而且各个地方特异性的禽群携带的 H9N2 病毒通过动态重配增加了这种遗传多样性。自 2013 年 4 月以来,H7N9 禽流感病毒在我国以上海为中心,向周围辐射传播,每到一个新的地区,H7N9 都可能与当地鸡群中的 H9N2 病毒发生重配更换内部基因,而 HA 和 NA 基因基本保持不变。由于 H9N2 禽流感病毒本身在我国分布广泛且变种众多,H7N9 禽流感病毒也在迅速地产生不同的新基因型。通过基因型数据人们能够推断出禽流感通过家禽运输的传播路径,再与现实情况相结合,就可以为跨地区活禽运输的监测提供预警。此外,这次 H7N9 禽流感疫情的发生,让人们意识到鸡有可能在这种动态重配中充当病毒混合器的作用,将禽流感病毒混合重配后传播给人类。长期以来,科学界的普遍共识是,猪是可能的病毒搅拌(混合)器。猪既有 α-2,3 型受体,又有 α-2,6 型受体,人流感病毒和禽流感病毒在猪体内可以共存,就有可能发生一些交换和突变,慢慢发展成新的人流感病毒。科学界一直担心,禽流感病毒在

猪体内进行混合变异,获得广泛的人际传播能力。而研究表明在此次 H7N9 禽流感疫情暴发时,鸡也有可能充当病毒混合器,禽流感病毒有可能不用经过猪,直接在鸡体内进化成具备人际传播能力的病毒。上海 1 病毒与安徽 1 病毒对人、禽受体结合能力的差异足以说明这次 H7N9 病毒从嗜禽受体到获得人受体结合能力的进化与适应。图 2-2 揭示了流感病毒实现跨种间传播的基本途径。

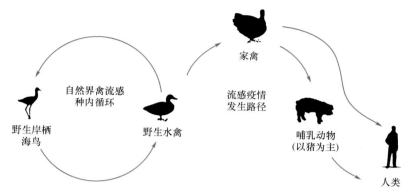

图 2-2 流感病毒的跨种间传播途径

通过 H7N9 禽流感病毒的溯源工作,同时加强家禽和野鸟中不同亚型流感病毒的监控,并且建立完善的病毒数据库与信息分析平台,将可以准确地判断病毒来源,切断病毒重配与传播途径,从而有效控制病毒扩散,预判禽流感病毒暴发的潜在风险。

二、H7N9 病毒血凝素蛋白的结构特征

除了基因溯源和追踪及流感病毒跨种传播的生态学机制外,在分子水平上探求 H7N9 禽流感病毒的跨种间传播机制和耐药机制对于禽流感的防控也殊为重要。通过比较此次 H7N9 流感暴发事件中的两个不同的分支病毒:流行毒株安徽株(A/Anhui/1/2013,安徽 1)和早期分离的上海株(A/Shanghai/1/2013,上海 1),发现它们在病毒的受体结合特性、流感特异性抗病毒药达菲耐药性等方面有不同的特征。

HA 是病毒表面参与受体结合、膜融合和病毒侵入宿主细胞的主要膜蛋白,HA 介导的受体结合是流感病毒跨种间传播的主要决定因素之一。禽流感病毒偏好 α-2,3 型唾液酸受体,人流感病毒识别 α-2,6 型唾液酸受体。由于在人的呼吸道上皮细胞主要存在 α-2,6 型受体,因此构成了禽流感病毒感染人的第一道屏障;最近研究发现,人的下呼吸道上皮细胞主要存在 α-2,3 型受体,这可能会导致禽流感病毒会偶然感染人类。禽流感病毒跨物种感染及在人际间传播能力的获得主要依赖于 HA 蛋白受体结合位点及其周围影响结合位点构象的氨基酸突变,如人 H3 亚型流感病毒 HA 受体结合区的 226 位氨基酸由 L 突变为 Q,228 位的 S 突变为 G 后,其对受体结合的方式发生了明显的变化,由嗜人上呼吸道上的 α-2,6 型受体变为嗜野鸭肠道上的 α-2,3 型受体;禽源 H5N1 病毒 226、228 位氨基酸的突变使其与 α-2,3 型和 α-2,6 型受体都能结合。另外,还有一些非结合位点氨基酸的突变同样也能影响到 HA 与受体的结合,比如结合位点附近的氨基酸突变引起糖基化修饰不同对于 H5N1 病毒获得 α-2,6 型受体结合特性也很关键。由此可以看出,HA 与受体的结合不是单一因

素决定的,其中哪些氨基酸起决定作用及其内在的规律如何有待于进一步的系统研究。

蛋白质的结构决定其功能,流感病毒蛋白的三维结构解析是认识病毒及其蛋白功能的重要途径。蛋白晶体的 X 射线衍射技术是研究病毒形态结构的主要技术之一,也已成功地用于诸多病毒亚单位蛋白研究。目前在禽流感病毒 14 个蛋白中,大多数蛋白质(HA、NA、M1、NS1、NS2、PA、NP 和 M2)的结构或者部分结构得到解析,但还有一批具有重要功能的蛋白质(如 PB1、PB2、N40、PB1-F2 和 PA-X)的结构有待揭示。自从 Wiley 博士首先应用 X 射线衍射技术研究发现 HA 糖蛋白(H3 亚型)是由 3 个 HA 单体聚合在一起形成三聚体以来,目前 A 型流感病毒的 18 种 HA 亚型中已有 10 种亚型的三维结构获得解析,包括 H1、H2、H3、H5、H7、H9、H14、H16、H17 和 H18。目前 H1、H2、H3 和 H5 亚型受体偏好性转变的分子机制已经较为清楚,而其他亚型尚不清晰。

HA 蛋白在三维结构上能分成两个结构域,包括顶端的球形结构域和下部的茎部结构域,见图 2-3。其受体结合位点位于顶端的球形结构域,为一浅坑状区域,区域周围主要由 3 个二级结构元件组成,包括 130 环、190 螺旋和 220 环,而底部则由高度保守的 4 个氨基酸组成,包括 98 位、153 位、183 位和 195 位氨基酸。3 个二级结构元件上的氨基酸组成情况决定了 HA 蛋白的受体结合特性。α-2,3 型受体和 α-2,6 型受体具有相同的末端成分组成,包括 Sia-1(唾液酸)、Gal-2(半乳糖)和 GlcNAc-3(N-乙酰半乳糖胺),这两种受体的主要区别在于 Sia-1 和 Gal-2 之间糖苷键的连接方式不同。连接方式的不同导致受体暴露向 220 环的原子也出现不同,在 α-2,3 型受体中是亲水性的糖苷键氧原子,而在 α-2,6 型受体中则是疏水性的 C6 原子;另外,连接方式的不同也导致糖链的走向不同,在 α-2,3 型受体中糖链直接穿过 220 环区域,而在 α-2,6 型受体中糖链则折回来穿过 190 螺旋区域。

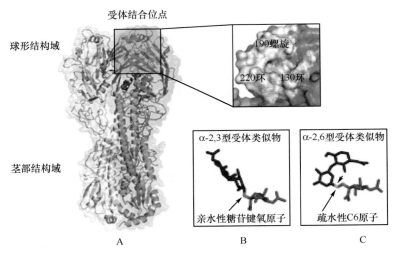

图 2-3　HA 蛋白的三维结构及受体类似物结构

通过基于 ELISA 技术的固相结合实验和表面等离子共振技术分别从病毒水平和蛋白质水平检测安徽 1 株和上海 1 株的受体结合特性,发现安徽 1 株既能结合 α-2,3 型受体,又能结合 α-2,6 型受体,而上海 1 株却偏好性地结合 α-2,3 型受体。这充分解释了安徽 1 株由于获得 α-2,6 型受体的结合能力,使得该毒株具备感染人的能力,而后期全国发现的病毒株都与它相似。上海 1 株和安徽 1 株的 HA 蛋白在一级序列上仅有 8 个氨基酸的差异,其中 4

个氨基酸差异在受体结合位点区域,包括 S138A、G186V、T221P 和 Q226L。利用结构生物学技术解析两个毒株的 HA 蛋白与受体类似物的复合体结构,发现这些氨基酸的变异使得安徽 1 株的受体结合位点 220 环附近区域比上海 1 株具有更大的疏水性,易于与 α-2,6 型受体结合。通过进一步研究,与之前报道的 H5N1 病毒不同,Q226L 氨基酸突变对于 H7N9 病毒的 HA 获得 α-2,6 型受体结合能力不是唯一关键位点,受体结合位点的其他相关氨基酸也至关重要。目前认为此次暴发的 H7N9 禽流感病毒具备有限的人际传播能力,科学家推测是由于 H7N9 病毒仍然具备强结合 α-2,3 型受体的能力,而人呼吸道上有很多带 α-2,3 型受体的黏液素束缚住了病毒的扩散,从而使得 H7N9 病毒无法有效传播。科学家呼吁要密切关注 H7N9 病毒在人群中的演化,尤其是某些突变病毒一旦丧失强结合 α-2,3 型受体能力,而继续保留 α-2,6 型受体的结合能力,有可能引发流感大流行(当然,这种自然选择或许永远不会出现)。因此,监测 H7N9 病毒的演化,尤其是可能引起跨种传播的关键氨基酸的变异,对于流感大流行的预警具有重要意义。

三、H7N9 病毒的耐药性

NA 蛋白是流感病毒表面的一种糖蛋白,在流感病毒侵染末期通过催化宿主细胞表面唾液酸受体水解以协助新生病毒颗粒从被感染宿主细胞表面释放,以便进一步感染其他细胞,因此在流感病毒的复制和传播过程中具有重要作用。同时 NA 也是抗流感药物的重要靶点,目前临床上用于治疗流感的 4 种抑制剂——奥司他韦(Oseltamivir,又叫达菲)、扎那米韦(Zanamivir)、帕拉米韦(Peramivir)和拉尼纳米韦(Laninamivir)均为 NA 抑制剂。此次在中国暴发的 H7N9 亚型流感病毒存在两种不同的 NA,分别以上海 1 株(A/Shanghai/1/2013)和安徽 1 株(A/Anhui/1/2013)为代表。序列比对表明,上海 1 株和安徽 1 株的 NA 蛋白在关键位点 294 位氨基酸存在差异。安徽 1 株 NA 的第 294 位是精氨酸(R),而上海 1 株 NA 的第 294 位是赖氨酸(K)。蛋白质和病毒水平的实验均证明带有 K294 的上海 1 株 NA 对临床使用的 4 种抑制剂具有不同程度的耐药性。利用结构生物学手段剖析了相关晶体结构,从原子水平解释了其耐药的机制是由于 K 和 R 侧链长度的不同导致了耐药性。虽然上海 1 株对 NA 抑制剂耐受,但是 K294 影响 NA 的活性,使病毒的复制效率降低。因此,携带 K294 耐药突变的病毒不能成为感染人的主流病毒,常用的抗流感药物仍可用于 H7N9 患者的临床治疗。从病毒与人类进化的角度观察这些现象,流行的毒株能够被药物很好地控制住,而有耐药性的毒株则很难流行开来,我们可以发现流感病毒与人类存在共进化的规律,因为流感病毒只有依靠人类或其他生物才能存活,它本身无法独立存在于自然界中。

(高 福)

第四节 人感染 H7N9 禽流感病毒的理化特性

人感染 H7N9 禽流感病毒的理化性质与人流感病毒相似,下面分别从该病毒对热的稳定性、对 pH 的稳定性、对紫外线的稳定性和对化学试剂的作用 4 个方面详细叙述该病毒的理化特性。

一、对热的稳定性

人感染 H7N9 禽流感病毒对热比较敏感,56℃加热 30 分钟、60℃加热 10 分钟及煮沸(100℃)2 分钟以上可被灭活。被热灭活的顺序为:病毒毒粒的感染性、神经氨酸酶活性及红细胞凝集活性。与人甲型流感病毒相比,人感染 H7N9 禽流感病毒在较低温度时抵抗力较强,在 22℃或在水中可存活较长时间,在 4℃水中可存活 1 个月,-20℃或真空干燥下可长期存活。

二、对 pH 的稳定性

人感染 H7N9 禽流感病毒对碱敏感,但是耐酸。其在中性和弱酸性环境中能保持致病性,在 pH 4.0 时具有一定的存活能力。

三、对紫外线的稳定性

用紫外线直接照射,可迅速破坏人感染 H7N9 禽流感病毒的感染性,阳光直射 40～48 小时即可灭活。

四、对化学试剂的作用

该病毒呈多形性,有囊膜,故对乙醚、甲醛、氯仿、过氧乙酸、丙酮等有机溶剂均敏感。常用消毒剂如氧化剂、十二烷基硫酸钠、稀酸、卤素化合物(如漂白粉和碘剂)等容易将其灭活。20% 乙醚 4℃处理过夜,病毒的感染力被破坏,用等容量乙醚 4℃处理 2 小时,可使病毒裂解。10g/L 高锰酸钾、1ml/L 汞处理 3 分钟,750ml/L 乙醇处理 5 分钟,1ml/L 碘酊处理 5 分钟,1ml/L 盐酸处理 3 分钟和 1ml/L 甲醛处理 30 分钟,均可灭活 H7N9 禽流感病毒。在有甘油存在的环境中,H7N9 禽流感病毒可保持活力 1 年以上。在口腔、鼻腔和粪便中的禽流感病毒受到有机物的保护,抵抗力大大提高,如在粪便中可存活 1 周。

(李兰娟　杨仕贵)

第五节　专家述评:对 H7N9 禽流感溯源和跨物种传播的思考

禽流感病毒引起人类感染最早在 1959 年就有报道。然而,禽流感病毒传染的人并不是一个大问题。一直到 1997 年,当时在香港 H5N1 亚型禽流感病毒引起 18 人感染,其中 6 人死亡(33% 病死率),这是前所未有的流行暴发。香港实行大规模的控制措施,清除所有活禽(约 200 万只),成功控制了 1997 年的疫情。几乎与 SARS 暴发同时,H5N1 病毒感染人在 2003 年重新出现,至今已经感染 648 例,病死率为 60%,同样在 2003 年,H7N7 亚型禽流感病毒在荷兰引起 89 人的感染,并造成 1 人死亡,病例是一位 57 岁的身体健康的兽医。另外,自 1998 年以来,已经发现 12 例零星的人类感染 H9N2 禽流感。2013 年 2 月,中国发现第一例 H7N9 亚型禽流感病毒感染人病例,在随后的第一波暴发中,共有 134 人感染,其中 32 人死亡。在短短几个月内感染 H7N9 禽流感病毒病例超过过去 10 年中国发现的 H5N1 病例的两倍。虽然 H7N9 人感染在 2013 年夏天短暂消失,然而自 2013 年末开始至今的第二波人感染病例已经翻了一番。值得注意的是,这些高致病性的禽流感病毒(H5N1)和(H7N9)第一次都出现在中国最繁华的地区——香港和上海。这些病毒感染人首先在这些城市出现不是偶然的。中国自改革开放以来,城市人口和禽肉消费急剧增加。同时活家禽市场使得人与家禽之间的频繁接触,增加了禽流感病毒跨种间传播的机会。自 2013 年 11 月以来,江西还发生了 3 例人感染 H10N8 禽流感病毒病例。虽然在较短时间内发现人类感染的两种禽流感病毒亚型可能同在该地区增强诊断能力和监控相关,但我们仍然不能排除目前在家禽和野生鸟类中的禽流感病毒可能更容易感染人的可能性。

　　2013 年 H7N9 暴发的最初 3 例(在上海和安徽发现的病例)由中国疾病预防控制中心等单位在《新英格兰医学杂志》报道。随后李兰娟教授领导的浙江大学传染病诊断和治疗国家重点实验室联合袁国勇教授领导的香港大学新发传染病国家重点实验室团队迅速展开调查,发现浙江 H7N9 禽流感病例分离出的病毒株同相关活禽市场活禽中分离的 H7N9 病毒密切相关,并于 2013 年 4 月在《柳叶刀》杂志报道了这一发现,从病毒分子流行病学证明人感染 H7N9 禽流感病毒同活家禽市场的关系。这个联合团队也对死亡病理机制进行了系统分析,发现 4 例死于 ARDS,多器官功能障碍,严重的淋巴细胞减少,肝、肾衰竭,血清中的细胞因子和趋化因子水平显著升高;并迅速研发了基于 M 基因的通用 RT-PCR,以及 H7 和 N9 特异基因的快速实验室分子诊断方法,并证明下呼吸道标本如痰,比上呼吸道咽拭子标本等更易分离到病毒。在临床治疗中发现,H7N9 禽流感类似于 H5N1 禽流感病毒感染,双剂量的神经氨酸酶抑制剂奥司他韦和(或)静脉注射扎那米韦都可能改善生存率,因为患者大部分发现较晚,仍然缺乏早期开始的治疗数据。研究结果还发现,虽然 H7N9 病毒在人际间的传播仍然较低,但飞沫和接触预防措施对减少人与人之间的传播是有效的。依据 1997 年香港禽流感暴发的处理经验作为控制病毒流行的措施,停止活家禽市场和家禽的贸易对控制暴发是有效的,另外对各种禽类进行隔离可以减少病毒进一步遗传重组的风险。活禽市场使用指定的运输笼,定期清洗,并设置每个月一天的没有活禽的休息日,这些措施有效阻止了病毒在养殖和市场之间的传播,阻断禽流感病毒的扩增。休市一天自 2001 年 7 月在香港实施以来,我们发现其可使 H9N2 禽流感病毒分离率从高达 10% 降低到小于 1%。为进一步减少禽流感病毒在街市的传播,隔夜家禽存储在 2008 年 7 月后被禁止。根据控制 H5N1 暴发的经验,家禽接种针对 H7N9 病毒的疫苗也可能降低人类感染病毒的风险。香港 1997 年 H5N1 疫情在扑杀了所有家禽后得到控制。随后,只有注册的并实施严格生物安全控制的养鸡场才可以向香港输入活鸡。政府对公众进行宣传,教育公众避免接触雀鸟或家禽,因为生禽肉消费可能是一种病毒传播途径,所以禽肉必须煮熟才能食用。公共教育和行政措施也使得人们开始从活鸡向冷藏或冰冻鸡的饮食习惯缓慢转变。同时,我们还需要增强对 H5N1、H7N9 和其他可能出现的未知亚型禽流感病毒的监测。

(袁国勇)

参 考 文 献

朱闻斐, 高荣保, 王大燕, 等. 2013. H7 亚型禽流感病毒概述. 病毒学报,（3）29:245-249.

Banks J, Speidel E, Alexander DJ. 1998. Characterisation of an avian influenza A virus isolated from a human—is an intermediate host necessary for the emergence of pandemic influenza viruses. Arch Virol, 143:781-787.

Belser JA, Gustin KM, Pearce MB, et al. 2013. Pathogenesis and transmission of avian influenza A（H7N9）virus in ferrets and mice. Nature,501(7468):556-559.

Chandrasekaran A, Srinivasan A, Raman R, et al. 2008. Glycan topology determines human adaptation of avian H5N1 virus hemagglutinin. Nat Biotechnol, 26:107-113.

Chen E, Chen Y, Fu L, et al. 2013. Human infection with avian influenza A（H7N9）virus re-emerges in China in winter 2013. Euro Surveill,18(43). pii:20616.

Chen H, Yuan H, Gao R, et al. 2014. Clinical and epidemiological characteristics of a fatal case of avian influenza A H10N8 virus infection:a descriptive study. Lancet, 383:714-721.

Chen Y, Liang W, Yang S, et al. 2013. Human infections with the emerging avian influenza A H7N9 virus from wet market poultry:clinical analysis and characterisation of viral genome. Lancet, 381:1916-1925.

Childs RA, Palma AS, Wharton S, et al. 2009. Receptor-binding specificity of pandemic influenza A（H1N1）2009 virus determined by carbohydrate microarray. Nat Biotechnol, 27:797-799.

Claas EC, Osterhaus AD, van Beek R, et al. 1998. Human influenza A H5N1 virus related to a highly pathogenic avian influenza virus. Lancet, 351:472-477.

Connor RJ, Kawaoka Y, Webster RG, et al. 1994. Receptor specificity in human, avian, and equine H2 and H3 influenza virus isolates. Virology, 205:17-23.

Cox NJ, Subbarao K. 2000. Global epidemiology of influenza:past and present. Annu Rev Med, 51:407-421.

Cui L, Liu D, Shi W, et al. 2014. Dynamic reassortments and genetic heterogeneity of the human-infecting influenza A（H7N9）virus. Nat Commun, 5:3142.

de Jong MD, Simmons CP, Thanh TT, et al. 2006. Fatal outcome of human influenza A（H5N1）is associated with high viral load and hypercytokinemia. Nat Med, 12:1203-1207.

Fouchier RA, Schneeberger PM, Rozendaal FW, et al. 2004. Avian influenza A virus（H7N7）associated with human conjunctivitis and a fatal case of acute respiratory distress syndrome. Proc Natl Acad Sci USA, 101:1356-1361.

Gamblin SJ, Haire LF, Russell RJ, et al. 2004. The structure and receptor binding properties of the 1918 influenza hemagglutinin. Science, 303:1838-1842.

Gamblin SJ, Skehel JJ. 2010. Influenza hemagglutinin and neuraminidase membrane glycoproteins. J Biol Chem, 285:28403-28409.

Gao HN, Lu HZ, Cao B, et al. 2013. Clinical findings in 111 cases of influenza A（H7N9）virus infection. N Engl J Med, 368:2277-2285.

Gao R, Cao B, Hu Y, et al. 2013. Human infection with a novel avian-origin influenza A（H7N9）virus. N Engl J Med, 368:1888-1897.

Ha Y, Stevens DJ, Skehel JJ, et al. 2003. X-ray structure of the hemagglutinin of a potential H3 avian progenitor of the 1968 Hong Kong pandemic influenza virus. Virology, 309:209-218.

Hale BG, Randall RE, Ortin J, et al. 2008. The multifunctional NS1 protein of influenza A viruses. J Gen Virol, 89:2359-2376.

Hatta M, Gao P, Halfmann P, et al. 2001. Molecular basis for high virulence of Hong Kong H5N1 influenza A viruses. Science, 293:1840-1842.

Herfst S, Schrauwen EJ, Linster M, et al. 2012. Airborne transmission of influenza A/H5N1 virus between ferrets. Science, 336:1534-1541.

Hirst M, Astell CR, Griffith M, et al. 2004. Novel avian influenza H7N3 strain outbreak, British Columbia. Emerg Infect Dis, 10:2192-2195.

Huang RT, Rott R, Klenk HD. 1981. Influenza viruses cause hemolysis and fusion of cells. Virology, 110:243-247.

Imai M, Watanabe T, Hatta M, et al. 2012. Experimental adaptation of an influenza H5 HA confers respiratory droplet transmission to a reassortant H5 HA/H1N1 virus in ferrets. Nature, 486:420-428.

Johnson NP, Mueller J. 2002. Updating the accounts: global mortality of the 1918-1920 "Spanish" influenza pandemic. Bull Hist Med, 76:105-115.

Koopmans M, Wilbrink B, Conyn M, et al. 2004. Transmission of H7N7 avian influenza A virus to human beings during a large outbreak in commercial poultry farms in the Netherlands. Lancet, 363:587-593.

Lam TT, Wang J, Shen Y, et al. 2013. The genesis and source of the H7N9 influenza viruses causing human infections in China. Nature,502(7470):241-244.

Liu D, Shi W, Shi Y, et al. 2013. Origin and diversity of novel avian influenza A H7N9 viruses causing human infection: phylogenetic, structural, and coalescent analyses. Lancet, 381:1926-1932.

Liu J, Stevens DJ, Haire LF, et al. 2009. Structures of receptor complexes formed by hemagglutinins from the Asian Influenza pandemic of 1957. Proc Natl Acad Sci USA, 106:17175-17180.

Lu X, Shi Y, Zhang W, et al. 2013. Structure and receptor-binding properties of an airborne transmissible avian influenza A virus hemagglutinin H5 (VN1203mut). Protein Cell, 4:502-511.

Maeda T, Ohnishi S. 1980. Activation of influenza virus by acidic media causes hemolysis and fusion of erythrocytes. FEBS Lett, 122:283-287.

Matrosovich M, Tuzikov A, Bovin N, et al. 2000. Early alterations of the receptor-binding properties of H1, H2, and H3 avian influenza virus hemagglutinins after their introduction into mammals. J Virol, 74:8502-8512.

Munster VJ, de Wit E, van Riel D, et al. 2007. The molecular basis of the pathogenicity of the Dutch highly pathogenic human influenza A H7N7 viruses. J Infect Dis, 196:258-265.

Nidom CA, Takano R, Yamada S, et al. 2010. Influenza A (H5N1) viruses from pigs, Indonesia. Emerg Infect Dis, 16:1515-1523.

Nobusawa E, Ishihara H, Morishita T, et al. 2000. Change in receptor-binding specificity of recent human influenza A viruses (H3N2): a single amino acid change in hemagglutinin altered its recognition of sialyloligosaccharides. Virology, 278:587-596.

Pantin-Jackwood MJ, Miller PJ, Spackman E, et al. 2014. Role of poultry in spread of novel H7N9 influenza virus in China. J Virol,88(10):5381-5390.

Parrish CR, Kawaoka Y. 2005. The origins of new pandemic viruses: the acquisition of new host ranges by canine parvovirus and influenza A viruses. Annu Rev Microbiol, 59:553-586.

Peiris M, Yuen KY, Leung CW, et al. 1999. Human infection with influenza H9N2. Lancet, 354:916-917.

Reid AH, Fanning TG, Hultin JV, et al. 1999. Origin and evolution of the 1918 "Spanish" influenza virus hemagglutinin gene. Proc Natl Acad Sci USA, 96:1651-1656.

Richard M, Schrauwen EJ, de Graaf M, et al. 2013. Limited airborne transmission of H7N9 influenza A virus between ferrets. Nature, 501:560-563.

Rogers GN, D'Souza BL. 1989. Receptor binding properties of human and animal H1 influenza virus isolates. Virology, 173: 317-322.

Russell RJ, Stevens DJ, Haire LF, et al. 2006. Avian and human receptor binding by hemagglutinins of influenza A viruses. Glycoconj J, 23:85-92.

Scholtissek C. 1995. Molecular evolution of influenza viruses. Virus Genes, 11:209-215.

Shi W, Shi Y, Wu Y, et al. 2013. Origin and molecular characterization of the human-infecting H6N1 influenza virus in Taiwan. Protein Cell,4:846-853.

Shi Y, Zhang W, Wang F, et al. 2013. Structures and receptor binding of hemagglutinins from human-infecting H7N9 influenza viruses. Science, 342:243-247.

Srinivasan K, Raman R, Jayaraman A, et al. 2013. Quantitative description of glycan-receptor binding of influenza a virus h7 hemagglutinin. PLoS One, 8:e49597.

Stevens J, Chen LM, Carney PJ, et al. 2010. Receptor specificity of influenza A H3N2 viruses isolated in mammalian cells and embryonated chicken eggs. J Virol , 84:8287-8299.

Taubenberger JK, Morens DM. 2006. 1918 Influenza: the mother of all pandemics. Emerg Infect Dis, 12:15-22.

Taubenberger JK, Morens DM. 2009. Pandemic influenza—including a risk assessment of H5N1. Rev Sci Tech, 28:187-202.

Tharakaraman K, Jayaraman A, Raman R, et al. 2013. Glycan receptor binding of the influenza A virus H7N9 hemagglutinin. Cell, 153:1486-1493.

To KK, Chan JF, Chen H, et al. 2013. The emergence of influenza A H7N9 in human beings 16 years after influenza A H5N1: a tale of two cities. Lancet Infect Dis, 13:809-821.

To KK, Tsang AK, Chan JF, et al. 2014. Emergence in China of human disease due to avian influenza A(H10N8)—cause for concern. J Infect , 68:205-215.

Tong S, Li Y, Rivailler P, et al. 2012. A distinct lineage of influenza A virus from bats. Proc Natl Acad Sci USA , 109: 4269-4274.

Tweed SA, Skowronski DM, David ST, et al. 2004. Human illness from avian influenza H7N3, British Columbia. Emerg Infect Dis, 10:2196-2199.

Wang DY, Yang L, Gao RB, et al. 2014. Genetic evolution of novel avian influenza A (H7N9) virus during interspecies transmission. Submitted, 19(25). pii:20836.

Wang P, Song W, Mok BW, et al. 2009. Nuclear factor 90 negatively regulates influenza virus replication by interacting with viral nucleoprotein. J Virol, 83:7850-7861.

Wang Z, Zhang A, Wan Y, et al. 2014. Early hypercytokinemia is associated with interferon-induced transmembrane protein-3 dysfunction and predictive of fatal H7N9 infection. Proc Natl Acad Sci USA, 111:769-774.

Watanabe T, Kiso M, Fukuyama S, et al. 2013. Characterization of H7N9 influenza A viruses isolated from humans. Nature, 501(7468):551-555.

Webster RG, Bean WJ, Gorman OT, et al. 1992. Evolution and ecology of influenza A viruses. Microbiol Rev, 56:152-179.

Webster RG, Geraci J, Petursson G, et al. 1981. Conjunctivitis in human beings caused by influenza A virus of seals. N Engl J Med, 304:911.

Wei SH, Yang JR, Wu HS, et al. 2013. Human infection with avian influenza A H6N1 virus: an epidemiological analysis. Lancet Respir Med, 1:771-778.

White J, Matlin K, Helenius A. 1981. Cell fusion by Semliki Forest, influenza, and vesicular stomatitis viruses. J Cell Biol, 89: 674-679.

Wiley DC, Skehel JJ. 1987. The structure and function of the hemagglutinin membrane glycoprotein of influenza virus. Annu Rev Biochem, 56:365-394.

Wilson IA, Skehel JJ, Wiley DC. 1981. Structure of the haemagglutinin membrane glycoprotein of influenza virus at 3 A resolution. Nature, 289:366-373.

Wu A, Su C, Wang D, et al. 2013. Sequential reassortments underlie diverse influenza H7N9 genotypes in China. Cell Host Microbe, 14:446-452.

Wu Y, Bi Y, Vavricka CJ, et al. 2013. Characterization of two distinct neuraminidases from avian-origin human-infecting H7N9 influenza viruses. Cell Res, 23:1347-1355.

Wu Y, Gao GF. 2013. Lessons learnt from the human infections of avian-origin influenza A H7N9 virus: live free markets and human health. Sci China Life Sci, 56:493,494.

Wu Y, Tefsen B, Shi Y, et al. 2014. Bat-derived influenza-like viruses H17N10 and H18N11. Trends Microbiol, 22(4): 183-191.

Xiong X, Coombs PJ, Martin SR, et al. 2013. Receptor binding by a ferret-transmissible H5 avian influenza virus. Nature, 497: 392-396.

Xiong X, Martin SR, Haire LF, et al. 2013. Receptor binding by an H7N9 influenza virus from humans. Nature, 499: 496-499.

Xu KM, Smith GJ, Bahl J, et al. 2007. The genesis and evolution of H9N2 influenza viruses in poultry from southern China, 2000 to 2005. J Virol, 81:10389-10401.

Xu L, Bao L, Deng W, et al. 2014. Novel avian-origin human influenza A(H7N9) can be transmitted between ferrets via respiratory droplets. J Infect Dis, 209:551-556.

Xu R, de Vries RP, Zhu X, et al. 2013. Preferential recognition of avian-like receptors in human influenza A H7N9 viruses. Science, 342:1230-1235.

Yamada S, Suzuki Y, Suzuki T, et al. 2006. Haemagglutinin mutations responsible for the binding of H5N1 influenza A viruses to human-type receptors. Nature, 444:378-382.

Yang H, Carney PJ, Chang JC, et al. 2013. Structural analysis of the hemagglutinin from the recent 2013 H7N9 influenza virus. J Virol, 87:12433-12446.

Yang H, Chen LM, Carney PJ, et al. 2010. Structures of receptor complexes of a North American H7N2 influenza hemagglutinin with a loop deletion in the receptor binding site. PLoS Pathog, 6:e1001081.

Yu L, Wang Z, Chen Y, et al. 2013. Clinical, virological, and histopathological manifestations of fatal human infections by avian influenza A(H7N9) virus. Clin Infect Dis, 57:1449-1457.

Yuen KY, Chan PK, Peiris M, et al. 1998. Clinical features and rapid viral diagnosis of human disease associated with avian influenza A H5N1 virus. Lancet, 351:467-471.

Zhang Q, Shi J, Deng G, et al. 2013. H7N9 influenza viruses are transmissible in ferrets by respiratory droplet. Science, 341:410-414.

Zhang W, Shi Y, Lu X, et al. 2013. An airborne transmissible avian influenza H5 hemagglutinin seen at the atomic level. Science, 340:1463-1467.

Zhang W, Shi Y, Qi J, et al. 2013. Molecular basis of the receptor binding specificity switch of the hemagglutinins from both the 1918 and 2009 pandemic influenza A viruses by a D225G substitution. J Virol, 87:5949-5958.

Zhao BH, Zhang X, Zhu WF, et al. 2014. Novel avian influenza A(H7N9) virus in tree sparrow, Shanghai, China, 2013. Emerg Infect Dis, 20(5):850-853.

Zhou J, Wang D, Gao R, et al. 2013. Biological features of novel avian influenza A (H7N9) virus. Nature, 499:500-503.

Zhu H, Wang D, Kelvin DJ, et al. 2013. Infectivity, transmission, and pathology of human-isolated H7N9 influenza virus in ferrets and pigs. Science, 341:183-186.

第三章 人感染 H7N9 禽流感流行病学

2013 年 3 月,上海市和安徽省发现人感染新型甲型 H7N9 禽流感病毒(以下简称 H7N9)病例,这是全球首次发现的由新基因重配的流感病毒引起的一种急性呼吸道传染病。疫情在两个月内迅速波及 10 余省份,H7N9 确诊病例数在 2013 年 4 月中上旬达到高峰后明显下降。2013 年 10 月,病例再次增多,在 2014 年 1 月出现了第二次发病高峰后再次明显下降(图 3-1)。截至 2014 年 3 月 31 日,大陆地区共确诊了 394 例 H7N9 病例,其中 141 例死亡。394 例确诊病例分布于 14 个省份:浙江(139 例)、广东(95 例)、江苏(43 例)、上海(42 例)、福建(22 例)、湖南(20 例)、安徽(11 例)、江西(6 例)、北京(4 例)、河南(4 例)、广西(3 例)、山东(3 例)、河北(1 例)和吉林(1 例);其中,浙江、广东、江苏、上海和福建 5 个省份报告病例数占全国总报告病例数的 86%(图 3-2)。

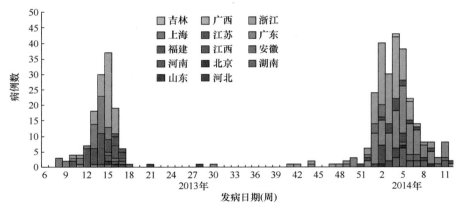

图 3-1 大陆地区人感染 H7N9 禽流感确诊病例每周发病曲线
($N=394$,2013 年 2 月至 2014 年 3 月)

导致本次疫情的 H7N9 禽流感病毒为全球首次发现的新的基因重配的 H7N9 禽流感病毒,该病毒的 8 个基因节段来源于 3 个不同的禽流感病毒株。其中,HA 基因与 2011 年在我国浙江分离到的 H7N3 禽流感病毒株 A/duck/Zhejiang/12/2011(H7N3)相似;NA 基因与 2011 年在韩国野鸟中发现的 H7N9 禽流感病毒株 A/wild bird/Korea/A14/2011(H7N9)相似;其余 6 个内部基因片段则与 2012 年在北京燕雀中分离到的 H9N2 禽流感病毒株 A/brambling/Beijing/16/2012(H9N2)相似。基因重配的新的 H7N9 禽流感病毒跨越种属屏障感染人并导致发病和死亡,对于我国乃至全球新发传染病防控和流感大流行应对准备具有很强的警示性。本次在我国发生的 H7N9 禽流感疫情不仅受到了国内同行的高度重视,还引起了国际社会和国际科学界的广泛关注,本章将对人感染 H7N9 禽流感这一新发疾病的流行病学特征进行综述,旨在为今后类似疾病的防控和科学研究提供线索与依据。

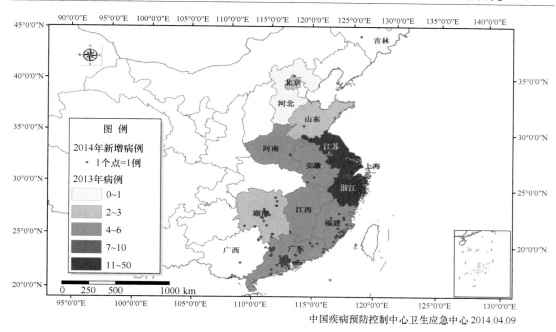

中国疾病预防控制中心卫生应急中心 2014.04.09

图 3-2　大陆地区人感染 H7N9 禽流感确诊病例的地区分布
（N=394,2013 年 3 月至 2014 年 3 月）

第一节　感染人群基本特征

一、年龄和性别分布

H7N9 确诊病例多为老年人,394 例确诊病例的年龄中位数为 58 岁(范围:1～91 岁),
46%(182 例)的病例年龄在 60 岁及以上,仅有 24 例(6.1%)年龄小于 15 岁。从性别分布来
看,男性病例多于女性病例,男(271 例)女(123 例)性别比为 2.2∶1(表 3-1)。

表 3-1　我国 394 例人禽流感病例的年龄与性别分布

年龄（岁）	男		女		合计	
	病例数	构成比（%）	病例数	构成比（%）	病例数	构成比（%）
0～14	12	4.4	12	9.8	24	6.1
15～29	13	4.8	8	6.5	21	5.3
30～44	49	18.1	19	15.4	68	17.3
45～59	71	26.2	28	22.8	99	25.1
60 及以上	126	46.5	56	45.5	182	46.2
年龄中位数（范围）	58(2～91)		58(1～83)		58(1～91)	
合计	271		123		394	

Cowling 等对我国 130 例 H7N9 确诊病例与 43 例 H5N1 确诊病例的流行病学特征进行比
较后发现,两者在年龄和性别方面存在较大的差异。H7N9 确诊病例一半以上为 60 岁及以上
的老年人,但 H5N1 病例则以青壮年为主,中位年龄分别为 62 岁与 26 岁;H7N9 确诊病例男性

居多,而 H5N1 确诊病例男女性别差异不明显,两者的男女性别比分别为 2.4：1 和 1：1。在城镇地区,两种病毒感染的患者中均为男性居多,约占 74%;但是在农村地区,H7N9 病例中男性约为 62%,H5N1 病例中男性仅占 33%,即农村地区 H5N1 禽流感病例女性居多。

H7N9 确诊病例呈现男性居多、老年人居多的人群分布特点的原因尚不清楚,仍需开展研究,以阐明暴露机会或宿主的生物学因素导致确诊病例呈现该年龄、性别特征的原因。

二、职 业 分 布

H7N9 病例的职业主要为农民(113 例)和离退休人员(107 例),它们分别占 29% 和 27%,其次为家务及待业(33 例)、商业服务(26 例)等,有 24 例为职业从业人员(包括从事禽类养殖、运输、销售、屠宰等与禽类直接暴露或与之接触的职业人员),占 6.1%,有 2 例病例为医务人员,仅占 0.5%。

(冯子健)

第二节 疾 病 谱

一、重症病例与死亡病例

此前报道甲型流感(H7)病毒的人类感染多为散发,常与家禽暴露有关。以前的 H7 病毒人类感染病例特点为轻微疾病(结膜炎或无并发症的流感)或需要住院治疗的中等严重程度疾病(下呼吸道疾病)。到目前为止,H7 亚型禽流感在人群中最大规模的暴发出现在荷兰,2003 年春天 H7N7 亚型禽流感病毒共导致 86 人感染,其中 78 人患有结膜炎,5 人在患有结膜炎的同时出现呼吸道症状,1 人仅有呼吸道症状,1 人死亡,死者为荷兰的一位兽医。

此次疫情中发生的 H7N9 病例大多为重症病例,临床表现以重症肺炎和 ARDS 为主。监测数据显示,约 99% 的 H7N9 病例需要住院治疗,其中 90% 出现肺炎或呼吸衰竭,约 63% 的病例因病情严重需入住 ICU 治疗。相关研究表明,绝大部分患者有严重的并发症,包括肺炎(97%)、ARDS(71%)、休克(26%)、急性肾损伤(16%)和横纹肌溶解(9.9%)等。

截至 2014 年 3 月 31 日,394 例 H7N9 病例中,死亡 141 例,在院治疗 42 例。由于疫情处于进展过程中,很多患者未出现结局,不能获得该病真实的病死率,因此 YU 等采用数学模型的方法计算死亡风险用以估计疾病的严重程度。截至 2013 年 5 月 28 日,123 例 H7N9 确诊病例的死亡风险约为 36%,机械通气或死亡的风险约为 69%,入住 ICU 或机械通气或出现死亡的风险约为 83%。导致 H7N9 病例高死亡风险的原因尚不明确,缺乏相关研究证据。浙江省对 H7N9 死亡和非死亡病例开展的流行病学研究显示,老年、吸烟和严重的基础性疾病(特别是肺部疾病和免疫抑制疾病)、长期药物治疗史和抗病毒治疗(如使用奥司他韦)时间滞后是 H7N9 病例死亡的相关危险因素,而家禽接触、生活条件、体重指数、饮酒、流感疫苗接种史和病毒基因等则与死亡无统计学上的相关性。

二、隐性感染与轻症病例

临床诊疗时对于流感样病例一般不做实验室检测,因此难以通过现有的监测机制发现所有的 H7N9 轻症病例(ILI 病例),但仍通过季节性流感的哨点监测发现了少量 H7N9 轻症病例。轻症病例多为儿童病例,其表现为典型的流感样症状,如发热、咳嗽伴咽痛等。Xu 等对我国流感监测系统的结果进行分析后发现,从 2013 年 3 月 4 日到 4 月 28 日,10 个有病例发生的省份共检测来自哨点医院的 20 739 份咽拭子样本,仅发现 6 例为 H7N9 禽流感病毒核酸阳性,其中 2 例为表现流感样症状的儿童病例,4 例为症状更为严重的成人病例。

此外,另有研究者基于我国大陆报告的人感染 H7N9 禽流感确诊病例和全国流感监测数据,对人感染 H7N9 禽流感的临床严重程度进行了探索,主要的数据来自上海和南京截至 2013 年 5 月 28 日的流感监测哨点医院的 ILI 病例数及实验室 ILI 样本检测数。研究者假设了两种情形:在第一种情形中,研究者假设 H7N9 禽流感流行过程中,H7N9 禽流感病毒感染所致 ILI 病例的求医行为与 2009 年 H1N1 流感病毒所致的 ILI 病例的求医行为相同,即临床发现 1 例 H1N1 确诊病例代表实际有 1630 例 H1N1 感染者;在第二种情形中,研究者假设所有的 H7N9 所致的 ILI 病例均有求医行为且被诊断,通过比较南京和上海两个城市流感监测哨点医院的门诊病例数与全市所有医院的门诊病例数,推算实际可能的人感染 H7N9 禽流感轻症病例数。之后研究者将两种情形下得出的结果外推至全国,得出截至 2013 年 5 月 28 日全国可能的人感染 H7N9 禽流感实际病例数。上述两种情形估计得到的我国有症状的 H7N9 病例数分别为 27 000 例(95% CI 9530~65 000 例)和 1500 例(95% CI 470~4050 例),死亡风险分别为 160(95% CI 63~460)/100 000 和 2800(95% CI 1000~9400)/100 000。在人感染 H7N9 病例出现早期评估其临床严重性对于防控政策的制订、判断疫情形势是非常有必要的,但是该研究存在明显的不足。首先,基于现有 H7N9 确诊病例的临床表现来看,人感染 H7N9 禽流感病例多表现为重症病例且进展迅速,所以患者的就医行为必然与以轻症病例居多的甲型 H1N1 流感患者不同,第一种情形的设计并不合理。其次,从现有病例的地理分布情况来看,H7N9 禽流感病例多分布在东部和东南沿海地区,有明显的地域聚集性,全国仅有 14 个省份有病例报告,其中有 6 个省份报告病例数小于 5 例,将在病例高发省份做出的研究结果简单外推至全国也是不合理的。

H7N9 禽流感病毒感染人后是否存在大量的未被发现的轻症病例,是十分重要的公共卫生问题。为了解 H7N9 禽流感病毒在人群中的感染状况,需要开展一系列的血清学研究。一项已发表的人群血清学研究结果显示,对一般人群血清进行 HI 检测未发现抗体阳性结果(0/1129),但禽类从业人员的抗体阳性率为 6.3%(25/396)。一项正在进行中的全国大样本血清学研究结果也提示,不论是采用 HI 还是 MN 的抗体检测方法,不论研究对象为一般人群还是职业暴露人群,抗体阳性率均极低(中国疾病预防控制中心未发表数据)。

三、对疾病谱的估计

推测 H7N9 禽流感病毒的疾病谱可能存在 A 和 B 两种情形(图 3-3)。

A 情形:目前观察到的病例以重症为主,存在少量轻症病例。目前认为 H7N9 禽流感病毒感染人很可能具有不同于以往已知流感病毒的特点,是一种"全或无"的感染谱模式,即使人群存在暴露,但只有对该病毒易感的人群才会感染,且感染后即发病,临床表现偏重,预后不佳。因此,实际发现和报告的 H7N9 重症病例占全部病例的比例很高,轻症和无症状病例很少。

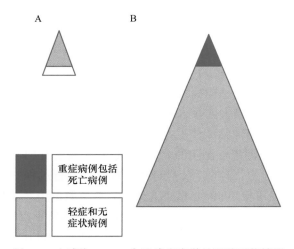

图 3-3　人感染 H7N9 禽流感疾病谱的两种可能情形

A. 观测到的人感染 H7N9 禽流感重症病例占全部病例的比例高,且轻症和无症状病例数少;

B. 观测到的人感染 H7N9 禽流感重症病例占全部病例的比例低,且轻症和无症状病例数多

B 情形:H7N9 禽流感病毒与其他已有季节性流感病毒类似,重症病例的病例数较少,但是由于监测手段的缺乏或不足,存在大量的未被发现及报告的轻症病例。

结合现有的流行病学调查与血清学研究的结果综合判断分析,认为人感染 H7N9 禽流感的疾病谱符合 A 情形的可能性较大,即重症病例占全部病例的比例高,且轻症和无症状病例所占的比例较小。

（周　蕾）

第三节　宿主动物

此次导致人群感染发病的 H7N9 禽流感病毒内部基因来源于禽流感病毒,其自然宿主是禽类,尤其是现宰现售的活家禽。主要依据如下:①据农业部公布数据,在鸡、鸽子、鸭、鹅、麻雀等禽类中均有 H7N9 禽流感病毒检出,其中阳性检出率较高的禽类为鸡,且以供应活禽市场的黄羽鸡为最。②截至 2013 年 10 月,我国林业部检测野鸟标本 42 466 份,仅在一份麻雀标本中分离到 H7N9 禽流感病毒。③Suarez 等开展的动物实验结果显示,病毒在鹌鹑和鸡中可以很好地复制并向外传播,被感染的鹌鹑及鸡可以通过直接接触迅速地将病毒传染给同笼的同伴;对于包括野禽在内的其他品种的禽类,其虽然可以被感染,但是病毒在禽体内复制能力差且不能进行有效的传播。④另一项动物模型研究结果显示,猪感染 H7N9 禽流感病毒后,病毒在体内并不能有效地复制和进行传播。上述结果表明,家禽(尤其是供应活禽市场的鸡)是 H7N9 禽流感病毒最重要的宿主动物,野禽(特别是候鸟等动物)在病毒感染人类及病毒的跨地区传播中起到的作用十分有限。

（周　蕾）

第四节　感染来源和传播方式

现有流行病学研究结果和实验室检测结果均提示,活禽市场中的鸡只是人类病例的感染来源,活禽市场是导致病例感染重要的暴露场所。流行病学调查结果显示,大多数病例(>80%)在发病前 2 周内均有禽类暴露史,其暴露行为和方式包括对禽类的喂养、运输、销售、宰杀及加工处理等,暴露的场所主要为活禽市场,其次为家养禽环境。但值得注意的是,家养禽暴露中有很大一部分病例的禽类暴露情况是将从市场购回的禽类在家中饲养,或与家中原有禽类混养之后感染发病。Chen 等在杭州和湖州病例相关的活禽市场采集的禽类标本中分离到的 H7N9 禽流感病毒,与从病例体内分离到的 H7N9 病毒株高度同源(同源性超过 99.4%);Bao 等也发现,其在患者标本中分离到的 H7N9 病毒,与患者到过的活禽市场的环境标本中分离到的病毒高度同源。

江苏省疾病预防控制中心开展的病例对照研究结果显示,直接接触禽类是感染 H7N9 禽流感病毒的危险因素(OR =13.7,95% CI 2.9~64.8),这一结论也得到了另一项更大规模的病例对照研究结果的支持(OR =7.4,95% CI 3.5~15)(中国疾病预防控制中心未发表研究资料)。另外,该病例对照研究结果还显示,仅间接接触禽(与禽体或者相关部位、部分或涉禽物品距离 1m 以内)也是人感染 H7N9 禽流感病毒的危险因素(OR =7.5,95% CI 2.7~21);前往活禽市场但无禽类接触同样是重要的危险因素(OR =3.0,95% CI 1.6~5.8)。这些结果提示直接接触禽或通过接触病毒污染的环境均为人感染 H7N9 禽流感可能的传播方式。另外,对于前往活禽市场但无禽类接触也作为人感染 H7N9 禽流感的危险因素,推测有两种可能的暴露方式:①患者的手无意中接触过被污染的物品表面或环境;②活禽摊档由于各种原因形成的包含有病毒的气溶胶被患者吸入。有人推测,脱毛机的使用可能是形成病毒气溶胶的重要机制。但是这两种暴露方式还仅仅是推测,仍需开展相关研究进行确认或排除。

(冯子健)

第五节　传　播　力

人感染 H7N9 禽流感为动物源性疾病,从两个方面考察其传播力,即禽-人传播力和人-人传播力。

一、禽-人传播力

H7N9 禽流感病毒的传播力显著高于 H5N1 禽流感病毒,自首例 H7N9 病例发现后的一年多的时间内,我国内地的发病人数就达到 400 人,而人感染高致病性(H5N1)禽流感确诊病例在 2003 年至 2013 年 6 月的 10 年间,全球范围内的病例数仅有 630 例。相关研究发现,此次流行的 H7N9 禽流感病毒受体结合位点的某些关键氨基酸发生了突变,这些突变增强了禽流感病毒与人上呼吸道上皮细胞 Saα-2,6 Gal 受体的结合能力。换言之,H7N9 禽流感病毒既可以像季节性流感病毒一样,与人的上呼吸道,比如气管的细胞 Saα-2,6 Gal 受体相结合,又具备禽流感病毒(如 H5N1 禽流感病毒)的特征,与人肺泡细胞 Saα-2, 3Gal 受体相结合。H7N9 禽流感具备双受体的结合能力可能是人类更易感染 H7N9 禽流感的生物学基础。

二、人-人传播力

哺乳动物模型实验研究结果显示,H7N9 禽流感病毒可以在雪貂间通过直接接触传播,也可以通过飞沫进行传播,但是直接接触的传播效率要高于经飞沫传播。哺乳动物实验结果提示,由于 H7N9 病例发病后也可排出病毒,理论上讲,H7N9 病例也可作为一种感染来源。截至目前,通过流行病学调查和分析共发现了 13 起 H7N9 家庭聚集性疫情,波及的病例数为 27 例,仅占 6.9%(27/394)。通过调查病例的暴露史,判定 8 起家庭聚集性疫情中病例间发生人传人的可能性较大。有关 H7N9 聚集性病例的详细分析参见"人感染 H7N9 聚集性病例"章节。尽管存在聚集性病例,且可能发生了人际传播,但病例间多为具有血缘关系且共同生活的家庭成员,也未发现三代病例。同时,在其他单个散发病例的密切接触者中尚未发现感染 H7N9 禽流感病毒的证据。因此流行病学分析认为,目前 H7N9 禽流感病毒即便存在人际传播,其传播能力也十分有限。

为了解该病毒可能的人-人传播力,研究者们采用数学模型对 129 例 H7N9 禽流感确诊病例进行分析,估计 H7N9 禽流感病毒的基本繁殖数(basic reproduction number, R_0)为 0.28(95% CI 0.11~0.45);另一项待发表的数学模型研究利用家庭聚集性病例估计的 R_0 更低,仅为 0.09。基本繁殖数 R_0 是指在一个易感人群中 1 个传染源在其传染期预期直接传播的新病例数。R_0 是传播潜能的重要理论指标,它的估计对了解传染病在人群中的流行状况具有重要意义。若 $R_0 < 1$,即 1 个传染源在其传染期内不能继发传播 1 个新病例,预示传播趋向终止,不能形成流行;若 $R_0 > 1$,则易感人群中可发生某病的流行。R_0 是一个均数,当 $R_0 < 1$ 时可能出现特殊传染情况,即发生 1 个以上的传染性病例,会产生一小簇病例,但并不会持续发生而引起暴发。对人感染 H7N9 禽流感的 R_0 估计的结果进一步表明,H7N9 禽流感病毒的人际传播能力是十分有限的,疾病在人群中尚不能持续传播。

(周 蕾)

第六节 人感染 H7N9 病例的传染期和传染性

虽然目前尚无确切的 H7N9 病例排毒规律研究结果,但感染来源和传播途径的现有证据提示,H7N9 禽流感病毒可能存在有限的、非持续性的人传人,这表明 H7N9 病例作为传染源之一,具有传染性。Yu 等对上海的 14 例病例进行观察分析后发现(图3-4),三组病情严重程度不同的患者入院时咽拭子检测病毒载量(单位为 $\log_{10}$ 拷贝/ml)分别为:体外膜肺氧合病例组 3.76(IQR 2.43~4.61);机械通气病例组 2.26(IQR 2.04~3.21);肺炎病例组 3.05(IQR 2.54~3.71)。该研究还发现,14 个患者中有 6 个患者在咽拭子 H7N9 禽流感病毒核酸检测阴性之后,尿液样本仍然能检测到 H7N9 病毒,大部分病例(12/14)能从粪便中检出病毒,并且其中 9 例患者在咽拭子 H7N9 核酸检测阴性的 1~15 天(中位数为 4 天)后,仍能在粪便中检测到病毒。但是由于对患者进行了抗病毒药物治疗,所观察到的病毒载量及排毒状况并不是自然状态下人感染 H7N9 禽流感的情况。

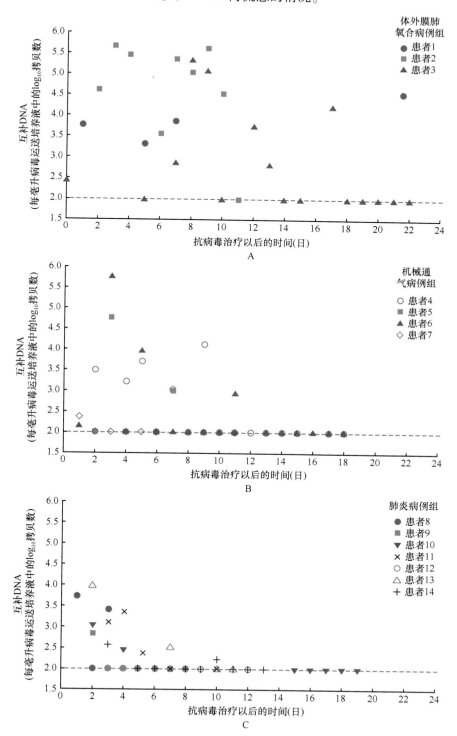

图 3-4　抗病毒治疗后 H7N9 病例咽拭子病毒载量变化情况

（周　蕾）

第七节　人群易感性与感染的危险因素

回顾性血清学结果显示,人群中几乎没有任何既往感染和保护性抗体。因此,人群普遍缺乏对该病毒的特异性免疫(获得性免疫)。但是相对于暴露于庞大的活禽或病毒污染的活禽市场环境的人群数量,H7N9 禽流感病毒感染者所占的比例很低。提示某些宿主因素,如固有免疫可能是人群对 H7N9 禽流感病毒易感性差异的重要机制,但由宿主因素导致的人群易感性不同的差异的机制尚不清楚,需要开展相关研究。

江苏省开展的病例对照研究结果显示,慢性基础性疾病(高血压除外)是感染 H7N9 禽流感病毒的危险因素(OR=5.1,95% CI 1.5~16.9)。另一项中国疾病预防控制中心组织的病例对照研究结果提示,患有慢性阻塞性肺疾病(chronic obstructive pulmonary disease, COPD)等基础性疾病(OR=2.7,95% CI 1.1~6.9)及长期使用免疫抑制剂(OR=9,95% CI 1.7~47)均为感染 H7N9 禽流感病毒的危险因素,而经常用肥皂洗手(OR=0.1,95% CI 0.01~0.8)可以降低感染的风险。

对于重症病例发生的危险因素,Cowling 等开展的相关研究发现,58% 的入院病例年龄≥60 岁,且与 <60 岁的病例相比,其发展为重症或死亡的概率更大,差异具有统计学意义,提示年龄可能是导致严重临床结局的因素之一。年长者更易感染 H7N9 禽流感病毒,并更易发展成重症,其可能与其行为方式和活禽市场的活禽暴露增加了感染的风险、免疫力下降、存在基础性疾病等因素有关。

(任瑞琦)

第八节　潜　伏　期

通过计算病例的末次暴露时间与发病时间的间隔,估计 H7N9 禽流感病毒的潜伏期为 6 日,范围为 1~10 日,长于季节性流感病毒。之后,研究者分别采用类似的流行病学分析方法或数学模型方法再次对 H7N9 禽流感病毒的潜伏期进行估算,结果估算方法不同时,得出了不同的潜伏期结果(表 3-2):直接观察的方法得到的平均潜伏期一般为 6~7 日,长于季节性流感病毒,而数学模型方法得到的平均潜伏期则约为 3 日,接近季节性流感病毒。目前,中国疾病预防控制中心从密切追踪管理和疫情防控的需要出发,将潜伏期定为 7 日,世界卫生组织(Word Health Organization,WHO)也建议将潜伏期定为 7 日。

表 3-2　感染 H7N9 禽流感病毒确诊病例末次暴露到发病的间隔时间

研究者	纳入研究病例数	中位数(日)	均数(日)	范围(日)
Li、Zhou 等	23 例	6	—	1~10
Gao、Lu 等	62 例	5	—	2~8(四分位数)
Huang、Xu 等	27 例	6(单一暴露)	—	2~10
		7.5(多次暴露)		6.5~12.5
		7.5(合计)		2~12.5
Yu、Wu 等	60 例		3.3	1.4~5.7
Cowling、Jin 等	约 97 例	—	3.1	—

(任瑞琦)

第九节　防控措施

H7N9 禽流感带来的危害是显而易见的。一方面,其严重危害人类健康,这一点从其更易感染人并且多引起重症及死亡中已得到证实;此外,由于甲型流感病毒在生态学上的复杂性及基因的易变性,导致每当发生人感染动物流感时,科学界普遍担心新的流感病毒可能会在世界范围内引发新一轮的流感大流行,从理论上讲,减少人感染病例的发生,可以减少 H7N9 禽流感病毒与人流感病毒基因重配的机会,降低发生流感大流行的风险。另一方面,H7N9 对社会经济造成了巨大的损失,Qi 等的研究结果显示,截至 2013 年 5 月 31 日,人感染 H7N9 禽流感病例的直接医疗救治成本为 16 422 535 元,平均每例轻症病例的救治成本为 10 117 元,重症病例(非死亡病例)为 139 323 元,死亡病例为 205 976 元;总的伤残调整寿命年损失为 17 356 561 元;10 个有病例发生省份的禽类产业损失约为 77.5 亿元,8 个无病例发生的相邻省份禽类产业损失约为 36.8 亿元。因此,采取切实有效的防控措施,对于保护人民群众生命健康、减少社会恐慌及社会经济损失具有重要意义。

一、疾病监测与流行病学调查(如何做监测、监测的目的)

1. 流行病学监测　加强各级医疗卫生机构、哨点医院和网络实验室的流感、不明原因肺炎等呼吸道传染病的监测,及时发现病例,对其采取有效的治疗和感染控制措施,以降低病死率。对病例开展流行病学调查、分析,密切关注病例流行病学特征的变化情况,可以起到比病原学监测更为快速、灵敏的早期预警作用。如对密切接触者进行医学观察,可及时发现病毒人传人的迹象。

2. 病原学监测　监控病毒变异,尽早发现病毒毒力、传染性、致病性、耐药性等方面的变化,持续关注环境病毒分布情况。

3. 流行病学调查　开展一系列相关的调查研究,有助于我们了解或掌握疾病的流行病学特征。对确诊病例开展流行病学调查,推算疾病的潜伏期、探索可能的危险因素;开展病例对照研究,了解发病的危险因素及病例的感染来源与动物宿主;调查病例的密切接触者的发病及感染情况,了解病毒人际传播的能力;对重症病例开展专题调查,掌握重症病例的临床特点,并分析重症或死亡可能的危险因素等。

二、预防、控制病毒在禽间的传播

H7N9 禽流感病毒为低致病性禽流感病毒,禽感染后不发病,病毒在禽间静默传播的特点对该病毒的监测与疫情的早期识别带来了巨大的困难。相关研究认为,我国特有的"公司+农户"的禽类养殖、销售模式,使得 H7N9 禽流感病毒从二级活禽批发市场传至活禽零售市场,然后再传染给人。FAO(联合国粮食与农业组织)建议在禽类养殖场和活禽市场开展有目的性的监测,以发现禽类或其相关产品产量的细微变化(如禽类产蛋率的下降),并开展病原学的检测;开展禽间的血清学研究,掌握禽类既往感染的情况,并评估病毒在禽间的传播流行;提高禽类养殖场和活禽市场的生物安全级别,做到人、禽分离,不同种类、不同来源的禽分离饲养,加强清洁、消毒等措施;继续对野生禽类进行监测。

三、减少人群病毒暴露机会,降低人感染风险

1. 加强宣传教育,提高居民的自我防护意识,促进其禽类消费习惯的转变　中国居民由于其自身的饮食习惯,消费禽肉强调新鲜。因此,相对于较为洁净的超市冷柜,人们更习惯在脏乱的农贸市场中选购活禽,并现场宰杀,而且在烹饪过程中,为保证禽肉的鲜美,很多时候加热时间较短,还不足以完全杀灭禽肉中的病毒,这种行为无疑在某种程度上增加了人群的暴露机会和感染风险,为 H7N9 禽流感病毒感染人创造了有利条件。我们应加强对消费者的知识普及及宣传教育,促进全社会禽类消费意识、行为的转变,争取最大程度上减少禽流感病毒对人类健康的威胁。

2. 暂停疫情发生地的活禽交易　多个研究结果均证实活禽市场是 H7N9 禽流感病毒感染的重要来源,自 2013 年以来,上海、浙江等地在实施季节性休市后,发病数急剧下降,相关研究结果也表明,活禽市场关闭后,人感染 H7N9 禽流感的平均日发病人数减少了97%～99%。目前看来,在疫情发生地暂停活禽交易是快速控制疫情最有效的措施。国家卫生和计划生育委员会 2014 年印发的《人感染 H7N9 禽流感疫情防控方案(第三版)》明确指出:在未发生疫情的地市,建议采取活禽市场"一日一清洗,一周一消毒,一月一休市"的措施;在发生疫情的地市,建议采取休市和彻底消毒措施;有条件的地市,鼓励采取季节性休市措施。

(1)永久性关闭活禽交易(如上海市、浙江部分地区主城区)、临时性休市(如广东、安徽)、加强活禽市场的卫生学管理等。防控人感染 H7N9 禽流感疫情的根本性措施是永久性关闭活禽交易,上海市在 2014 年 1 月 31 日关闭活禽市场后,至今无病例发生,表明关闭活禽交易可以有效降低活禽暴露风险,阻断活禽市场暴露的传播模式。

(2)做不到永久关闭活禽交易的各地市,应在疫情发生时临时关闭活禽市场。广东采取活禽市场休市措施后,各地市新发病例数显著减少,且各市活禽市场环境样品由休市前的最高检出阳性率67%降至休市后的7%。

(3)若暂时做不到关闭活禽交易,则应加强市场内活禽交易区的管理、改造。例如,建设装有排风、排气等通风设施的全封闭的活禽经营摊位,建立物理隔断,避免消费者与活禽的直接接触;规范市场内的禽类宰杀行为,设置符合卫生要求的独立的封闭式屠宰间。

控制人感染 H7N9 禽流感的最根本措施是促成国内养禽业的升级和转型,提高禽类养殖、运输和销售的生物安全级别,加快国民禽类消费模式从活禽消费到冰鲜禽消费的转变,最终实现"禽类定点屠宰、集中检疫、白条禽上市"。

(冯子健)

参 考 文 献

Chen Y, Liang W, Yang S, et al. 2013. Human infections with the emerging avian influenza A H7N9 virus from wet market poultry: clinical analysis and characterisation of viral genome. The Lancet, 381(9881):1916-1925.

Cowling BJ, Jin L, Lau EH, et al. 2013. Comparative epidemiology of human infections with avian influenza A H7N9 and H5N1 viruses in China: a population-based study of laboratory-confirmed cases. The Lancet, 382(9887):129-137.

Fouchier RA, Schneeberger PM, Rozendaal FW, et al. 2004. Avian influenza A virus (H7N7) associated with human conjunctivitis and a fatal case of acute respiratory distress syndrome. Proceedings of the National Academy of sciences of the United States of America, 101(5):1356-1361.

Gao HN, Lu HZ, Cao B, et al. 2013. Clinical findings in 111 cases of influenza A (H7N9) virus infection. New England Journal of Medicine, 368(24):2277-2285.

Koopmans M, Wilbrink B, Conyn M, et al. 2004. Transmission of H7N7 avian influenza A virus to human beings during a large outbreak in commercial poultry farms in the Netherlands. The Lancet, 363(9409):587-593.

Li Q, Zhou L, Zhou M, et al. 2014. Epidemiology of human infections with avian influenza A(H7N9) virus in China. New England Journal of Medicine 370, 520-532.

Liu S, Sun J, Cai J, et al. 2013. Epidemiological, clinical and viral characteristics of fatal cases of human avian influenza A (H7N9) virus in Zhejiang Province, China. Journal of Infection, 67(6):595-605.

Ostrowsky B, Huang A, Terry W, et al. 2012. Low pathogenic avian influenza A (H7N2) virus infection in immunocompromised adult, New York, USA, 2003. Emerging Infectious Diseases, 18(7):1128.

Pantin-Jackwood MJ, Miller PJ, Spackman E, et al. 2014. Role of poultry in spread of novel H7N9 influenza virus in China. Journal of Virology, 88(10):5381-5390.

Tweed SA, Skowronski DM, David ST, et al. 2004. Human illness from avian influenza H7N3, British Columbia. Emerging Infectious Diseases, 10(12):2196.

Xu C, Havers F, Wang L, et al. 2013. Monitoring avian influenza A (H7N9) virus through national influenza-like illness surveillance, China. Emerging Infectious Diseases, 19(8):1289.

Yang S, Chen Y, Cui D, et al. 2014. Avian-origin influenza A (H7N9) infection in influenza A (H7N9)-affected areas of China:a serological study. Journal of Infectious Diseases, 209(2):265-269.

Yu H, Cowling BJ, Feng L, et al. 2013. Human infection with avian influenza A H7N9 virus:an assessment of clinical severity. The Lancet, 382(9887):138-145.

Zhu H, Wang D, Kelvin DJ, et al. 2013. Infectivity, transmission, and pathology of human-isolated H7N9 influenza virus in ferrets and pigs. Science, 341(6142):183-186.

第四章　H7N9禽流感的发病机制

第一节　H7N9禽流感病毒的直接作用机制

　　H7N9禽流感病毒感染人类,患者一般表现为流感样症状,如发热、咳嗽和少痰,可伴有头痛、肌肉酸痛、腹泻等全身症状。重症患者病情发展迅速,多在发病3~7日出现重症肺炎,体温大多持续在39℃以上,出现呼吸困难,可伴有咳血痰,常快速进展为急性呼吸窘迫综合征、脓毒症、感染性休克,甚至多器官功能障碍,部分患者可出现胸腔积液等表现。

　　为了更好地阐明H7N9禽流感病毒的直接作用机制,我们先对流感病毒的生活周期做一简要了解。流感病毒的生活周期大致可分为4个主要阶段:流感病毒与宿主细胞受体结合和膜融合,病毒RNA的增殖和转录,病毒蛋白的翻译和表达,病毒组分的装配和出芽。病毒侵入体内后依靠血凝素吸附于宿主细胞表面,经过吞饮进入胞质;进入胞质之后病毒包膜与细胞膜融合释放出包含的ss-RNA;ss-RNA的8个节段在胞质内编码PB1、PB2、PB2-F2、PA、PA-X、NP、HA、NA、M1、M2、NS1和NEP等十几个构件;M蛋白、膜蛋白、HA、NA等编码蛋白在内质网或高尔基体上组装M蛋白和包膜;在细胞核内,病毒的遗传物质不断复制并与NP、RNA多聚酶(包括PB1、PB2和PA)等组建病毒核心;最终病毒核心与膜上的M蛋白和包膜结合,经过出芽释放到细胞外,复制的周期大约为8小时(图4-1)。

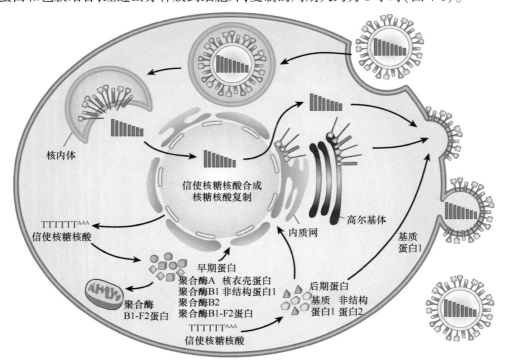

图4-1　流感病毒的生活周期示意图(引自 Neumann G, et al. 2009)

流感病毒穿入细胞时,其包膜残留在细胞外。在感染早期,病毒 RNA 被转运到细胞核内,在病毒转录酶和细胞 RNA 多聚酶Ⅱ的参与下,病毒 RNA 被转录完成后形成互补 RNA 及病毒 RNA,合成的模板互补 RNA 迅速与核蛋白体结合构成信息 RNA,在复制酶的参与下复制出病毒 RNA,再移行到细胞质中参加装配核蛋白。成熟前各种病毒成分已结合在细胞表面,最后的装配称为芽生,局部的细胞膜向外隆起包围住结合在细胞膜上的核衣壳成为新合成的有感染性的病毒体。此时神经氨酸酶(NA)可水解细胞表面的糖蛋白,释放 N-乙酰神经氨酸,促使复制病毒由细胞释放并感染附近细胞,并使大量呼吸道纤毛上皮细胞受染变性、坏死和脱落,产生炎症反应。临床上可出现发热、肌肉痛和白细胞减低等全身毒血症样反应,一般不出现病毒血症,但是在 2013 年 H7N9 禽流感病毒感染人的病例中,发现患者血液中也存在有低拷贝的流感病毒。

若阻塞的细支气管内气体被吸收,则可发生肺不张。肺泡腔内充满含中性粒细胞、单核细胞和红细胞的炎性分泌物,严重影响气体交换,从而导致不同程度的缺 O_2 状态。若继续进展,则 PO_2 下降,CO_2 储留,加之流感病毒毒素作用、代谢异常及酸碱平衡紊乱等因素,可造成高热、昏迷、惊厥和呼吸循环衰竭等中毒症状。用荧光抗体染色证明支气管、细支气管、肺泡的表皮细胞和肺泡中的巨噬细胞存在着病毒感染灶,而血管内皮细胞中则无。病毒引起呼吸道表皮细胞病变,使其抵抗力降低,给继发性细菌感染创造了条件。由于流感病毒感染肺部,使其充血、水肿,气管、支气管与细支气管黏膜充血,管内可见血性分泌物。镜检见纤毛上皮细胞坏死脱落,有的发生增生。黏膜下层灶状出血、水肿及细胞浸润。肺泡有纤维蛋白与渗出液,混有中性粒细胞和单核细胞,有的可见透明膜,肺泡间质增厚。相关研究表明,小鼠感染 H5N1、H9N2、H7N9 等亚型流感病毒后,在感染后第 3～6 日,肺组织明显水肿、体积明显增大,且有淤血和出血等现象,小鼠支气管和细支气管出现明显水肿和出血现象,并发生上皮细胞坏死,以及出现以中性粒细胞为主的炎症细胞,肺组织增厚,内有大量红色水肿液,肺泡内含有大量炎症蛋白和红细胞。

带有 H7N9 流感病毒颗粒的飞沫吸入呼吸道后,病毒的神经氨基酸酶破坏神经氨酸,使黏蛋白水解糖蛋白、糖蛋白受体暴露后与血凝素(含糖蛋白成分)结合,这是一种专一性吸附,具有特异性。停留在呼吸道上皮细胞黏液薄膜中的流感病毒,能和宿主细胞的黏蛋白等特异性受体相结合,局部黏液分泌物中的抗体(主要是 IgA)能与病毒结合而中和。黏液中尚有糖蛋白抑制素,能与病毒结合,阻止病毒附着在宿主细胞的特异性受体上,以达到防止感染的目的,但这些抑制物最终被病毒本身的神经氨酸酶所破坏,结果使病毒得以进入呼吸道上皮细胞,并在其中进行繁殖。在这些细胞中新合成的病毒颗粒,能穿过呼吸道黏液而进入其他细胞或血液中,引起进行性感染,从而出现一系列的临床症状。气管、支气管、细支气管及肺泡管上皮细胞,受流感病毒的侵袭后发生变性、坏死并出现出血灶,同时有淋巴细胞、浆细胞浸润,结果使黏膜肿胀,细胞脱落而致管腔狭窄,使气体通过发生障碍,尤以呼气时最明显,从而引起肺气肿。单纯甲型流感的病理变化主要是呼吸道纤毛上皮细胞膜变性坏死、脱落,发病 4～5 日后基底细胞层开始增生,形成未分化的上皮细胞,2 周后纤毛上皮细胞重新出现和修复。流感病毒肺炎型则有肺充血和水肿,切面呈暗红色,气管和支气管内有血性分泌物,黏膜下层有灶性出血水肿和细胞浸润,肺泡腔内含有纤维蛋白和渗出液,呈现浆液性、出血性支气管肺炎。应用荧光抗体技术可检出流感病毒,若合并金黄色葡萄球菌感染,则肺呈片状实变或有脓肿形成,易发生脓胸、气胸,如并发肺炎球菌感染可呈大叶或小叶实变,继发链球菌感染时则多表现为间质性肺炎。

一、流感病毒诱导凋亡的细胞因素

流感病毒感染细胞后,细胞内 Fas 的 mRNA 水平明显提高,细胞表面的 Fas 表达上调,进而诱导细胞凋亡的发生(Fas/FasL 机制)。流感病毒 NA 具有唾液酸酶作用,病毒感染细胞后,裂解 TGF-β 前体 LAP 上的唾液酸残基,释放成熟 TGF-β,使得细胞表面或细胞外基质中 TGF-β 的活性增强,造成细胞凋亡发生。用流感病毒感染人肺支气管上皮细胞、野生型鼠胚胎成纤维细胞及 P53 缺失型鼠胚胎成纤维细胞,结果显示流感病毒感染后,细胞中 P53 基因转录活性增强,高表达 P53 诱导细胞凋亡。而 P53 缺失或突变的细胞株在病毒的感染下却没有出现细胞凋亡。TRAIL 能够诱导各种肿瘤细胞凋亡,对正常细胞无作用,体内正常细胞受体表达模式具有抵抗 TRAIL 介导凋亡的作用。流感病毒感染小鼠 4~7 日后,小鼠肺 NK、CD4$^+$T、CD8$^+$T 细胞高表达 TRAIL 蛋白及其受体 DR5,肺组织感染细胞出现凋亡。

二、流感病毒诱导凋亡的病毒因素

虽然细胞凋亡通常被认为是宿主细胞限制病毒复制的细胞抗病毒机制,但是甲型流感病毒感染引起的细胞凋亡的生物学功能还不清楚。流感病毒的 NS1 蛋白是病毒的非结构蛋白,在流感病毒感染细胞过程中起非常重要的辅助作用。NS1 蛋白诱导凋亡的机制还没有完全了解,文献报道流感病毒的 NS1 蛋白具有促进和抑制凋亡的双向功能,NS1 具有暂时性的"提前"抑制细胞凋亡和"推迟"诱导细胞死亡的效应。这些不同的结构可能与采用实验的方法、细胞类型和不同病毒株相关。在病毒感染的过程中,NS1 清楚地表现了抗细胞凋亡的功能,与它能够限制 IFN 产生和下游区效应是相关的。因此,在 IFN 完全的犬肾细胞(MDCK)中,与野生病毒株(wtPR8)相比,PR8 delNS1 株病毒能够诱导高水平的细胞凋亡。然而,在 Vero 细胞中缺乏 IFN-α/β 基因,两种病毒都能够诱导相同的细胞凋亡水平,但是要远低于在 MDCK 细胞中观察到的水平。还不知道 Vero 细胞除了 IFN-α/β 以外,是否还存在通路和基因方面的缺失。所以,有一点可以推测的是,NS1 的 IFN-α/β 拮抗作用是在限制细胞凋亡中最为重要的因素。由于具有催化活性的 PKR 在流感病毒感染过程中,对细胞凋亡起到了作用,NS1 直接结合并抑制 PKR,能够导致细胞死亡的抑制。同样可能的是,NS1 介导了促进细胞凋亡的 OAS/RNase L 的抑制,或者 JNK/AP-1 加强了通路。相关实验表明,高致病性 H5N1 感染人的上皮细胞可以诱导细胞凋亡,而这个凋亡主要依赖于 caspase 途径。流感病毒感染细胞后新合成的 PB1-F2 蛋白转运到线粒体膜上,在线粒体上形成小孔,导致一些大分子如细胞色素 c 通过,从而活化 caspase 级联反应,最后引起细胞凋亡。

第二节 H7N9 禽流感病毒感染的免疫应答机制

固有免疫是人体抵御病原微生物感染的第一道防线,固有免疫识别的主要是病原微生物共同的、高度保守的结构,该类结构称为病原相关分子模式(PAMP)。固有免疫系统在进化过程中形成了一套固有免疫识别分子,即模式识别受体(PRR),PRR 通过识别 PAMP 发现病原体的存在、识别微生物的保守分子成分、启动机体的固有免疫系统,从而帮助机体清除病原体。PRR 主要包括四类:Toll 样受体(Toll-like receptors,TLR)、RIG 样受体(RIG-like receptors,RLR)、Nod 样受体(Nod-like receptors,NLR)及胞质 DNA 受体(cytosolic DNA receptors)。

一、TLR 分子的基本结构和识别分子

目前,TLR 家族是研究最为清楚的一种 PRR,迄今为止,在人类中发现了 10 种 TLR 分子,人类 TLR 分子包括 TLR1~10。TLR 分子由于与果蝇 Toll 蛋白具有结构同源性,故称 Toll 样受体。TLR 分子均属于 I 型跨膜蛋白,分胞外区、胞质区和跨膜区三部分。跨膜区结构简单,胞外区为富含亮氨酸的重复序列,与微生物相关成分直接接触有关,胞内区为含 150~200 个氨基酸的保守区域,结构与白细胞介素-1 受体相似,该区域某些关键位点的突变会阻断信号传递。TLR 经配体刺激后,通过转接分子下游信号,活化转录调节因子,最终调节机体对入侵病原微生物的获得性免疫应答,是连接天然免疫和获得性免疫的桥梁。

TLR 能够特异性地识别不同的病原相关分子模式,并调节固有免疫和获得性免疫,以限制病原微生物对机体的入侵。例如,TLR2 与 TLR1(或 TLR6)能够协同识别革兰阳性菌的肽聚糖;TLR3 识别病毒双链 RNA(dsRNA);TLR4 识别革兰阴性杆菌的脂多糖(LPS)和热休克蛋白等;TLR5 识别鞭毛蛋白;TLR7 和 TLR8 识别病毒单链 RNA;TLR9 识别 CpG-DNA。TLR 依赖胞质的转接蛋白分子和激酶,通过 MyD88 依赖性和(或)非 MyD88 依赖性途径完成信号传递,最终活化转录调节因子,引发炎症反应,促进 IL-1、IL-6、IL-8 和 TNF-α 等细胞因子合成并释放到胞外,启动早期的免疫应答。例如,LPS 与结合蛋白结合后再与 CD14 形成复合物,该复合物中 LPS 解聚后与 TLR4 结合导致 TLR4 的聚合而活化。活化的 TLR4 胞内尾状结构与接头蛋白 MyD88 的 TLR4 受体域结合,MyD88 通过其死亡域再与 IL-1R 相关激酶(IRAK)结合。两者作用导致 IRAK 自身磷酸化,从而激活肿瘤坏死因子受体相关因子 6(TRAF-6),使有丝分裂原相关蛋白激酶家族活化,其中核转录因子(NF)-κB 诱导激酶激活抑制因子 κB(IκB)家族 α 激酶和 β 激酶,导致 IκB 家族广泛磷酸化而降解,使 NF-κB 转位到胞核,其活性二聚体启动细胞因子(如 IL-1、IL-6)和辅助刺激分子(如 CD80)的转录、翻译,最终导致炎症因子释放。TLR 还能够促进免疫细胞膜表达相关的免疫分子,从而协助免疫细胞的成熟、分化和功能化,例如,刺激 B 细胞的成熟并分泌抗体,促进静止的树突状细胞表达 CD83、MHC2、CD58 分子,完成树突状细胞成熟,发挥抗病毒感染和调节获得性免疫应答的作用(图 4-2)。

二、TLR 分子与流感病毒感染

通过近年的研究发现,TLR 分子与各种病毒感染关系十分密切,在人体抗病毒感染中的作用受到了广泛关注。例如,TLR4 是炎症信号传递的门户蛋白,主要在单核/巨噬细胞、中性粒细胞、树突状细胞表面表达,能识别多种配体,如 LPS、呼吸道合胞病毒 F 蛋白、热休克蛋白等。TLR4 经配体刺激后,通过转接分子传递信号,最终活化转录调节因子,如 NF-

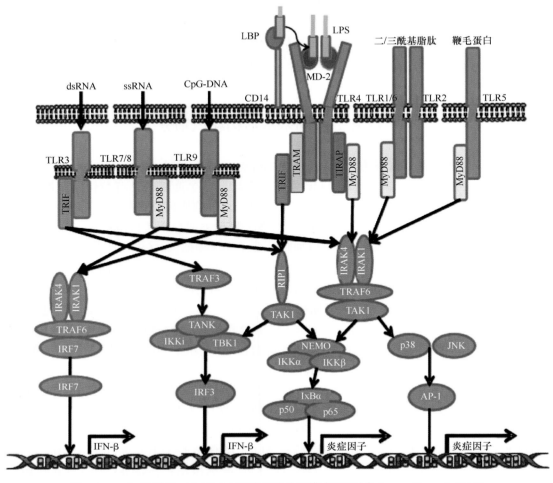

图 4-2　TLR 识别与 LPS/TLR4 通路相关分子模式图（引自 Soares JB, et al. 2010）

κB 和干扰素调节因子，诱导感染细胞分泌炎症因子和Ⅰ型 IFN，启动固有免疫和获得性免疫应答。TLR7 主要分布在人体肺、脾及胎盘组织中，表达于 B 细胞、巨噬细胞、浆细胞样树突状细胞及嗜酸粒细胞，TLR7 的信号转导依赖 MyD88 经典途径，表达炎性细胞因子（如 IL-6、IL-8 和 TNF-α）。呼吸道合胞病毒感染能够引起 TLR4 转录和翻译增多，使得 TLR4 在细胞膜上的表达增加，并由此引起呼吸道上皮细胞对 LPS 敏感性增加，而这种呼吸道上皮与 LPS 间相互作用的增强，诱导下游炎性因子 IL-6 的产生，最终导致了呼吸道的炎症反应。同时也有研究证实了机体能够通过 TLR7 和 MyD88 通路对流感病毒基因组 RNA 进行识别，并产生大量的炎性因子。

　　呼吸道上皮细胞不仅是各种呼吸道病毒感染的重要目标，也是在专职抗原提呈细胞参与反应前机体抗病毒固有免疫的第一道防线。A549 细胞为肺腺癌上皮细胞，具有肺泡Ⅱ型上皮细胞的特征，对呼吸道病毒敏感。有研究表明，H9N2 亚型流感病毒与其他亚型流感病毒（如 H5N1 亚型）一样，也能够引起小鼠出现以肺部损伤为主的严重感染或致死性感染，但是有关对 H7N9 亚型流感病毒诱导肺部损伤的机制有待开展。

流感病毒感染哺乳动物后,固有免疫首先并迅速发挥防卫作用。其中,中性粒细胞和巨噬细胞早期迁移到感染的肺部,中性粒细胞与数量上同时增加的肺泡巨噬细胞,可能在早期有保护作用,但是可能对毒性较大病毒的感染有害。流感病毒感染早期产生的多种细胞因子也有类似的关系。关于病毒感染诱导急性肺损伤的机制,目前研究认为炎症细胞因子(如 IL-6 和 TNF-α)等大量释放,引发炎症因子风暴,导致肺泡上皮细胞和毛细血管内皮细胞的损伤,最终引起心源性肺水肿和低氧血症,引起呼吸衰竭死亡。用 H1N1 亚型流感病毒鼻内感染鼠的研究显示,在支气管肺泡灌洗液和肺组织匀浆中 IFN-α、TNF-α 和 IL-6 的量增加,较高水平的 IL-6 和 IFN-α 与病毒复制的强度、呼吸性及全身性症状相关。一般而言,试验感染流感病毒的血清中全身性细胞因子的水平通常比肺内细胞因子水平低,这表明局部细胞因子具有最高生成量。还有一些研究表明,检测由流感病毒引起发热患者的血清中含有较高水平的 IFN-α。也有研究表明,H5N1 亚型流感病毒感染引起剧烈的炎症反应而导致全身性组织损伤。H5N1 亚型流感病毒感染的患者显示,首先,血液中促炎性细胞因子的水平在病毒感染时期明显升高,病毒在上呼吸道中的复制与一些细胞因子的浓度增加有关;其次,用人的 H5N1 亚型流感病毒分离株感染人的单核细胞衍生的巨噬细胞,能诱导许多细胞因子和趋化因子基因的表达,感染的巨噬细胞分泌 TNF-α 和 IP-10 蛋白的水平增加;最后,H5N1 亚型流感病毒体外感染的原代呼吸道上皮细胞也能诱导一系列细胞因子和趋化因子的转录与表达。通过对 3 株近年的 H5N1 亚型禽流感病毒和 1 株 H1N1 亚型人流感病毒,在人原代肺泡和支气管上皮细胞上诱导细胞因子和趋化因子基因的表达图谱的比较发现,与人 H1N1 亚型流感病毒相比,H5N1 亚型流感病毒具有更强的诱导 IP-10、IFN-γ 和 IL-6 产生的能力。最新的研究也表明,在 H7N9 流感患者体内产生了较为显著的 IP-10 和 IL-6 水平,该现象同样也出现在禽类来源的 H7N9 病毒感染小鼠后产生的机体细胞因子应答反应过程中。

利用 TNF-α 基因缺失小鼠、抗 TNF-α 单克隆抗体及抑制炎症反应的糖皮质激素均不能降低 H5N1 流感病毒引起小鼠的死亡率,研究提示炎症因子不是引起肺损伤中的首要原因。上游因子(如活性氧类自由基)在激活 TLR 分子(如 TLR4)信号通路进而诱导炎症细胞因子产生中发挥重要作用,由自由基引起氧化应激导致的损伤是感染动物肺损伤的重要因素。

氧化应激是机体在遭受各种有害刺激时,体内高活性分子如活性氧自由基(reactive oxygen species,ROS)和活性氮自由基(reactive nitrogen species,RNS)产生过多,氧化程度超出氧化物的清除,氧化系统和抗氧化系统失衡,从而导致组织损伤。ROS 均具有针对一系列病原体的非特异性的抗微生物活性,当过量分泌时会引起广泛的组织损伤。ROS 包括超氧化物、纯态氧、H_2O_2 等。病毒感染的巨噬细胞可通过释放大量的 ROS 诱导肺部的病理损伤,因此 ROS 常被视为引起细胞损伤的致病因素之一。早期的研究表明流感病毒在体外引起单核细胞、多形核白细胞产生 ROS。流感病毒感染的动物模型可出现肺部谷胱甘肽、维生素 C 浓度的下降;Reye 综合征的患者血液中过氧化的脂质含量升高,这些结果表明流感病毒的感染与氧化应激相关。对流感病毒感染小鼠肺中的氧化状态的产生效应研究表明,在感染的早期,肺泡灌洗液中的细胞产生超氧化物阴离子自由基量显著增加,但是肺部总的抗氧化能力没有多大改变,提示局部的抗氧化功能是正常的。这些结果表明 ROS 并不直接介导流感病毒引起的细胞损伤作用。小鼠模型中 ROS 是流感病毒诱导产生肺炎的主要致病分子。研究表明 ROS 的减少可以将感染局限在呼吸道,降低肺实质的细胞浸润,从而改善流感病毒感染的预后。

SOD 是生物体内重要的抗氧化酶,广泛分布于各种生物体内,具有特殊的生理活性,是生物体内清除自由基的首要物质。IL-6 为细胞因子家族中的核心成员,是一种多组织亲和性的细胞因子,调节炎性反应有关的多种过程。有研究表明,小鼠感染 H9N2 亚型流感病毒后,血清 SOD 的活性第 2 日开始逐渐下降,与对照组相比具有显著差异,第 8 日后,病毒感染组小鼠血清中 SOD 活性有所回升,与对照组无差异。而小鼠血清中 IL-6 的水平,随着时间的延长而升高,在感染后第 6 日,IL-6 含量为最高,与对照组相比具有非常显著的差异。相关研究表明,在 H3N2 亚型猪流感病毒感染过程中,血清 SOD 的变化与肺部病理损伤的严重程度呈一定相关性,SOD 含量随着肺损伤的增强而降低。在病毒感染过程中,由于氧自由基的大量产生,不断消耗 SOD,结果使 SOD 的含量不断下降,各种自由基的大量存在导致肺泡组织细胞脂质过氧化,引发肺泡组织的广泛性损伤。相关研究表明,流感病毒引发氧化应激效应导致 ROS 过度产生和局部生成氧化磷脂(OxPLs)。OxPLs 通过 TLR4-TRIF-TRAF6 途径可直接引发细胞因子的产生和调节急性肺损伤程度。在感染 H5N1 病毒的小鼠模型中,OxPLs 的浓度与肺部的水肿和病理损伤程度成明显的反比关系。

TLR 家族中的 TLR4 是炎症信号传递的门户蛋白,主要在单核/巨噬细胞、中性粒细胞和树突状细胞表面大量表达,能识别多种配体,如 LPS、呼吸道合胞病毒 F 蛋白和热休克蛋白等。TLR4 经配体刺激后,通过转接分子传递信号,最终活化转录调节因子,如 NF-κB 和干扰素调节因子,诱导感染细胞分泌炎症因子和 I 型 IFN,启动免疫应答。TLR7 主要分布在人体肺、脾和胎盘组织中,表达于 B 细胞、巨噬细胞、浆细胞样树突状细胞及嗜酸粒细胞中,信号转导依赖 MyD88 经典途径,表达各种炎性细胞因子。近年研究发现,TLR4 和 TLR7 与各种病毒感染密切相关,例如,Diebold SS 等在小鼠模型中证实了机体能够通过 TLR7 和 MyD88 通路对流感病毒基因组 RNA(ssRNA)进行识别,并产生大量的炎性因子,而 TLR4 介导的信号通路在灭活的 H5N1 亚型流感病毒诱导炎症细胞因子产生中也发挥了重要作用。也有研究表明,受到流感病毒感染后,在 TLR7 缺失的小鼠肺中,髓系来源抑制性细胞(MDSC)大量集聚,出现了大量细胞因子(如 IL-6 和 TNF-α)的表达,并诱导了以 Th2 细胞为基础的免疫反应。

三、视黄酸诱导基因蛋白 I 与病毒感染

视黄酸(维 A 酸)诱导基因蛋白 I(RIG-I),是细胞内识别病毒双链 RNA 的一种受体,是 DexD/H 盒的 RNA 解螺旋酶家族的成员。RIG-I 的 C 端是解螺旋域,可以结合人工合成的双链 RNA 和病毒双链 RNA,并以 ATP 酶依赖的方式解开双链 RNA;N 端是两个串联的半胱天冬酶募集结构域(CARD)。病毒感染是威胁人类健康的重要危险因素之一。病毒感染机体后通过大量复制寄生于宿主。在宿主的免疫系统抗衡的过程中能够通过各种方式麻痹宿主免疫系统,逃避免疫监视。除了 Toll 样受体家族(TLR)中表达在细胞表面和细胞内的 TLR3、TLR7 和 TLR8 外,近期的研究表明,在天然免疫反应中能够识别病毒 RNA 的模式识别受体,还存在另一类受关注的 PRR,即维 A 酸诱导基因 I 样受体家族(RLR),包括 RIG-I(retinoic acid-inducible gene I)、黑色素瘤分化相关抗原 5(melanoma differentiation-associated gene 5，MDA5)、遗传学和生理学实验室蛋白 2(laboratory of genetics and physiology 2，LGP2)。此外，RNA 活化蛋白激酶(RNA-activated protein kinase，PKR) 也能够识别病毒 RNA。

　　RIG-I 基因最早由上海血液病研究所发现，APL 细胞经维 A 酸诱导后该基因表达水平明显上调，故而得名。RIG-I 又称 DDX58A，包含 925 个氨基酸残基，属于 DExD/H 家族，主要分布在胞质中。在结构上，RNG-I 主要包括 N 端两个重复的 caspase 活化和募集结构域(caspase activation and recruitment domain，CARD)，位于中间的解螺旋酶结构和 C 端 RNA 结构域。RIG-I 的 N 端 CARD 结构域即使在没有病毒感染的条件下，过表达结构域也能够促进细胞分泌 I 型 IFN。因此，该结构域主要负责向下游传递信号。RIG-I 的中间部分主要包含解螺旋酶结构域 I ~ VI，该结构域为 DExD/H 家族保守结构域，其中解螺旋酶结构域 I 主要是 Walker ATP 结合结构域，该结构域对于 RIG-I 正常功能的发挥非常重要，其突变会导致 RIG-I 信号转导的阻滞。RIG-I 的 C 端包含大约 170 个氨基酸残基的 RNA 结合结构域，由于过表达该结构域会抑制病毒引起的干扰素基因的活化，因此该结构域通常被认为是一个发挥抑制功能的结构域，在没有活化信号存在的时候，该结构域与 CARD 结构域相互作用，抑制 RIG-I 的活化。研究表明，RIG-I 主要识别 5′端带有三磷酸基团的 RNA(包括单链和双链 RNA)和短的双链 RNA。MDA5 和 RIG-I 的 C 端 CARD 结构域有 23% 的同源性，中间位置的解螺旋酶结构域有 35% 的同源性。RIG-I 和 MDA5 分别识别不同的病毒类型，MDA5 主要识别普通的双链 RNA 或者 poly(I : C)。

　　细胞质中的病毒 RNA 被 RIG-I 或 MDA5 识别后，能够激活相应的级联反应，最终诱导 IFN 及一系列抗病毒因子的产生。机体的干扰素反应对病毒形成巨大的生存压力，其结果必然是病毒结构与功能的进化，并有可能获得逃避或拮抗宿主干扰素系统的能力。目前已经证明，病毒能够通过多种机制在不同阶段对抗宿主的干扰素反应，如抑制干扰素合成、灭活干扰素分子、阻断干扰素信号通路、影响干扰素效应蛋白的功能等。对 RIG-I 涉及的信号通路而言，干扰素的产生和抗病毒天然免疫的建立显然不利于病毒感染的建立和传播，因此很多 RNA 病毒能通过不同策略阻断这些信号通路，从而逃避宿主的天然抗病毒免疫反应。例如，HCV 能够通过多种机制逃避宿主的干扰素反应，如 NS3/4a 能够切割 TLR3 的下游信号分子 TRIF，NS5A 可抑制 ISGs 的表达。RIG-I 能够识别细胞质中的 HCV 并诱导干扰素的产生，RIG-I 级联信号可在细胞中抑制 HCV 的复制。也有研究发现，HCV 能够通过 NS3/4A 蛋白酶复合物对 IPS-1 进行蛋白水解，从而阻断 RIG-I 信号通路，以逃避宿主的干扰素反应。

　　相关研究表明，TLR7 和 RIG-I 对于流感病毒在呼吸道中的复制起到了关键作用。在缺失 TLR7 或 RIG-I 的小鼠中，低剂量的流感病毒感染小鼠后，病毒在呼吸道中的复制能力会大大减小，说明这两种分子通路对于机体对流感病毒的识别和识别后的免疫应答具有重要作用，研究提示对于流感病毒的感染，应用 TLR7 或者 RIG-I 的抑制剂可能对病毒的复制起到一定的抑制作用。但是，同时也有研究表明，流感病毒能够通过抑制 RIG-I 的表达，来抑制宿主的天然免疫反应。这说明病原模式识别分子对于免疫反应的调节，同时具有上调和下调的作用。在目前还没有合适的小鼠来研究 RIG-I 的通路情况下，Si-Tahar M 等利用过表达 LGP2(一种 RIG-I 抑制因子)的小鼠进行的研究发现，流感病毒感染后小鼠机体产生较低水平的炎症因子和在支气管中少量的淋巴细胞浸润，提示抑制 RIG-I 表达可能对降低炎症因子水平、治疗 H3N2 和 H1N1 流感病毒感染具有一定的积极作用。

H7N9 病毒对人类健康存在潜在高风险,动物 H7N9 病毒携带无症状,不易发现;能识别人流感病毒受体,因而较 H5N1 更易发生禽-人的传播;能感染人呼吸道上皮细胞及肺泡 Ⅱ 型上皮细胞,提示更适应人,造成的损伤更重;目前 H7N9 病毒出现耐药,且患者临床症状重,这给临床治疗带来挑战;人群无预存 H7 抗体,季节性流感不能诱导交叉反应性抗体,但是也有研究表明,禽类从业人员存在较高的感染率(大于 6%),并可能发生一定的亚临床症状。

通过对中国早期 111 例人感染 H7N9 禽流感患者的人口学特征、症状、体征、实验室检查、影像学变化和自然病程等临床特征进行的系统性分析显示,111 例患者的中位年龄为 61 岁,其中 65 岁以上的占 42.3%,男性与女性比为 2∶1。有基础疾病的比例为 61.3%。H7N9 流感病例最为普遍的症状为发热(100%)、咳嗽(90.1%),同时有淋巴细胞减少(88.3%)、乳酸脱氢酶升高(82%)及血小板减少(73%)等。单因素分析发现年龄大于 65 岁、有基础疾病、淋巴细胞少于 $1 \times 10^9/L$、谷草转氨酶(AST)大于 40U/L、磷酸肌酸激酶大于 200U/L,是发生急性呼吸窘迫综合征的危险因素;有基础疾病是发生急性呼吸窘迫综合征的独立危险因素。从起病到接受抗病毒治疗的中位时间为 7 日,起病到病毒确诊的中位时间为 8 日。发病 3 日内接受抗病毒治疗的患者发展为急性呼吸窘迫综合征的比例要低于 3 日后接受抗病毒治疗的患者,提示要早期抗病毒治疗。

鉴于模式识别受体在各种病毒感染过程中发挥的重要作用,以这些识别受体为靶点进行相关的抗病毒治疗有望成为一种有效的抗病毒感染手段。例如,针对 TLR 为靶点进行相关研究已经显示出较好的应用前景。应用 TLR4 配体 LPS 通过静脉注射 HBV 转基因小鼠,结果发现 LPS 可以在 24 小时内通过 IFN-α/β 依赖途径在肝单核细胞内对 HBV 复制产生抑制,TLR4 配体可以在病毒复制水平诱导产生抗病毒细胞因子,TLR4 配体与其他 TLR(如 TLR3、TLR5、TLR7 和 TLR9)的配体、抗病毒药物的联合应用,将为慢性乙型肝炎感染的治疗提供新策略。也有研究发现,在喂养的奶中含有的可溶性 TLR2 能够在抑制 HIV-1 的感染中起到良好作用。水疱性口炎病毒(VSV)的糖蛋白 G 在活化 CD14/TLR4 依赖的信号途径中起着关键作用,该过程中主要利用了骨髓树突状细胞和巨噬细胞,并没有激活 NF-κB,说明 TLR4 在该途径中与其他不同的配体进行了结合,并发生了细胞免疫反应。而来源于基因敲除小鼠(无 PI3K 拮抗基因)的巨噬细胞中,PI3K 的过度活化可促进 IFN-β 的合成,增强了巨噬细胞对 VSV 感染的抵抗性,表明 PI3K-AKT 在 TLR4/TRAM/TRIF 介导的抗 VSV 应答中发挥了重要作用,因此靶向 PI3K 的药物能够对抗病毒应答进行有效调控。

在人体内缺乏 TLR4 的细胞更容易受到卡波西肉瘤疱疹病毒(Kaposi's sarcoma herpes virus,KSHV)的感染,表明具有功能性的 TLR4 能够对细胞免受该病毒的感染起到保护作用。在人体内,KSHV 感染人淋巴管内皮细胞后,病毒结构蛋白与病毒 G 蛋白关联受体对 ERK 进行激活,磷酸化的 ERK 作用于 TLR4 启动子上保守的 ETS 结合位点,降低 TLR4 mRNA 水平,从而下调 TLR4 的表达。而 KSHV 编码的 vIRF1 能够增强 ERK 的下调作用,进一步抑制 TLR4 的表达,从而逃避机体免疫系统对 KSHV 的攻击,形成潜伏感染,这是一种通过抑制 TLR4 而形成的免疫逃逸。近年的研究表明,KSHV 在复制过程中是通过调节 TIR 的表达水平来实现 TLR-4 信号通路的调节,从而达到对机体的免疫逃逸。在人体外,表达 D299G TLR4 SNP 的淋巴内皮细胞能够增强对 KSHV 的易感性,而携带 TLR4 等位基因突变体(D299G)的 HIV-1 感染个体,则易患多发性卡斯尔曼病及 KSHV 增殖相关的高病毒载量的淋巴组织增生,相关研究结果都进一步表明,功能性 TLR4 在控制 KSHV 感染中的重要作用,并明确了 TLR4 的多态性作为遗传因素在 MCD 形成过程中的关键作用。以上结果提示,TLR4 诱导剂在治疗 KSHV 相关肿瘤方面可能具有潜在应用价值。

在 SIV/HIV-1 动物感染模型中,短尾猴感染 SHIV89.6P 病毒后的急性期,Ⅰ型和Ⅱ型 IL-1R、CD14、TLR4 及调节固有免疫应答的 TLR 家族成员的表达均降低。其中,CD14、TLR4 和 IL-1R 表达的降低可减少病毒特异性 CTL 的活化,削弱了宿主免疫系统对机会性感染的抵抗作用。在获得性免疫缺陷综合征晚期,CD14 和 TLR4 的表达对于机体在抵抗一些病毒和细菌的感染中也发挥重要的作用,表明 TLR4 的表达与获得性免疫缺陷综合征的严重程度具有相关性。在受 HIV-1 感染的肥大细胞中,TLR2、TLR4 或 TLR9 与配体结合后,通过 TLR 信号可增强潜伏于细胞内的 HIV-1 的复制。在与肝炎病毒混合感染的情况下,在肝中 HIV 病毒的单链 RNA 分子也可以通过 TLR7 和 TLR8 的识别,激发对肝细胞中 TLR 信号通路的识别,并引起相应肝病的发生。此外,两个 TLR4 的单核苷酸多态性(SNP)——1063A/G(D299G)和 1363C/T(T399I),它们的连锁不平衡与 HIV-1 感染者体内最大负荷病毒载量也有关联。那么在流感病毒感染人类细胞方面,除了在细胞糖蛋白受体类型不同中产生着重要作用以外,是否在 TLR4 的多态性中也有影响,这都需要进一步的深入研究。

综上所述,包括 TLR 分子在内的多种病原相关识别分子都能够识别多种病毒抗原,在机体抗病毒感染过程中起到了重要作用。但有关这些识别分子介导的抗流感病毒免疫机制,仍有许多问题需要进一步解决,例如,TLR 分子通过各种途径识别过程中有无其他相关的辅助分子?这些辅助分子在机体抵抗不同的病毒感染时是否相同,它们之间是否有相互作用?不同病毒的模式识别受体是否具有不同的信号通路进行信号传递?机体抗病毒感染免疫过程中,获得性免疫的形成是否必须先要有固有免疫的参与?机体免疫识别分子对 H7N9 病毒等对人高致病性流感病毒的识别与普通季节性流感病毒的识别有何差异?是哪些因素加速了 TLR 分子通路上验证因子的大量释放?这些问题都有待于进一步研究。

四、对 H7N9 禽流感发病机制的思考

呼吸道上皮细胞不仅是各种呼吸道病毒感染的重要目标,也是在专职抗原提呈细胞参与反应前机体抗病毒固有免疫的第一道防线。流感病毒(如 H5N1 和 H1N1 亚型)对呼吸道上皮细胞(如人肺齿槽上皮细胞)和内皮细胞(如人肺微脉管内皮细胞)都具有感染性,并引起相关的炎性反应。A549 细胞为肺癌上皮细胞,具有肺泡Ⅱ型上皮细胞的特征,对呼吸道病毒敏感,具有很强的免疫功能。相关研究表明,人偏肺病毒感染 A549 细胞后可上调 TLR(包括 TLR4 和 TLR7)表达,其诱导的炎性反应与部分 TLR 介导的信号转导途径有关。呼吸道合胞病毒(RSV)感染早期能快速上调 TLR7 的基因表达水平,小鼠肺中 NF-κB 在 RSV 感染 4 小时即可被活化,TLR7 通过识别病毒 RNA 参与 RSV 肺炎的发生和发展。近期的研究发现,TLR4 和 TLR2 介导的信号通路在诱导炎症细胞因子产生中也发挥了重要作用,通过对预先刺激产生 TLR4 和 TLR2 的小鼠,能够抵御 H5N1 高致病性禽流感病毒的感染,而同样在病毒感染小鼠后,抑制 TLR4 的产生能够显著提高小鼠的存活率。近期也

有研究表明,通过对细胞因子抑制因子(SOCS)的诱导,能够对 RIG-Ⅰ分子进行调节,以达到对 H1N1 流感病毒的抗感染作用。

2013 年 5 月,《自然》杂志(Nature)中指出,原本用于治疗脓毒症的药物——依立托仑(Eritoran),可以对感染了致死量 H7N9 禽流感病毒的小鼠有保护作用,能够改善其临床症状,减轻肺损伤,降低死亡率。Eritoran 是 TLR4 的合成抑制剂,可能成为人类在未来阻断禽流感中一种新的思路。早期研究证实,流感病毒引起的急性肺损伤是由 TLR4 介导免疫反应的结果,即宿主产生的氧化磷脂刺激 TLR4 引起的炎症,而那些 TLR4 基因缺失的小鼠不会死于高致病性流感病毒感染。被高剂量致命性流感病毒感染 6 日后的小鼠服用 Eritoran,仍能改善临床症状,减少肺损伤,并最终降低死亡率,而现有抗病毒药物(如达菲)必须在感染后 2 日内服用才有效。Eritoran 的作用机制是下调细胞因子表达、减少氧化磷脂转导和降低病毒载量,在此过程中,Eritoran 还需要 CD14 及 TLR2 的协作才能发挥保护作用,CD14 首先与 Eritoran 结合,然后抑制配基结合 MD2,从而切断 TLR 信号转导,阻断流感及其他感染引起的炎症。

因此,病原相关识别分子与流感病毒感染关系研究的不断深入,将进一步阐明机体抗病毒的免疫机制,在临床病毒感染的防治过程中,利用调节识别分子表达和分子信号级联反应中的其他关键的分子,寻找出有效的识别分子抑制剂和激动剂,将为今后有效预防和治疗病毒感染性疾病提供新的思路和方法,也为研究人类的抗病毒感染免疫提供新的切入点,最终达到指导临床治疗疾病的目的。

(吴南屏)

第三节　H7N9 禽流感病毒感染的细胞因子风暴

细胞因子风暴(cytokine storm),又称细胞因子瀑布(cytokine cascade)及高细胞因子血症(hypercytokinemia),是一种不适当的免疫反应,最早由 Ferrara 等在研究"移植物抗宿主病"发病机制时提出的,由于免疫系统的过度反应损伤机体,可导致肺部感染、水肿、呼吸功能衰竭及其他多器官系统的衰竭。

一、H7N9 禽流感患者的细胞因子风暴

2003 年的严重急性呼吸综合征(severe acute respiratory syndrome,SARS)、2009 年的 H1N1 流感及 H5N1 高致病性禽流感均报道可诱发细胞因子风暴,病毒诱导细胞因子失衡可能是病毒致病性的一个重要因素。死亡的 H5N1 患者存在高病毒载量及高细胞因子血症,且外周血细胞因子及趋化因子水平与咽部的病毒载量密切相关。H7N9 禽流感的研究也发现病毒感染人体后,可以诱发细胞因子风暴,导致全身炎症反应,可出现 ARDS、休克及多器官衰竭。

H7N9 禽流感暴发以后,国内学者立即对 H7N9 禽流感细胞因子风暴进行了研究。Lanjuan Li 等在《柳叶刀》杂志(Lancet)中首次报道 H7N9 禽流感病毒感染重症者有类似 SARS 病毒感染的"细胞因子风暴"现象。相继报道的细胞因子有几十种,显著升高的细

胞因子包括 IFN-γ、IL-2、IL-4、IL-6、IL-10、TNF-α、IP-10、MIG、MIP-1b、MCP-1、IL-8、IFN-α 及 IL-17 等 30 余种细胞因子,其中 IP-10、IL-2 及 IL-6 的升高在多个研究中均有一致报道。国内学者研究发现所检测的 H7N9 禽流感患者外周血 48 种细胞因子及趋化因子中有 34 种在发病第一周较健康对照组显著升高,IP-10 的水平在发病第一周组较健康对照组升高超过 200 倍,GM-CSF 的水平在发病第一周组较健康对照组升高接近 200 倍(图 4-3)。H7N9 禽流感患者发病第一周组有 28 种细胞因子及趋化因子水平显著高于 H1N1 患者发病 1 周组。以上报道的升高的细胞因子包括 Th1 型细胞因子(如 IP-10、IL-2、IFN-γ、TNF-α、IL-1 β 等)、Th2 型细胞因子(IL-4、IL-6、IL-10 和 IL-13)及 TH17 型细胞因子(IL-17),H7N9 禽流感患者发病第二周组有类似的变化趋势,以上研究均表明 H7N9 禽流感患者存在显著的细胞因子风暴。

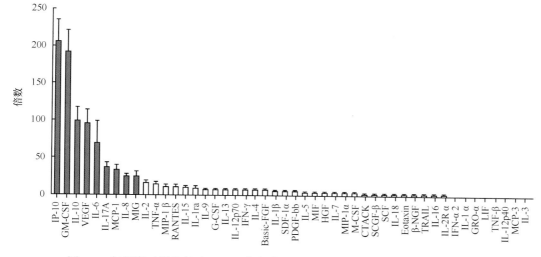

图 4-3　与健康对照组相比 H7N9 禽流感患者急性期 48 种细胞因子的升高倍数

二、H7N9 禽流感涉及的细胞因子及其作用的探讨

研究报道的 H7N9 禽流感患者外周血显著升高的细胞因子有数十种,这些细胞因子在疾病中的作用如何？这些细胞因子的检测对疾病的预后又有怎样的指导意义？我们将在下文进一步探讨。

(一)IP-10

Luster 等于 1985 年首次发现并报道人类 IP-10 基因,其相关蛋白被命名为 IP-10,又名 IFN-γ 诱导蛋白 10(IFN-γ inducible protein 10,IP-10)及 CXCL10(C-X-C motif chemokine 10),属于 CXC 类的趋化因子,由 IFN-γ 诱导产生,分子质量约为 10kDa,其受体为 CXCR3。IP-10 在单核/巨噬细胞、活化的成纤维细胞、内皮细胞、淋巴细胞等多种细胞表达,主要作用于 Th1 细胞、NK 细胞、巨噬细胞和树突状细胞。IP-10 具有多种生物学功能,例如,趋化炎症细胞,促进多种细胞释放炎症因子,抑制新血管生成,诱导细胞凋亡,抗病毒、抗肿瘤等作用,在自身免疫性疾病、移植物排斥反应、感染、过敏性疾病、肿瘤和血管疾病等病理过程中起重要作用。

研究报道在 SARS 患者、H5N1 禽流感患者及重症 H1N1 患者中也发现有 IP-10 的升高。Yuelong Shu 及 Minghao Zhou 等分别利用流式微珠阵列法(flow cytometric bead array, CBA)及液相芯片技术检测的 H7N9 禽流感患者外周血细胞因子均发现 IP-10 水平较健康对照组显著升高,且与 H5N1 患者水平无显著差异,但显著高于 H3N2 患者外周血 IP-10 水平。国内学者研究还发现,H7N9 禽流感患者 IP-10 的水平在发病第一周组较健康对照组升高超过 200 倍。研究还发现在患者发病第一周及第二周血浆 IP-10 水平与 H7N9 病毒量呈正相关(图 4-4),这表明 H7N9 禽流感病毒诱导了 IP-10 的升高。通过对患者外周血细胞因子及趋化因子水平与患者的 APACHE Ⅱ评分进行相关性分析,发现血浆 IP-10 水平在发病第一周及第二周与 APACHE Ⅱ评分呈正相关(图 4-5),这说明 IP-10 与疾病严重程度显著相关。研究还发现死亡组患者发病第二周 IP-10 水平显著高于好转组患者(图 4-6),也就是说 IP-10 与疾病的进展密切相关。以上研究均表明,IP-10 在 H7N9 禽流感中由病毒诱导产生,其与疾病的严重程度呈显著正相关,可以提示患者的预后。因此,IP-10 有可能作为动态生物标志物来预测患者的预后。有研究报道:CXCL10-CXCR3 信号通路是 ARDS 病理加重的关键因素,CXCL10-CXCR3 轴代表了病毒性、非病毒性 ARDS 急性期的重要的治疗靶点,IP-10 可能对流感病毒感染所致的肺部炎症的严重程度有重要影响,控制 IP-10 水平有可能减轻流感病毒感染后肺部的炎性反应,这需要后续大量的研究进一步证实。

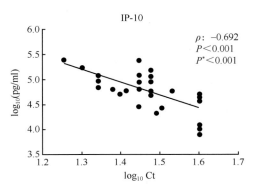

图 4-4　H7N9 禽流感患者外周血 IP-10 的水平与咽部病毒载量呈正相关

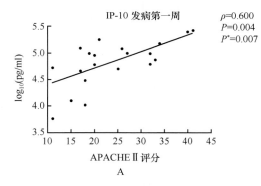

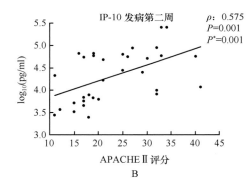

图 4-5　H7N9 禽流感患者发病第一、二周外周血 IP-10 的水平与 APACHE Ⅱ评分呈正相关

(二) MIG

趋化因子 CXCL9,又称 MIG,即 monokine induced by IFN-γ(干扰素 γ 诱导的单核细胞因子),属于 CXC 趋化因子家族,在体内主要由 IFN-γ 刺激的巨噬细胞和神经胶质细胞产生,受体为 CXCR3。MIG 在许多疾病中发挥重要作用,包括外部感染、自身免疫性疾病、移植物排斥反应、肿瘤等。

在重症 H1N1 患者、H5N1 禽流感患者及 SARS 患者急性期也有 MIG 升高的报道。Yuelong Shu 等研究发现与健康对照组相比，MIG 在 H7N9 禽流感患者中显著升高，但显著低于 H5N1 患者外周血 MIG 的水平。另外有学者研究发现，H7N9 患者发病前两周外周血 MIG 水平与 H7N9 病毒量呈正相关，并与疾病的严重程度呈正相关（图 4-7 和图 4-8）。以上研究表明 H7N9 病毒诱导了 MIG 的产生，MIG 在疾病进展中的作用尚不明确，考虑 MIG 与疾病严重程度相关，可以作为动

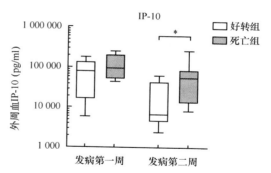

图 4-6　H7N9 禽流感患者发病第一、二周死亡组与好转组外周血 IP-10 水平的比较

态生物标志物来预测患者致命的预后。MIG 与 IP-10 有相同的受体 CXCR3，也有可能成为治疗靶点应用于临床。

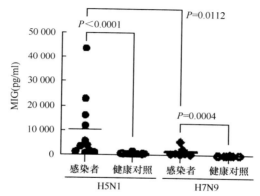

图 4-7　H7N9 禽流感患者与 H5N1 患者、健康对照组外周血 MIG 水平的比较

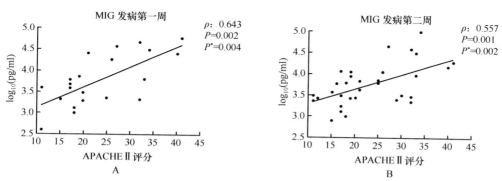

图 4-8　H7N9 禽流感患者发病前第一、二周外周血 MIG 的水平与 APACHE Ⅱ评分呈正相关

（三）IL-10

IL-10 是一种免疫调节因子，单核/巨噬细胞和 Th 细胞是体内 IL-10 的主要来源。IL-10 可抑制 T 细胞、单核细胞、巨噬细胞的活性和效应功能，主要是限制炎症反应，调节免疫细

胞的分化和增殖。大量研究表明 IL-10 对炎症、恶性肿瘤及自身免疫性疾病起重要作用。

有研究报道 IL-10 在重症 H1N1 患者、H5N1 禽流感患者及 SARS 患者中疾病的急性期均有升高。国内学者研究表明 H7N9 患者外周血 IL-10 水平升高，死亡患者血浆细胞因子及趋化因子水平高于存活患者。Minghao Zhou 等的研究发现 H7N9 外周血 IL-10 水平与健康对照组及 H3N2 患者组相比，并无显著性差异。重症 H7N9 患者与轻症 H7N9 患者外周血 IL-10 水平也无显著性差异。以上研究由于研究对象数量上的不足，研究有一定的局限性。Lanjuan Li 等通过液相芯片技术研究发现 H7N9 患者外周血 IL-10 水平在发病第一周较健康对照组及 H1N1 患者发病 1 周组显著升高，随着疾病的进展，IL-10 水平逐渐降低，而重症 H7N9 患者与轻症 H7N9 患者外周血 IL-10 的水平也无显著性差异。研究未发现 IL-10 与疾病的严重程度及预后有相关性（图 4-9）。以上研究提示 IL-10 早期的升高可能是机体对病毒及继发感染的一种防御反应，并在疾病进展中发挥抗炎的保护作用。

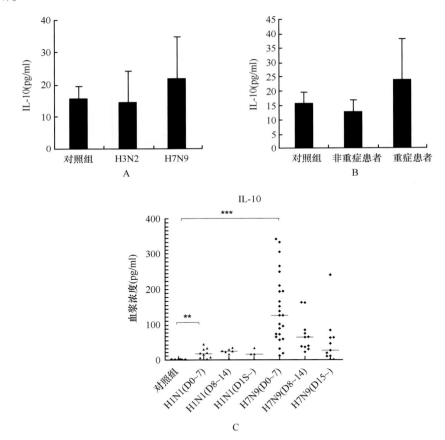

图 4-9　H7N9 禽流感患者与健康对照组、H3N2 患者（A）及 H1N1 患者（C）外周血 IL-10 水平的比较，发病第一、二周 H7N9 禽流感重症患者与非重症患者外周血 IL-10 水平的比较

（四）IL-2

IL-2 又称 T 淋巴细胞生长因子，是 T 淋巴细胞受抗原刺激后所分泌的具有免疫调

节作用的淋巴因子。IL-2 能在体外维持 T 淋巴细胞的长期增殖与分化,增强自然杀伤细胞的杀伤活性及促进 B 细胞的分化与增殖,并能诱导淋巴因子激活的杀伤细胞(LAK)产生等。IL-2 在抗肿瘤、抗毒素、免疫调节及感染性疾病的治疗等方面具有重要作用。

Lanjuan Li 及 Minghao Zhou 等的研究均发现 H7N9 患者外周血 IL-2 的水平较健康对照组显著升高。国内学者研究还发现,与发病 1 周内的 H1N1 感染者及健康对照组相比,H7N9 患者在发病 1 周内外周血 IL-2 的水平显著升高,随着病情的恢复在发病第二周及第三周,患者外周血 IL-2 的水平缓慢下降。在死亡患者及好转患者间,IL-2 的水平并无显著差异(图 4-10)。以上研究均表明,IL-2 在病毒诱导后迅速升高,发挥抗病毒作用,并且在病程中均发挥调节作用。

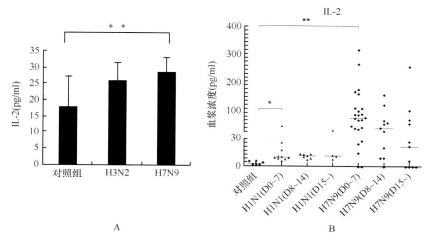

图 4-10　H7N9 禽流感患者与健康对照组、H3N2 患者(A)及 H1N1 患者(B)外周血 IL-2 水平的比较

(五) IL-6

IL-6 主要由单核/巨噬细胞、内皮细胞及淋巴样细胞产生,是一种多效应细胞因子。IL-6 具有免疫调节作用,可促进 B 细胞增殖分化和分泌抗体。IL-6 作为肝细胞刺激因子,可诱导肝细胞合成急性反应蛋白;可直接或间接增强自然杀伤细胞及毒性 T 细胞的杀肿瘤活性;也可促进血细胞的发育,有促进造血的功能。

国内多位学者研究发现 IL-6 在 H7N9 患者外周血中较 H3N2 患者、H1N1 患者及其健康对照组显著升高(图 4-11),随着疾病的进展 IL-6 水平显著下降。H7N9 禽流感重症患者 IL-6 的水平与轻症患者之间差异的显著性尚无一致报道。研究提示 IL-6 在早期免疫应答的启动中发挥作用。

(六) IFN-γ

IFN-γ 属Ⅱ型干扰素,由活化 T 细胞和自然杀伤细胞(NK 细胞)产生,具有免疫调节、抗病毒、抗微生物感染、抗肿瘤等生物学效应,在天然免疫及获得性免疫中发挥重要作用。

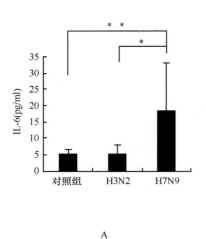 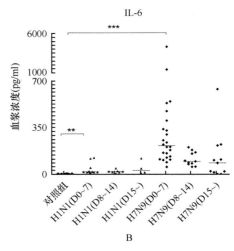

图 4-11 H7N9 禽流感患者与健康对照组、H3N2 患者（A）及 H1N1 患者（B）外周血 IL-6 水平的比较

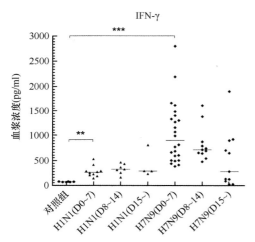

图 4-12 H7N9 禽流感患者与健康对照组、H1N1 患者外周血 IFN-γ 水平的比较

既往研究发现 H5N1 患者细胞因子水平与对照组相比显著升高。可能由于样本限制，Yuelong Shu 及 Minghao Zhou 等的研究未发现 H7N9 患者外周血 IFN-γ 水平与健康对照组的差别，国内学者扩大样本量后发现 H7N9 患者发病 1 周内外周血 IFN-γ 水平较 H1N1 患者及健康对照组显著升高（图 4-12）。随着疾病的进展，IFN-γ 水平缓慢下降，继续发挥抗病毒作用。未发现重症患者及轻症患者之间 IFN-γ 水平有显著差别，但 IFN-γ 诱导的趋化因子 IP-10 及 MIG 在疾病的进展中起重要作用。

（七）MCP-1

单核细胞趋化蛋白-1（MCP-1/CCL2）属于 CC 趋化因子家族，可由多种细胞分泌，包括单核细胞、淋巴细胞、成纤维细胞、内皮细胞等，其能募集单核细胞、自然杀伤细胞、T 细胞、内皮细胞等到损伤组织或者感染病灶发挥生物学效应。MCP-1 表达与多种疾病有关，包括动脉粥样硬化、肾小球肾炎、炎性反应、肿瘤等。

Yuelong Shu 等研究发现 MCP-1 在 H7N9 患者的水平显著高于健康对照组。有研究报道在 H7N9 死亡组患者发病第二周的 MCP-1 水平显著高于好转组患者（图 4-13）。MCP-1 促进炎性反应，参与疾病的进展，有可能作为预测疾病的生物标志物。

H7N9 感染后涉及的细胞因子还包括 MIP-1b、HGF、MIF、SCF、SCGF-β、IL-18 等，以及趋化因子。在 H7N9 禽流感患者治疗过程中，通过抗病毒药物的治疗有时并不能使疾病得到有效控制，甚至进一步增加细胞因子风暴发生的风险，有可能会导致更严重病情的发生。故在诊断和治疗疾病时，通过人工肝等手段清除细胞因子血症，可显著降低患者体内的细胞因子及趋化因子，降低患者的死亡率。以细胞因子及趋化因子为靶点的治疗方法，是将来临

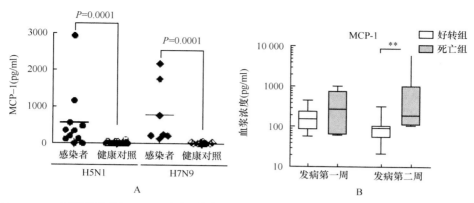

图 4-13 H7N9 禽流感患者与 H5N1 患者、健康对照组外周血 MCP-1 水平的比较(A),发病第一、二周 H7N9 禽流感死亡组患者与好转组患者外周血 MCP-1 水平的比较(B)

床治疗中的新方向,并具有重要意义。

第四节 血管紧张素 II 与 H7N9 禽流感

肾素-血管紧张素系统(renin-angiotensinsystem,RAS)或肾素-血管紧张素-醛固酮系统(renin-angiotensin-aldosteronesystem,RAAS),主要组成物质包括血管紧张素原(angiotensinogen)、肾素(renin)、血管紧张素转化酶(angiotensin converting enzyme,ACE)、血管紧张素(angiotensin,Ang)及其相应的受体,既存在于循环系统中,又存在于许多局部组织中,对心血管功能稳态、电解质平衡及体液平衡等发挥调节作用。

血管紧张素 II(angiotensin II,Ang II)是一种重要的血管活性肽,也是 RAS 中主要发挥作用的生物活性物质。Ang II 的经典合成途径主要是由肝持续合成并释放入血液循环的血管紧张素原经肾素的作用生成血管紧张素 I(angiotensin I,Ang I),后者在血管紧张素 I 转换酶的作用下水解生成 Ang II,通过组织中血管紧张素 II 受体(AT)而发挥作用。

一、血管紧张素 II 与肺损伤

Michael Farzan 等最先发现 ACE2 是 SARS 冠状病毒的受体。由此开始,RAS 在 ARDS 中的作用才被重新认识。近年来,越来越多的研究表明 RAS 不仅在心血管疾病中起作用,其与肺部疾病也有重要关联。研究证实 ACE2 是 SARS 冠状病毒的功能受体,有效地介导病毒的复制。在酸吸入的 ARDS 动物模型及 SARS 冠状病毒诱导的 ARDS 模型中,ACE2 蛋白显著下调,ACE2 的下调似乎促进了肺损伤的进展。重组的 ACE2 蛋白可能不仅可以阻断 SARS,而且还可能阻断肺损伤的进展。

血管紧张素 II 在肺损伤中也发挥重要作用,研究表明在 LPS 诱导的急性肺损伤动物模型中,内源性血管紧张素 II 可以抑制肺泡液体清除率,异常调节 α 上皮钠离子通道的表达,最终导致肺水肿。

二、血管紧张素Ⅱ与 H7N9 禽流感

RAS 也参与了 H7N9 禽流感病理生理。浙江大学医学院附属第一医院团队首次对 H7N9 禽流感患者的外周血血管紧张素Ⅱ进行研究。该研究收集了 H7N9 禽流毒感染患者、H1N1 病毒感染患者、健康志愿者和冠心病患者的外周血血浆,并检测了血管紧张素Ⅱ的水平。研究发现 H7N9 禽流感患者血浆血管紧张素Ⅱ水平均显著高于健康志愿者、H1N1 病毒感染患者、冠心病患者和高血压合并冠心病患者。H7N9 禽流感患者血浆血管紧张素Ⅱ水平在发病 15 日后的显著下降,提示 H7N9 禽流感感染早期,血管紧张素Ⅱ水平可能与疾病严重程度相关。

该研究根据患者的预后进行分组分析,发现 28 日内出院的 H7N9 禽流感患者组发病第二周血浆血管紧张素Ⅱ水平显著低于第一周。而住院时间超过 28 日的出院患者组和死亡患者组血浆血管紧张素Ⅱ的水平在疾病第二周仍保持在较高水平。因此,H7N9 禽流感患者血浆血管紧张素Ⅱ水平可能可以对疾病严重程度进行分层,并能够预测疾病的预后。

研究进一步分析了 H7N9 禽流感患者血浆中的血管紧张素Ⅱ水平和病毒载量、APACHEⅡ评分的相关性。分析发现在发病第一周时,血浆中血管紧张素Ⅱ水平和 H7N9 病毒载量呈正相关,但第二周没有发现相关性(表 4-1)。研究数据表明 H7N9 禽流感患者发病第一周血浆血管紧张素Ⅱ水平的升高由 H7N9 禽流感病毒诱导。在 H7N9 禽流感患者发病第二周,血浆中血管紧张素Ⅱ水平与 APACHEⅡ评分显著正相关,而在患者发病第一周血浆血管紧张素Ⅱ的水平与疾病严重程度的正相关性较弱(图 4-14)。

表 4-1　H7N9/H1N1 感染患者血浆血管紧张素Ⅱ水平与 HA 基因 Ct 值的 Pearson 相关系数

	Pearson	P	N^*			Pearson	P	N^*
H7N9					H1N1			
第一周	− 0.564	0.045	21		第一周	− 0.881	0.001	10
第二周	− 0.152	0.589	30		第二周	− 0.104	0.825	7

注:HA 基因 Ct 值,HA 基因的循环阈值。

＊ H7 基因 Ct 值＝40 者已删除,因此 H7N9 感染患者发病第一周的 5 个样本和发病第二周的 15 个样本被排除。

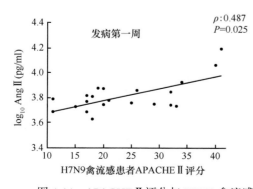
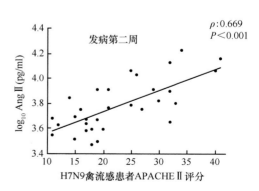

图 4-14　APACHEⅡ评分与 H7N9 禽流感患者血浆中的血管紧张素Ⅱ水平呈高度正相关

　　研究采用生物统计分析以确认血管紧张素 II 能否作为预测死亡的生物标志物。除了血管紧张素 II,研究还分析了感染性疾病的标志物的 C 反应蛋白、肺炎严重指数的临床参数和 SMART-COP 评分。研究利用 SPSS 软件计算各个标志物的 ROC 曲线下面积(表 4-2)。研究发现,在 H7N9 感染患者发病第二周的血管紧张素 II 的曲线下面积是 0.875,比 CRP、肺炎严重指数和 SMART-COP 能更好地预测患者的预后。研究表明疾病发病第二周血管紧张素 II 水平能够预测患者死亡。研究还运用了 MedCalc 软件验证,得出一致的结果。研究的敏感性和特异性分别为 87.5% 和 68%。该研究还运用 logistic 回归分析方法,从患者已测的参数中进行筛选,发现血浆中血管紧张素 II 水平可作为 H7N9 禽流感患者独立的预测指标。

表 4-2　H7N9 感染患者发病第二周临床特征的 ROC 曲线

临床特征	曲线下面积	标准误	P	95% 置信区间	
				上界	下界
血管紧张素 II	0.875	0.064	0.003	0.749	1.001
C 反应蛋白	0.76	0.086	0.029	0.591	0.929
PaO_2/FiO_2 值	0.75	0.12	0.048	0.515	0.985
肺炎严重指数评分	0.825	0.083	0.006	0.662	0.988
SMART-COP 评分	0.753	0.104	0.034	0.549	0.956

　　总之,这些结果表明,血浆中血管紧张素 II 水平,尤其在患者发病第二周的血管紧张素 II 水平可用于预测 H7N9 患者疾病的严重程度,并和死亡率呈正相关。

　　图 4-15 为健康对照组、冠心病患者、冠心病合并高血压患者、H7N9 禽流感患者和 H1N1 病毒感染患者血管紧张素 II 的水平。根据患者的病程将 H7N9 禽流感患者、H1N1 病毒患者分为发病 0~7 日组(D0~7)、8~14 日组(D8~14)和大于 15 日组(D15~)。水平线表示每一个组的中值。Mann-Whiney U 检验和 Wilcoxon 配对检验被用于统计分析。水平线表示每个组的平均值,$^*P<0.05$,$^{**}P<0.01$,$^{***}P<0.001$。

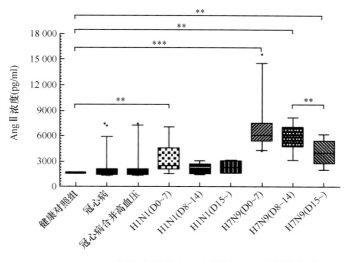

图 4-15　H7N9 禽流感患者血浆血管紧张素 II 水平升高

根据患者的住院时间及预后,将患者分为以下三组:住院时间<28日患者、住院时间>28日患者及死亡患者。Mann-Whiney U 检验和 Wilcoxon 配对检验被用于统计分析。水平线表示每个组的平均值,* P<0.05(图 4-16)。

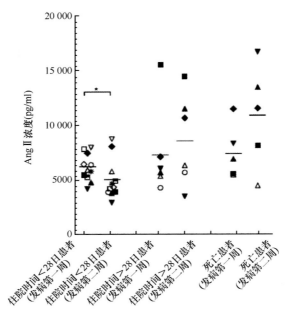

图 4-16　H7N9 禽流感患者发病第一周和第二周血浆血管紧张素 II 的水平

第五节　人感染 H7N9 禽流感继发细菌感染的机制

正常的呼吸道不仅具有上呼吸道的黏膜/黏液层、纤毛运动、咳嗽反射等物理性防御机制,同时还存在许多非特异性的分泌物辅助支气管黏膜的防御作用。呼吸道的各种防御机制能有效清除入侵的病原体。健康人的呼吸道寄居着一定种类的微生物,它们构成呼吸道的正常菌群。在人鼻咽部定植菌中,常见的有草绿色链球菌、肺炎链球菌、奈瑟球菌、金黄色葡萄球菌、产酸克雷伯杆菌、表皮葡萄球菌、流感嗜血杆菌、卡他莫拉菌等,以及其他厌氧链球菌和厌氧革兰阴性杆菌。这些呼吸道的正常菌群在宿主及外环境的影响下保持一定的动态平衡,但流感病毒感染后能通过多种机制削弱或破坏呼吸道的屏障功能,影响黏液、纤毛运动,增加病原体侵入的机会,导致合并细菌感染。具体作用机制包括病毒的直接机械性损害和病毒间接损害。病毒直接损害方面包括流感病毒可以阻断蛋白质合成和诱导凋亡使呼吸道上皮细胞功能受损、坏死。同时病毒可以沿着呼吸道传播,进一步削弱下呼吸道黏膜对细菌的清除能力,呼吸道上皮细胞死亡使得气道黏膜基底层暴露,使得细菌进一步黏附和侵入。间接损害方面主要表现为病毒的神经氨酸酶能劈开呼吸道上皮细胞的唾液酸,使细菌容易黏附和进一步播散,神经氨酸酶抑制剂能逆转上述效应也进一步证实了效应的存在(图 4-17)。一些流感菌株分泌的 PB1-F2 蛋白能增加合并细菌感染的敏感性。季节性流感病毒主要和上呼吸道细胞受体结合,而 H7N9 禽流感病毒不仅和人类上呼吸道受体结合,还能和下呼吸道受体结合,侵袭位于人类下呼吸道的上皮细胞和肺泡 II 型细胞,因此对肺部的损伤更严重。同时合并细菌感染而导致的细菌性肺炎也可以加重疾病的严重程度,如金黄色葡萄球菌所具有的细菌性蛋白酶可促进流感病毒表面血凝素的开裂,促进病毒活化和复制,增强其感染性和致病能力。因此,流感病毒感染和细菌感染互相影响,使病情进一步发展。

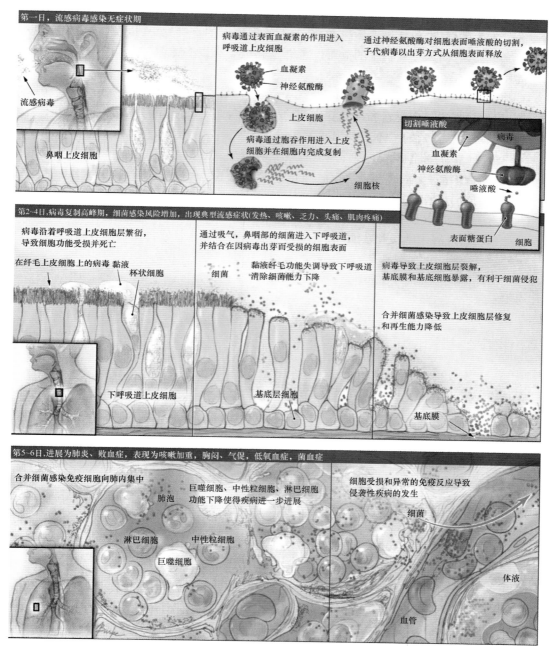

图 4-17　重症流感和合并细菌感染模型图

资料引自:JAMA2013;309(3):275-282

　　重症 H7N9 禽流感患者接受气管插管、气管切开、体外膜肺、血液净化等治疗,安置静脉导管、导尿管、内引流管等器具,前期如应用广谱抗生素和肾上腺糖皮质激素,均可使局部机械防御屏障和全身防御功能破坏,利于病原菌入侵。同时伴有糖尿病、慢性肺部疾病等也是导致继发感染的相关诱因。如同时存在多种诱因,继发感染的风险将明显增加:一方面患者可能遭受其本身固有细菌的侵袭,如来自患者体表及体内的人体正常定植菌,即所谓条件致病菌造成的感染;另一方面也受到交叉感染的威胁,可能遭受医院内非本人自身存在的病原体侵袭而发生的感染,包括患者到患者、医务人员到患者的直接感染,以及通过物品到患者的间接感染。因此,入住监护室的危重患者继发感染具有以多重耐药菌和条件致病菌感染为主的特点。

重症流感合并细菌感染的机制如下:

第1日,病毒通过血凝素和神经氨酸酶的帮助进入人类呼吸道上皮细胞,并进行有效复制,进一步释放病毒,此时尚不表现出明显症状。

第2~4日,病毒复制的高峰期,细菌感染风险增加,出现典型流感症状(发热、咳嗽、乏力、头痛及肌肉疼痛)。流感病毒可以阻断蛋白质合成和诱导凋亡使呼吸道上皮细胞功能受损、坏死。同时,病毒可以沿着呼吸道传播,削弱下呼吸道黏膜对细菌的清除能力,呼吸道上皮细胞死亡,使得气道黏膜基底层暴露,细菌得以进一步黏附和侵入。

第5~6日,进展为肺炎和败血症,表现为咳嗽加重,胸闷、气促,低氧血症,菌血症。

(李兰娟　杨美芳)

参 考 文 献

Abe T, Fukuhara T, Wen X, et al. 2012. CD44 participates in IP-10 induction in cells in which hepatitis C virus RNA is replicating, through an interaction with Toll-like receptor 2 and hyaluronan. J Virol, 86(11):6159-6170.

Adib-Conquy M, Scott-Algara D, Cavaillon JM, et al. 2014. TLR-mediated activation of NK cells and their role in bacterial/viral immune responses in mammals. Immunol Cell Biol, 92(3):256-262.

Ahmad H, Gubbels R, Ehlers E, et al. 2011. Kaposi sarcoma-associated herpesvirus degrades cellular Toll-interleukin-1 receptor domain-containing adaptor-inducing beta-interferon (TRIF). J Biol Chem, 286(10):7865-7872.

Antin JH, Ferrara JL. 1992. Cytokine dysregulation and acute graft-versus-host disease. Blood, 80(12):2964-2968.

Beutler KT, Masilamani S, Turban S, et al. 2003. Long-term regulation of ENaC expression in kidney by angiotensin II. Hypertension, 41(5):1143-1150.

Bradley-Stewart A, Jolly L, Adamson W, et al. 2013. Cytokine responses in patients with mild or severe influenza A(H1N1) pdm09. J Clin Virol, 58(1):100-107.

Carty M, Bowie AG. 2011. Evaluating the role of Toll-like receptors in diseases of the central nervous system. Biochem Pharmacol, 81(7):825-837.

Chan MC, Chan RW, Yu WC, et al. 2009. Influenza H5N1 virus infection of polarized human alveolar epithelial cells and lung microvascular endothelial cells. Respir Res, 10:102.

Chen Y, Liang W, Yang S, et al. 2013. Human infections with the emerging avian influenza A H7N9 virus from wet market poultry:clinical analysis and characterisation of viral genome. Lancet, 381(9881):1916-1925.

Cheng XW, Lu J, Wu CL, et al. 2011. Three fatal cases of pandemic 2009 influenza A virus infection in Shenzhen are associated with cytokine storm. Respir Physiol Neurobiol, 175(1):185-187.

Chi Y, Zhu Y, Wen T, et al. 2013. Cytokine and chemokine levels in patients infected with the novel avian influenza A (H7N9) virus in China. J Infect Dis, 208(12):1962-1967.

Crane M, Visvanathan K, Lewin SR. 2012. HIV infection and TLR signalling in the liver. Gastroenterol Res Pract, 2012:473925.

de Jong MD, Simmons CP, Thanh TT, et al. 2006. Fatal outcome of human influenza A (H5N1) is associated with high viral load and hypercytokinemia. Nat Med，12（10）：1203-1207.

Deng J，Wang DX，Deng W，et al. 2012. The effect of endogenous angiotensin Ⅱ on alveolar fluid clearance in rats with acute lung injury. Can Respir J，19（5）：311-318.

Deng G，Bi J，Kong F，et al. 2010. Acute respiratory distress syndrome induced by H9N2 virus in mice. Arch Virol，155（2）：187-195.

Gao HN，Lu HZ，Cao B，et al. 2013. Clinical findings in 111 cases of influenza A（H7N9）virus infection. N Engl J Med，368（24）：2277-2285.

Hale BG，Barclay WS，Randall RE，et al. 2008. Structure of an avian influenza A virus NS1 protein effector domain. Virology，378（1）：1-5.

Hayashi T，Hiromoto Y，Chaichoune K，et al. 2011. Host cytokine responses of pigeons infected with highly pathogenic Thai avian influenza viruses of subtype H5N1 isolated from wild birds. PLoS One，6（8）：e23103.

Henrick BM，Nag K，Yao XD，et al. 2012. Milk matters：soluble Toll-like receptor 2（sTLR2）in breast milk significantly inhibits HIV-1 infection and inflammation. PLoS One，7（7）：e40138.

Huang KJ，Su IJ，Theron M，et al. 2005. An interferon-gamma-related cytokine storm in SARS patients. J Med Virol，75（2）：185-194.

Ichikawa A，Kuba K，Morita M，et al. 2013. CXCL10-CXCR3 enhances the development of neutrophil-mediated fulminant lung injury of viral and nonviral origin. Am J Respir Crit Care Med，187（1）：65-77.

Imai Y，Kuba K，Neely GG，et al. 2008. Identification of oxidative stress and Toll-like receptor 4 signaling as a key pathway of acute lung injury. Cell，133（2）：235-249.

Imai Y，Kuba K，Penninger JM. 2007. Angiotensin-converting enzyme 2 in acute respiratory distress syndrome. Cell Mol Life Sci，64（15）：2006-2012.

Jeisy-Scott V，Davis WG，Patel JR，et al. 2011. Increased MDSC accumulation and Th2 biased response to influenza A virus infection in the absence of TLR7 in mice. PLoS One，6（9）：e25242.

Jiang Y，Xu J，Zhou C，et al. 2005. Characterization of cytokine/chemokine profiles of severe acute respiratory syndrome. Am J Respir Crit Care Med，171（8）：850-857.

Lagos D，Vart RJ，Gratrix F，et al. 2008. Toll-like receptor 4 mediates innate immunity to Kaposi sarcoma herpesvirus. Cell Host Microbe，4（5）：470-483.

Li W，Moore MJ，Vasilieva N，et al. 2003. Angiotensin-converting enzyme 2 is a functional receptor for the SARS coronavirus. Nature，426（6965）：450-454.

Malur M，Gale M Jr，Krug RM. 2012. LGP2 downregulates interferon production during infection with seasonal human influenza A viruses that activate interferon regulatory factor 3. J Virol，86（19）：10733-10738.

Nelli RK，Dunham SP，Kuchipudi SV，et al. 2012. Mammalian innate resistance to highly pathogenic avian influenza H5N1 virus infection is mediated through reduced proinflammation and infectious virus release. J Virol，86（17）：9201-9210.

Neumann G，Noda T，Kawaoka Y. 2009. Emergence and pandemic potential of swine-origin H1N1 influenza virus. Nature，459（7249）：931-939.

Pang IK，Pillai PS，Iwasaki A. 2013. Efficient influenza A virus replication in the respiratory tract requires signals from TLR7 and RIG-Ⅰ. Proc Natl Acad Sci USA，110（34）：13910-13915.

Peiris JS，Yu WC，Leung CW，et al. 2004. Re-emergence of fatal human influenza A subtype H5N1 disease. Lancet，363（9409）：617-619.

Pine SO，McElrath MJ，Bochud PY. 2009. Polymorphisms in toll-like receptor 4 and toll-like receptor 9 influence viral load in a seroincident cohort of HIV-1-infected individuals. AIDS，23（18）：2387-2395.

Ramos I，Fernandez-Sesma A. 2012. Cell receptors for influenza a viruses and the innate immune response. Front Microbiol，3：117.

Ramírez-Martínez G，Cruz-Lagunas A，Jiménez-Alvarez L，et al. 2013. Seasonal and pandemic influenza H1N1 viruses induce differential expression of SOCS-1 and RIG-Ⅰ genes and cytokine/chemokine production in macrophages. Cytokine，62（1）：151-159.

Samuelsson C，Hausmann J，Lauterbach H，et al. 2008. Survival of lethal poxvirus infection in mice depends on TLR9, and therapeutic vaccination provides protection. J Clin Invest, 118(5):1776-1784.

Shinya K, Okamura T, Sueta S, et al. 2011. Toll-like receptor pre-stimulation protects mice against lethal infection with highly pathogenic influenza viruses. Virol J, 8:97.

Shinya K, Ito M, Makino A, et al. 2012. The TLR4-TRIF pathway protects against H5N1 influenza virus infection. J Virol, 86 (1):19-24.

Shirey KA, Lai W, Scott AJ, et al. 2013. The TLR4 antagonist Eritoran protects mice from lethal influenza infection. Nature, 497 (7450):498-502.

Si-Tahar M, Blanc F, Furio L, et al. 2014. Protective role of LGP2 in influenza virus pathogenesis. J Infect Dis, 210(2):214-223.

Sloane JA, Blitz D, Margolin Z, et al. 2010. A clear and present danger: endogenous ligands of Toll-like receptors. Neuromolecular Med, 12(2):149-163.

Soares JB, Pimentel-Nunes P, Roncon-Albuquerque R, et al. 2010. The role of lipopolysaccharide/toll-like receptor 4 signaling in chronic liver diseases. Hepatol Int, 4(4):659-672.

Tanaka A, Nakamura S, Seki M, et al. 2013. Toll-like receptor 4 agonistic antibody promotes innate immunity against severe pneumonia induced by coinfection with influenza virus and Streptococcus pneumoniae. Clin Vaccine Immunol, 20(7): 977-985.

Thiel V, Weber F. 2008. Interferon and cytokine responses to SARS-coronavirus infection. Cytokine Growth Factor Rev, 19(2):121-132.

Wang W, Yang P, Zhong Y, et al. 2013. Monoclonal antibody against CXCL-10/IP-10 ameliorates influenza A (H1N1) virus induced acute lung injury. Cell Res, 23(4):577, 578.

Wong CK, Lam CW, Wu AK, et al. 2004. Plasma inflammatory cytokines and chemokines in severe acute respiratory syndrome. Clin Exp Immunol, 136(1):95-103.

Woo PC, Tung ET, Chan KH, et al. 2010. Cytokine profiles induced by the novel swine-origin influenza A/H1N1 virus: implications for treatment strategies. J Infect Dis, 201(3):346-353.

Wu C, Lu X, Wang X, et al, 2013. Clinical symptoms, immune factors, and molecular characteristics of an adult male in Shenzhen, China infected with influenza virus H5N1. J Med Virol, 85(5):760-768.

Wu W, Zhang W, Booth JL, et al. 2012. Influenza A (H1N1) pdm09 virus suppresses RIG- I initiated innate antiviral responses in the human lung. PLoS One, 7(11):e49856.

Xie XH, Law HK, Wang LJ, et al. 2009. Lipopolysaccharide induces IL-6 production in respiratory syncytial virus-infected airway epithelial cells through the toll-like receptor 4 signaling pathway. Pediatr Res, 65(2):156-162.

Yang S, Chen Y, Cui D, et al. 2014. Avian-origin influenza A(H7N9) infection in influenza A(H7N9)-affected areas of China: a serological study. J Infect Dis, 209(2):265-269.

Yu L, Wang Z, Chen Y, et al. 2013. Clinical, virological, and histopathological manifestations of fatal human infections by avian influenza A(H7N9) virus. Clin Infect Dis, 57(10):1449-1457.

Yu WC, Chan RW, Wang J, et al. 2011. Viral replication and innate host responses in primary human alveolar epithelial cells and alveolar macrophages infected with influenza H5N1 and H1N1 viruses. J Virol, 85(14):6844-6855.

Zhou J, Wang D, Gao R, et al. 2013. Biological features of novel avian influenza A (H7N9) virus. Nature, 499(7459): 500-503.

Zinzula L, Tramontano E. 2013. Strategies of highly pathogenic RNA viruses to block dsRNA detection by RIG- I -like receptors: hide, mask, hit. Antiviral Res, 100(3):615-635.

第五章 H7N9 禽流感各脏器的病理生理和病理变化特征

第一节 人感染 H7N9 禽流感患者肺的病理生理

人感染 H7N9 禽流感患者肺部因严重程度不同可出现从急性肺损伤(acute lung injury, ALI)到急性呼吸窘迫综合征的病理生理改变。

人感染 H7N9 禽流感重症患者肺部基本病理生理改变是血管内皮细胞和肺泡上皮细胞通透性亢进所致的肺水肿。通常来说,中性粒细胞及肺内巨噬细胞在此过程中起决定性作用,但中性粒细胞减少的患者也存在肺水肿现象,其发病机制尚未完全明确。

通过对 H7N9 禽流感患者临床进展的观察,H7N9 病毒感染后可直接激活肺组织中巨噬细胞和中性粒细胞等炎症细胞释放细胞因子等化学介质,因而人感染 H7N9 禽流感患者在疾病早期即存在"细胞因子风暴"现象,我们比较了入院时严重程度相当的 H7N9 禽流感重症患者,以最终临床结局死亡或存活进行分组,标明细胞因子变化情况,结果显示普遍存在细胞因子升高现象,但死亡组患者细胞因子升高程度较高,随着疾病的进展,细胞因子变化情况在两组间存在显著差异(图 5-1)。同时在病毒感染过程中可释放血管活性物质,结果引发肺血管管壁损伤,血管通透性增加,大量血浆成分渗出导致肺泡间质和肺泡水肿,并在肺泡表面形成一层透明膜;与此同时,由炎症引起的血凝纤溶系统功能失调而使肺血管内微血栓形成,引起肺微循环障碍,使肺泡换气功能失常、机体缺氧,Ⅱ型肺泡上皮细胞代谢发生障碍,肺泡表面活性物质合成和分泌减少,肺泡表面张力增高导致渗透性肺水肿,呼吸道阻力增加,肺泡萎缩,通气/血流比例失调,肺内分流,患者出现严重低氧血症。

异常机体免疫应答在人感染 H7N9 禽流感患者疾病发展、重症化过程中起关键性作用。其在肺内的病理生理改变主要通过以下途径:炎症细胞的迁移与聚集,以及炎症介质的释放。它们相辅相成,作用于肺泡毛细血管膜的特定成分,从而导致通透性增高。

一、炎症细胞的迁移与聚集

几乎所有肺内细胞都不同程度地参与了 ARDS 的发病,而作为急性炎症最重要的效应细胞之一的则是多形核白细胞(PMNs)。间质中仅有少量 PMNs,约占 1.6%。在 H7N9 感染过程中释放的多种细胞因子的作用下,PMNs 在肺毛细血管内大量聚集,首先是附壁流动并黏附于内皮细胞,再经跨内皮移行到肺间质,然后借肺泡上皮脱屑而移至肺泡腔。这一过程有多种黏附分子的参与和调控。PMNs 呼吸暴发和释放其产物是肺损伤的重要环节。肺泡巨噬细胞(Ams)除作为吞噬细胞和免疫反应的抗原提呈细胞外,也是炎症反应的重要效应细胞,参与 H7N9 的重症化及 ARDS 的发病,经刺激而激活的 Ams 释放 IL-1、肿瘤坏死因子-α(TNF-α)和 IL-87 等,促使 PMNs 在肺趋化和聚集,这些因子很可能是 ALI 的启动因子。血小板聚集和微栓塞形成是 H7N9 禽流感患者肺内常见的病理改变,推测血小板及其

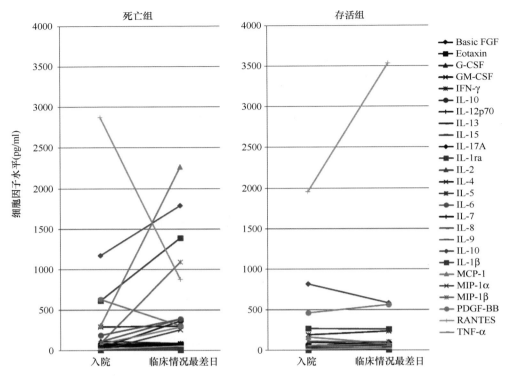

图 5-1　死亡组患者和存活组患者血清细胞因子与趋化因子入院当天和临床情况最差当天的变化情况

产物在 H7N9 禽流感免疫病理发病机制中也起着重要作用。此外,近年研究表明,肺毛细血管和肺泡上皮细胞等结构细胞不单是靶细胞,也能参与炎症免疫反应,在 H7N9 禽流感病毒感染的进展与 ARDS 的发生中具有特殊意义。

二、炎症介质释放

炎症细胞的激活和介质的释放是同炎症反应伴随存在的,密不可分。H7N9 禽流感病毒本身及其感染过程中释放的毒性物质与巨噬细胞结合,引起细胞脱落和细胞器释放众多介质,包括:①脂类介质,如花生四烯酸代谢产物和血小板活化因子(PAF);②反应性氧代谢物,有超氧阴离子(O_2^-)、过氧化氢(H_2O_2)、羟根(OH·)和单体氧(IO_2),除 H_2O_2 外,还有对称氧自由基;③肽类物质,如 PMNs/Ams 蛋白酶、补体底物、参与凝血与纤溶过程的各种成分、细胞因子,甚至有人将属于黏附分子家族的整合素也列入此类介质。前些年对前两类介质研究甚多,而近年对肽类介质尤其是炎症前细胞因子和黏附分子更为关注,它可能是启动和推动“细胞因子风暴”,细胞趋化,跨膜迁移、聚集及炎症反应、次级介质释放的重要介导物质。

三、肺泡毛细血管损伤和通透性增高

维持和调节毛细血管结构完整性和通透性的成分包括细胞外基质、细胞间连接、细胞骨架及胞饮运输与细胞底物的相互作用。ARDS的直接损伤和间接损伤对上述每个环节都可以产生影响。氧自由基、蛋白酶、细胞因子、花生四烯酸代谢产物及高荷电产物(如中性粒细胞主要阳离子蛋白)等可以通过下列途径改变膜屏障的通透性:①裂解基底膜蛋白和(或)细胞黏附因子;②改变细胞外系纤维基质网结构;③影响细胞骨架的纤丝系统,导致细胞变形和连接撕裂。

上述途径共同作用导致患者出现呼吸窘迫、呼吸衰竭的临床表现,具体叙述如下:

1. 通气/血流比例失调　由于肺泡Ⅱ型上皮细胞受损,肺泡表面活性物质生成减少,使得肺泡表面张力增高,形成肺不张,水肿液阻塞气道,炎症介质引起的支气管痉挛使得肺泡通气量减少,导致功能性分流增加。此外,肺毛细血管内微循环障碍导致的广泛微血栓形成以及炎症介质引起的肺部微血管挛缩,使得部分肺泡血流量减少,形成无效腔样通气。

2. 气体弥散障碍　肺间质和肺泡的水肿及肺内透明膜的形成均可增加肺泡、毛细血管膜的厚度,导致气体弥散障碍。

3. 肺泡通气量减少　肺水肿、肺泡表面活性物质减少使得肺顺应性降低,引起限制性通气不足,水肿液阻塞气道,炎症介质引起支气管痉挛,出现阻塞性通气不足,两者共同作用导致肺泡通气量明显减少。

气体交换的屏障由两部分组成,即肺泡上皮细胞和毛细血管内皮细胞。H7N9禽流感病毒感染可通过气道直接作用及通过血液循环间接作用两方面共同导致弥漫性肺泡损伤。H7N9禽流感病毒感染所致的ARDS不同于一般的肺源性急性呼吸窘迫综合征(ARDSp),同时兼具肺外源性急性呼吸窘迫综合征(ARDSexp)的特征(表5-1)。

表5-1　H7N9禽流感病毒感染病理生理改变与ARDSp、ARDSexp的比较

病变部位	病理生理改变	ARDSp	ARDSexp	H7N9禽流感病毒感染		
				早期	中期	晚期
肺泡	肺泡上皮	明显破坏	破坏	明显破坏	明显破坏	明显破坏
	变形1,2型细胞	明显破坏	正常	明显破坏	明显破坏	明显破坏
	肺泡中性粒细胞	常见	罕见	常见	常见	存在
	凋亡的中性粒细胞	常见	罕见	常见	常见	存在
	纤维素渗出	存在	罕见	存在	常见	常见
	肺泡萎缩	明显增加	增加	明显增加	明显增加	存在
间质	间质水肿	少见	常见	明显	存在	少见
	胶原纤维	明显增加	增加	明显	明显	明显
	毛细血管内皮	正常	明显破坏	明显破坏	明显破坏	明显破坏
血	白细胞介素	增加	明显增加	明显增加	明显增加	增加
	肿瘤坏死因子	增加	明显增加	明显增加	明显增加	增加

第二节　人感染H7N9禽流感患者肺的病理改变

人感染H7N9禽流感患者肺的病理改变为典型的病毒性肺炎(viral pneumonia)表现。

重症感染患者常继发细菌感染。与其他流感病毒,如人感染高致病性禽流感(甲型 H5N1)及新型 H1N1 流感病毒等引起的病毒性肺炎类似,H7N9 禽流感病毒感染患者肺泡腔内渗出较明显,渗出物浓缩凝结成一层红染的膜样物贴附于肺泡内表面,即透明膜形成。支气管上皮的肺泡上皮也可增生,甚至形成多核巨细胞。人感染 H7N9 禽流感病毒性肺炎的病情、病变类型及严重程度在不同严重程度、不同疾病进程的患者中常有很大差别。

一、镜下病理表现

总体来说,人感染 H7N9 禽流感重症患者肺的病理改变符合从 ALI 到 ARDS 的一般病理学改变,即弥漫性肺泡损伤(diffuse alveolar damage,DAD),早期肺的形态学特征为弥漫性可逆性肺损害,而晚期则出现急性或慢性纤维增殖性改变。人感染 H7N9 禽流感病毒患者肺部病理改变根据时间先后可分为渗出、增生和纤维化三个相互关联和部分重叠的阶段。

1. 渗出期 渗出期见于发病后第 10 日以内。肺大体呈暗红或暗紫的肝样变,可见水肿、出血,重量明显增加。HE 染色下镜检见肺微血管充血、出血和微血栓,肺间质和肺泡内有蛋白质水肿液及炎症细胞浸润,可见巨核细胞形成(图 5-2)。部分肺组织可见血浆蛋白凝结、细胞碎化、灶性或大片肺泡萎陷不张(图 5-3),PAS 染色下可见纤维素形成透明膜(图5-4)。在急性渗出期 Ⅰ 型肺泡上皮细胞和 Ⅱ 型肺泡上皮细胞受损坏死。

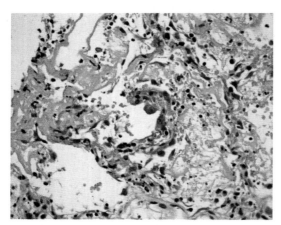

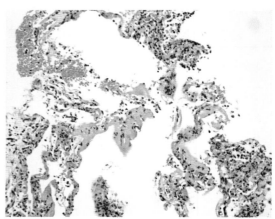

图 5-2 可见增大的细胞质染色,双嗜性的肺泡上皮细胞增大,周围肺组织可见明显肺泡细胞坏死(HE 染色,×400)

图 5-3 肺组织活检病理提示弥漫性肺泡上皮细胞损害,肺泡腔中可见脱落的肺泡上皮碎屑,还可见大量中性粒细胞浸润及少量纤维素渗出,同时可见透明膜形成(HE 染色,×200)

2. 增生期 损伤后 1~3 周即转入损伤后的修复过程。Ⅱ 型肺泡上皮细胞及肺间质的成纤维细胞大量增生,覆盖剥落的基底膜,透明膜发生机化和纤维化,而且纤维化过程发展迅速。透明膜和肺泡间隔的纤维化很快扩展到全肺,导致弥漫性肺间质纤维化。光镜下可见肺泡囊和肺泡管纤维化(图 5-5),肌性小动脉出现纤维细胞性内膜增生,导致血管腔截面积减少。

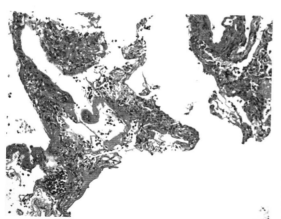

图 5-4　PAS 染色显示 PAS 阳性的透明膜形成
（PAS 染色，×200）

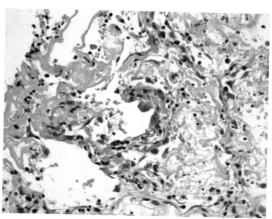

图 5-5　肺部病理提示弥漫性肺泡上皮细胞损害
伴有巨大细胞形成、肺泡腔内少量出血及纤维素
渗出（HE 染色，×400）

3. 纤维化期　　生存期超过 3 周的
H7N9 禽流感患者，肺泡隔和气腔壁广泛
增厚，散在分隔的胶原结缔组织增生致弥
漫性不规则纤维化（图 5-6）。肺血管床发
生广泛管壁纤维增厚，动脉变形扭曲，肺血
管扩张。H7N9 禽流感患者在后期多合并
肺部细菌感染，常见有组织坏死和微小
脓肿。

二、大体病理表现

早期病变时肺表面湿润，有散在出血
斑及出血点，并可见呈暗红色略凹陷的斑
片状肺萎陷区。切面上有大量泡沫状液体

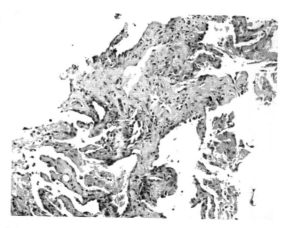

图 5-6　肺组织病理学检查可见弥漫性肺泡上皮细胞
破坏、肺泡腔内出血及较明显的肺组织纤维增生性改
变（HE 染色，×200）

流出。疾病后期，肺出血和肺实变更加明显，呈牛肉样外观，可合并灶状梗死和支气管肺炎，
合并细菌感染的患者可见小叶性肺炎样病理改变：肺表面和切面可见以小支气管为中心的
化脓性炎症改变，局部肺段散在分布灰黄色肺实变灶。

第三节　人感染 H7N9 禽流感患者肺外器官的病理改变与病理生理过程

目前研究尚未提示人感染 H7N9 禽流感病毒能在肺外组织造成直接的靶器官损害。我
们对 H7N9 禽流感死亡患者的病理学研究仅提示非特异性的病毒感染表现，以及由于组织
供氧能力下降造成的肝、肾非特异性组织缺血、缺氧的病理变化。

一、造血系统

H7N9 禽流感病毒感染患者可出现骨髓造血系统非特异性病毒感染的表现,骨髓多增生活跃,可见嗜血细胞现象(图 5-7)。骨髓活检可见粒细胞系统所占比例降低,中性粒细胞可见毒性变。幼红细胞系统增生多正常,淋巴系统比例亦未见明显改变,可见异型淋巴细胞。单核/巨噬系统增生活跃,常>10%,巨噬细胞大小为 20～40μm 或更大,胞质丰富,吞噬多个成熟红细胞或幼红细胞或血小板等。巨核细胞大致正常。此外,H7N9 死亡患者脾组织活检可见淋巴组织萎缩(图 5-8)。

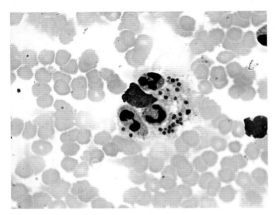

图 5-7　骨髓活检可见嗜血细胞现象,图中可见内含白细胞及血小板的吞噬细胞(HE 染色,×400)

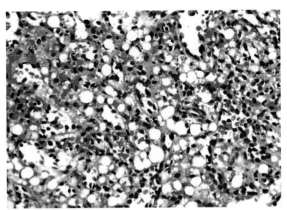

图 5-8　脾脏淋巴细胞萎缩(HE 染色,×400)

H7N9 禽流感患者存在严重的外呼吸功能障碍,表现为低张性缺氧,即动脉血氧分压明显下降,使得动脉血氧含量下降、组织供氧不足。同时,H7N9 患者常因全身炎症反应综合征(systemic inflammatory response syndrome,SIRS)引发休克,同时应用血管活性物质纠正休克的过程中亦可造成局部组织器官灌注下降。在以上原因共同作用下,H7N9 禽流感重症患者可表现为多器官、组织的缺血缺氧性改变,严重者可导致相应器官的功能障碍,如急性肝脏功能损害、急性肾脏功能损害及缺血缺氧性脑病等。

二、肝　　脏

H7N9 死亡患者肝组织活检提示小叶中央轻至中度间质炎症、细胞浑浊肿胀,无明显的次大片、大片肝坏死,部分肝组织可见大小不等的空泡状脂肪变性(图 5-9),同时我们在一位既往有血吸虫性肝病患者的肝脏发现小叶中央肝细胞的小片状融合性坏死(图 5-10)。

三、肾　　脏

人感染 H7N9 禽流感患者,尤其是存在休克的患者长期肾灌注不足,可引发肾脏缺血性改变,病变早期肾小球基底膜出现缺血性皱缩, 肾小管及间质相对正常;后期肾小球出现缺血性硬化(基底膜皱缩、毛细血管腔塌陷)及肾小管萎缩(图 5-11),但一般无明显的肾间质炎症及纤维化。

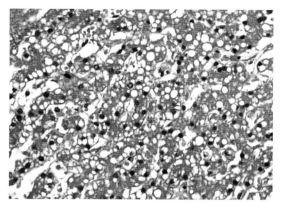

图 5-9　肝脏小血管周围脂肪样变性
（HE 染色,×400）

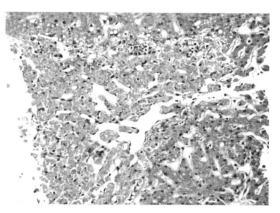

图 5-10　部分肝组织可见汇管区融合性坏死
（HE 染色,×400）

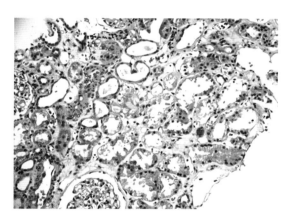

图 5-11　肾脏组织可见肾小管萎缩
（HE 染色,×400）

（李兰娟　俞　亮）

第六章 人感染 H7N9 禽流感临床表现和实验室检查

第一节 H7N9 禽流感病毒感染的症状和体征

人感染 H7N9 禽流感的主要症状是发热,继而或者出现下呼吸道感染症状,几乎所有确诊病例均来自"不明原因肺炎"。疫区在 2013 年的流行季节筛查"不明原因肺炎"的病原体,发现 H7N9 禽流感病毒阳性的比例为 0.5%~1.2%。根据流感的潜伏期及现有人感染 H7N9 禽流感病例的调查结果,潜伏期一般为 3~4 日,也有研究认为潜伏期可能长达 7~10 日。目前,我国和 WHO 均将潜伏期定为 7 日。

一、人感染 H7N9 禽流感常见临床症状和体征

我国科学家对 111 名最初的人感染 H7N9 禽流感住院患者的调查结果显示,最常见的临床表现是发热(100%),其次是咳嗽(90.1%)、咳痰(55.9%)、气急(55.9%)等,见表 6-1,无鼻塞、流涕等上呼吸道感染表现,偶见咽痛。部分患者可以始终没有咳嗽、咳痰,表现为不明原因的发热。疾病可快速进展为急性呼吸窘迫综合征、脓毒症、感染性休克,甚至多器官功能障碍,严重者可致死亡,部分患者可出现胸腔积液等。受累肺叶段有实变体征,包括叩诊浊音、语颤和语音传导增强,可出现吸气末细湿啰音及支气管呼吸音等。

表 6-1 人感染 H7N9 禽流感常见临床表现发生概率

症状	数值	症状	数值
发热总例数(比例,%)	111(100.0)	咳痰例数(比例,%)	62(55.9)
最高体温(℃)	39.2±0.8	咯血例数(比例,%)	27(24.3)
乏力例数(比例,%)	40(36.0)	气急例数(比例,%)	62(55.9)
结膜炎例数(比例,%)	0	腹泻或呕吐例数(比例,%)	15(13.5)
咳嗽例数(比例,%)	100(90.1)		

二、人感染 H7N9 禽流感合并细菌感染的表现

早期合并细菌感染可表现为在发热、乏力、咳嗽等症状出现的同时或几天后出现咳脓性痰、寒战、气促、低氧血症等下呼吸感染的表现,严重感染可出现全身炎症反应综合征,血压下降、尿量减少、神志改变等感染性休克表现。部分症状和流感病毒性肺炎相比无特异性。

接受机械通气的患者出现无其他原因可解释的发热,新出现脓痰或痰液性质改变,或呼吸道分泌物增加,新出现或进展的咳嗽、呼吸困难,湿啰音或支气管呼吸音,气体交换障碍(如氧饱和度下降,氧合指数≤240),氧需要量或机械通气需求增加,肺部出现新的病灶,均应高度怀疑呼吸机相关肺炎。留置导管局部出现红、肿、热、痛,或局部脓点、溢脓,可触及静

脉索,出现上述情况均应怀疑血管内导管相关感染的发生,出现发热、寒战应考虑血流感染,严重感染时可出现血压降低、尿量减少等感染性休克症状。导尿管相关尿路感染可表现为尿频、尿急、尿痛等尿路刺激症状,尿液浑浊,或者有下腹触痛、肾区叩痛,伴或不伴发热。

三、人感染 H7N9 禽流感临床表现与其他流感病毒感染临床表现的比较

禽流感病毒导致的临床表现多种多样,最常见的是肺炎,但是也有部分禽流感以结膜炎表现为主,因为结膜与下呼吸道上皮细胞一样存在 α-2,3-半乳糖苷唾液酸及 α-2,6-半乳糖苷唾液酸受体,见表 6-2,如同样为 H7 亚型的 H7N7、H7N3 和 H7N2。因此,当 H7N9 病毒被发现的时候,临床报道其主要表现为发热、咳嗽,部分专家表示怀疑,是否患者病情重,很快入住 ICU,导致临床医师忽视了结膜炎的存在。但是,最终证明此次的 H7N9 并无结膜炎的表现。H7N9 禽流感的临床表现与 H5N1 禽流感相仿。但是,与 H5N1 禽流感病毒患者相比,H7N9 禽流感患者的干咳及胃肠道症状较为少见。17.4% 的 H7N9 患者报告了腹泻和呕吐,而在 H5N1 病毒感染患者中这个比例达 42%~70%。研究发现在 H5N1 禽流感患者的直肠拭子、大便及死亡患者的结肠组织标本中均发现了 H5N1 禽流感病毒的 RNA 核酸,证明 H5N1 禽流感病毒在肠组织中可以复制。在 H7N9 禽流感患者的大便中也分离到病毒,由此可以判断 H7N9 禽流感病毒也可能在肠组织中复制,提示这也是病毒的一个潜在的传播途径,防控人员对 H7N9 禽流感患者的粪便也需进行管理。

表 6-2　各种禽流感导致的临床表现

年份/国家或地区	病毒亚型	病原来源	病例数/临床表现
1959/美国	A/H7N7	鸥	1/肝炎
1996/英国	A/H7N7	鸭	1/结膜炎
1997/中国香港	A/H5N1	禽	18/ILI、肺炎
1998/中国广东	A/H9N2	鸡	5/ ILI、肺炎
1999/中国香港	A/H9N2	禽	2/ILI
2002/北美(Virginia)	A/H7N2	禽	1/ILI、血清学诊断
2003/中国香港	A/H5N1	禽	2/ ILI、肺炎
2003/荷兰	A/H7N7	禽	89/结膜炎、ILI、肺炎;1/死亡病例
2003 至今/15 个国家	A/H5N1	禽	602/ ILI、肺炎
2003/北美(New York)	A/H7N2(NY/107)	来源不清	1/肺炎
2004/加拿大	A/H7N3	禽	2/结膜炎、ILI;1/LPAI;1/HPAI
2004/埃及(Ismailia)	A/H10N7	鸭	2/ ILI
2005/日本(Ibaraki)	A/H5N2	禽	13/无临床症状,血清学诊断
2007/英国(Wales)	A/H7N2	禽	1/结膜炎、ILI
2007/中国香港	A/H9N2	来源不清	1/ ILI
2010/悉尼(New South Wales)	A/H10N7	来源于疫区的鸟	7/上呼吸道感染症状、结膜炎

第二节　H7N9 禽流感病毒感染的实验室检查

人感染 H7N9 禽流感的实验室检查表现为白细胞、淋巴细胞及血小板偏低,肌酶、D-二聚体、CRP 等偏高,见表 6-3,对于临床上鉴别细菌感染和病毒感染有一定的参考价值,对于判断病情轻重及评估预后也有一定的帮助。

表 6-3　人感染 H7N9 禽流感常见实验室检查特点

特征	数值	特征	数值
白细胞中位数(1/mm³)	4450	C-反应蛋白>10mg/L 例数(比例,%)	85(76.6)
淋巴细胞减少例数(比例,%)	98(88.3)	谷草转氨酶>40U/L 例数(比例,%)	73(65.8)
血红蛋白(g/dl)	12.9±3.1	乳酸脱氢酶>200U/L 例数(比例,%)	91(82.0)
血小板减少例数(比例,%)	81(73.0)		

一、H7N9 禽流感病毒感染的实验室检查特点

(一)血常规

对人感染 H7N9 禽流感患者进行调查发现,大部分患者白细胞偏低,淋巴细胞绝对数减少的比例达到 88.3%,血小板减少的比例达到 73%。对 H7N9 禽流感患者骨髓进行穿刺活检发现骨髓中存在嗜血现象,这可以解释患者白细胞为何偏低。在小鼠实验中发现淋巴细胞的比例受到甲型流感病毒剂量的影响,呈剂量依赖关系,这提示淋巴细胞的数量与病毒载量有一定联系。因为 H7N9 禽流感起病迅速,部分患者在门诊会使用激素治疗,导致外周血白细胞升高,需要注意鉴别。

(二)C-反应蛋白和前降钙素

H7N9 禽流感患者 C-反应蛋白(C-reactive protein,CRP)升高的比例高达 76.6%,数值最高可达 200mg/L 甚至以上。CRP 是细胞因子如 IL-6、IL-1 及 TNF 刺激肝脏上皮细胞产生的。而重症的 H7N9 存在细胞因子风暴,上述细胞因子往往增高几十倍,可以导致 CRP 升高,早期需注意与细菌性感染鉴别,同时需警惕合并社区获得性细菌感染。这时结合前降钙素结果对于鉴别是否合并细菌感染有价值,但是前降钙素的敏感性不高。

(三)心肌酶谱

心肌酶谱如乳酸脱氢酶、谷草转氨酶增高是重症流感的另外一个特点。研究发现,在 H1N1 甲型流感中,乳酸脱氢酶升高是没有基础疾病的成人患者死亡的独立危险因子。

二、H7N9 禽流感病毒相较其他流感病毒的实验室检查特点

与 H5N1 禽流感及 2009 年大流行的 H1N1 甲型流感比较,H7N9 禽流感病毒患者淋巴细胞减少的比例更高,H5N1 禽流感的乳酸脱氢酶、谷丙转氨酶及磷酸肌酸激酶升高更为明

显。三者 CRP 升高无差异。因此,从临床表现及实验室检查方面无法鉴别 H7N9 禽流感及其他病毒性肺炎。

第三节　H7N9 禽流感病毒感染的临床分期和分型

一、H7N9 禽流感病毒感染的临床分期及点评

H7N9 禽流感病毒感染目前并无明确临床分期,但可以借鉴其他病毒性肺炎的分期。香港中文大学的 John S. Tam 曾经将人感染 H5N1 禽流感的临床过程分为三个期:第一期,无症状或仅有轻微的上呼吸道感染和发热;第二期,下呼吸感染,出现重症肺炎,伴血液、肝脏和肾脏损伤;第三期,危重症期,表现为急性呼吸窘迫综合征和多脏器衰竭综合征。人感染 H7N9禽流感与 H5N1 禽流感的临床表现及临床过程并无差异,因此也可以将其分为这三期。临床分期对于指导治疗有一定的意义,但是对 H7N9 禽流感的自然病程进行研究(图 6-1),发现H7N9 的分期界限并不是那么明显,部分患者起病后很快从第一期跳到第三期,第二期持续时间仅仅半天或没有。

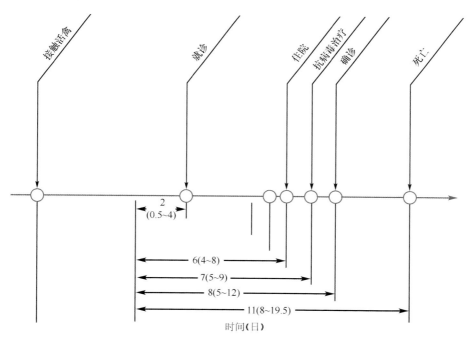

图 6-1　人感染 H7N9 禽流感感染自然病史

北京地坛医院的郭利明和徐道振将 SARS 划分为病毒复制、介质损伤、免疫麻痹及恢复期四个阶段,即所谓的“四段论”(表 6-4)。将分期与临床表现、细胞因子水平、抗病毒及激素治疗结合在一起,一目了然,非常有借鉴意义。尤其在激素的治疗方面,认为免疫麻痹期要尽快停用激素,非常符合临床实际。但是,H7N9 禽流感进展快,一般不会起病 7 日才进入免疫麻痹期。

表 6-4 SARS 的四段分期

	病毒复制期	免疫介质损伤期	免疫麻痹期	恢复期
临床表现	以发热为首发症状,可伴有头痛、关节酸痛、乏力等全身中毒症状,可出现或不出现腹泻	患者再次发热或在原有体温基础上热度升高,并出现胸闷、气促等呼吸困难症状,伴有干咳、少痰或咳嗽剧烈时痰中带血丝,可再次出现腹泻	可出现第三次发热	
持续时间	1 周	1 周		
抗病毒	是	是	是	
激素	不宜使用(使用非甾体抗炎药物退热)	小剂量短期使用	迅速减量或者停用	
细胞因子变化	开始上升	达到高峰	显著下降	恢复正常

二、H7N9 禽流感病毒感染的临床分型

2014 年版的诊疗方案对重症患者进行定义,认为符合下列任一标准即可诊断为重症病例:①胸部 X 线显示为多叶病变或 48 小时内病灶进展>50% ;②呼吸困难,呼吸频率>24 次/min;③严重低氧血症,吸氧流量在 3~5L/min 条件下,患者 $SPO_2 \leqslant 92\%$;④出现休克、ARDS 或多器官功能障碍综合征(multiple organ dysfunction syndrome,MODS)。反言之,不符合任何一条的则为轻症。

人感染 H7N9 禽流感刚刚被发现的时候,患者几乎均为重型,病死率极高。当时医学界有两派不同的意见:第一种为悲观派,认为基于这是一种前所未有的疾病,人群普遍缺乏免疫力,所以一旦起病均为重症。这种观点与临床上收治的患者的病情是一致的,因此一度占上风。第二种为冷静派,他们认为任何一种疾病的疾病谱都会有轻症、重症或者不发病的隐性感染患者,我们没有收治不代表没有轻症,我们是否更多地关注了病情明显表现出来的这批患者,而忽视了病情很轻,可能根本没有来就诊的患者。人感染 H7N9 禽流感是否存在如图 6-2 中所示的现象,即传染病的冰山现象(clinical iceberg phenomenon)。为了证明这个现象,中国科学家在传染病监测哨点医院对流感样表现的患者进行 H7N9 的筛查,结果在 130 例患者中发现 5 例轻中度患者,平均年龄为 13 岁(2~26 岁),均无基础疾病,其中仅 2 名患者需要住院,最终 5 名患者均康复。这种冰山现象也存在于 H1N1 甲型流感中,但是 H5N1 禽流感却似乎是个例外。

临床分型的主要目的为判断预后,指导临床救治,合理使用卫生医疗资源。轻症、重症及高危人群的准确界定对于及时救治以及降低病死率起到了积极的作用。

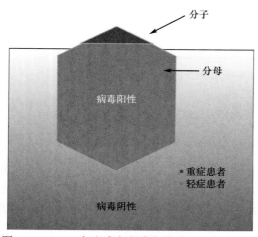

图 6-2　H7N9 禽流感病毒感染的冰山现象示意图

第四节　H7N9 禽流感重症和死亡病例的危险因素分析

2013 年版的诊疗方案将"发病前 1 周接触过禽类者,如从事禽类养殖、贩运、销售、宰杀、加工业等人员"列为高危人群,但是在调查中发现,从业人员发生 H7N9 禽流感的比例并不高,反而到过活禽市场的老年人发病更多见,因此重新界定了高危人群。2014 年的诊疗方案中 H7N9 禽流感重症的危险因素叙述如下。

1. 年龄>60 岁　此次 H7N9 禽流感病例中,60 岁及以上患者占绝大多数,中位年龄为 61 岁,65 岁及以上的占 42.3%,死亡患者的中位年龄为 67 岁,康复患者的中位年龄为 55 岁,具体见图 6-3。对 102 例患者进行研究发现,大于 65 岁的老年人发展为重症的比例是年轻人的 5.1 倍。对于为何 H7N9 禽流感老年人多发,可能原因之一是退休的老年人往往承担全家买菜的任务,有更多接触禽类的机会;图 6-4 比较了城市和农村不同年龄段的人群接触禽类的机会,证实 65 岁及以上老年人有更多的机会接触禽类。并且老年人有更多的基础疾病,与年轻人比起来,同等条件下更容易发展为重症。进一步的研究发现心脏基础疾病是导致 H7N9 禽流感患者住院的独立危险因素,根据 2012 年我国的一项全国性调查研究发现,老年男性随着年龄增长,患心脏病的概率增加,在 60~70 岁的人群中达到最高峰,见图 6-5。所以用基础疾病的年龄分布更能解释 H7N9 禽流感这种异常的年龄分布情况,因为同样是禽流感,H5N1 主要见于年轻人。但是反过来说,流感一般以老年人多见,H5N1 是个特例而已。表 6-5 和图 6-6 是美国报道的不同年龄组流感的发生例数及不同年龄组发生流感以后的病死率。从免疫的角度来解释,受损的固有免疫和细胞介导免疫为年龄相关因素,控制病毒在下呼吸道的复制能力也为年龄依赖性,这种现象又称为炎性衰老(inflammatory-aging)。这些因素均可解释为何流感老年人多见。

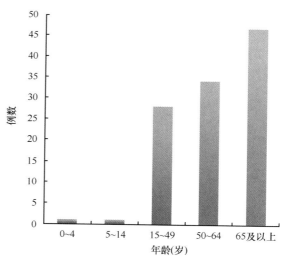

图 6-3　不同年龄段 H7N9 的发病例数

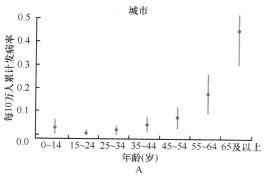

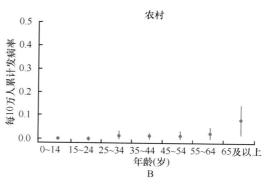

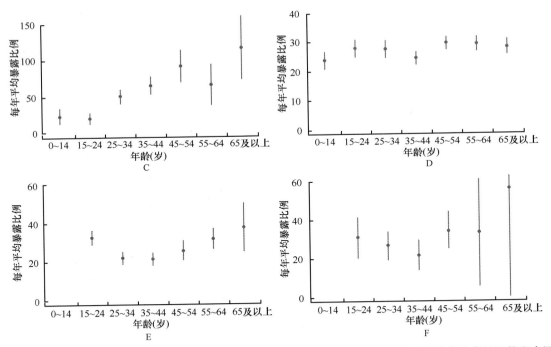

图 6-4　2013 年 3 月 31 日到 4 月 21 日 H7N9 禽流感病毒所致感染年龄特异性累计发病率的比较和中国
2006～2007 年正常人群年龄特异性的禽类暴露比例

A 和 B. 2013 年 3 月 31 日到 4 月 21 日城市和农村 H7N9 禽流感病毒所致感染年龄特异性累计发病率；C. 2007 年深
圳市不同年龄段的禽类暴露比例；D. 2007 年休宁县农村不同年龄段的禽类暴露比例；E. 2006 年广州市不同年龄
段的禽类暴露比例；F. 2006 年广州市城乡结合部不同年龄段的禽类暴露比例

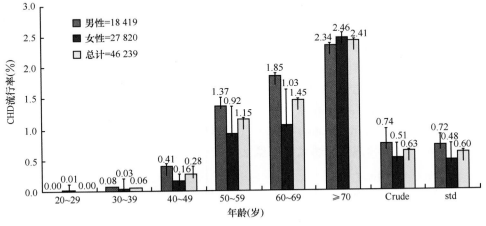

图 6-5　2012 年中国不同年龄段不同性别慢性心脏病（CHD）的发生率

表 6-5　美国不同年龄段流感病死率

年龄组（岁）	病死率（1/10 万）	年龄组（岁）	病死率（1/10 万）
<50	0.3	>65	22.1
50~64	1.3		

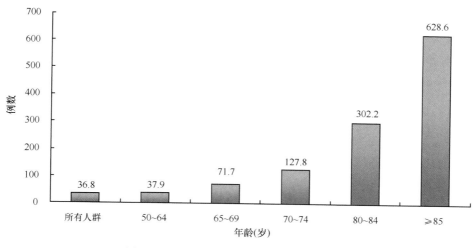

图 6-6　美国不同年龄段因流感住院的人数

2. 合并严重基础疾病或特殊临床情况如免疫抑制状态、孕妇　H7N9 禽流感患者中有基础疾病的比例高,如心脏或肺部基础疾病、高血压、糖尿病、肥胖、肿瘤,见表 6-6。最常见的是高血压,其次为糖尿病及冠心病。对我国早期 111 名 H7N9 禽流感患者做的多因素分析发现有基础疾病是导致 ARDS 的唯一独立危险因素。另一项研究证实,在众多的基础疾病中,心脏病是导致 H7N9 禽流感患者住院的独立危险因素,这种情况与 H1N1 的住院危险因素相似。但是,还是不能得出 H7N9 禽流感病毒毒力并不强,患者自身基础疾病才是决定预后的主导因素这个结论。

表 6-6　中国 2013 年 111 名 H7N9 禽流感患者基础疾病或特殊临床情况的分布

基础疾病或特殊临床情况	例数(比例,%)	基础疾病或特殊临床情况	例数(比例,%)
总数	68(61.3)	肿瘤	6(5.4)
高血压	51(45.9)	脑血管疾病	4(3.6)
糖尿病	18(16.2)	乙型肝炎病毒感染	4(3.6)
心脏病	11(9.9)	慢性肾病	2(1.8)
免疫抑制	10(9.0)	妊娠	2(1.8)
COPD	8(7.2)		

3. 其他的重症和死亡危险因素　其他的重症和死亡危险因素尚有:发病后持续高热(T>39℃)3 日以上;淋巴细胞计数持续降低;C-反应蛋白、乳酸脱氢酶及磷酸肌酸激酶持续增高;胸部影像学提示肺炎等。在 28 名 H7N9 患者研究中发现从起病第 11 日到第 3 周,死亡患者组的淋巴细胞计数减少一直较未死亡组患者明显。淋巴细胞计数持续降低在 H5N1 禽流感中也是预测 ARDS 和死亡的指标。

最新的研究发现,患者血液中的血管紧张素Ⅱ在重症患者中明显升高,可以预测 H7N9 禽流感患者的预后,详见发病机制章节。

危险因素的分析有助于临床一线医师早期识别出重症患者,及时施救,有助于卫生决策部门采取相应的措施。但是更重要的应是扩大监测面,早期及时诊断患者,从而减少重症患者及降低病死率。

(李兰娟　高海女)

参 考 文 献

Ahn S, Kim WY, Kim SH, et al. 2011. Role of procalcitonin and C-reactive protein in differentiation of mixed bacterial infection from 2009 H1N1 viral pneumonia. Influenza Other Respir Viruses, 5(6):398-403.

Beigel JH, Farrar J, Han AM, et al. 2005. Avian influenza A (H5N1) infection in humans. The New England Journal of Medicine, 353(13):1374-1385.

Cowling BJ, Freeman G, Wong JY, et al. 2013. Preliminary inferences on the age-specific seriousness of human disease caused by avian influenza A(H7N9) infections in China, March to April 2013. Euro Surveill,18(19):20475.

Cowling BJ, Jin L, Lau EH, et al. 2013. Comparative epidemiology of human infections with avian influenza A H7N9 and H5N1 viruses in China:a population-based study of laboratory-confirmed cases. Lancet, 382(9887):129-137.

Gao HN, Lu HZ, Cao B, et al. 2013. Clinical findings in 111 cases of influenza A (H7N9) virus infection. The New England Journal of Medicine, 368(24):2277-2285.

Huang Y, Xu K, Ren DF, et al. 2014. Probable longer incubation period for human infection with avian influenza A(H7N9) virus in Jiangsu Province, China, 2013. Epidemiology and Infection, 1-7.

Ip DK, Liao Q, Wu P, et al. 2013. Detection of mild to moderate influenza A/H7N9 infection by China's national sentinel surveillance system for influenza-like illness:case series. BMJ, 346:f3693.

Ji H, Gu Q, Chen LL, et al. 2014. Epidemiological and clinical characteristics and risk factors for death of patients with avian influenza A H7N9 virus infection from Jiangsu Province, Eastern China. PloS One, 9(3):e89581.

Kostolansky F, Dugovicova V, Janulikova J, et al. 2013. Virus dose-dependent neutrophil and lymphocyte proportions in peripheral blood during influenza A infection of mice. Acta Virologica, 57(4):474-476.

Lambert ND, Ovsyannikova IG, Pankratz VS, et al. 2012. Understanding the immune response to seasonal influenza vaccination in older adults:a systems biology approach. Expert Rev Vaccines, 11(8):985-994.

Sandrock C,Kelly T. 2007. Clinical review:update of avian influenza A infections in humans. Critical Care, 11(2):209.

Tam JS. 2002. Influenza A (H5N1) in Hong Kong:an overview. Vaccine, 20 (Suppl 2):S77-81.

Thompson WW, Shay DK, Weintraub E, et al. 2003. Mortality associated with influenza and respiratory syncytial virus in the United States. JAMA, 289(2):179-186.

Thompson WW, Shay DK, Weintraub E, et al. 2004. Influenza-associated hospitalizations in the United States. JAMA, 292(11):1333-1340.

Tran TH, Nguyen TL, Nguyen TD, et al. 2004. Avian influenza A (H5N1) in 10 patients in Vietnam. N Engl J Med, 350(12):1179-1188.

Uiprasertkul M, Puthavathana P, Sangsiriwut K, et al. 2005. Influenza A H5N1 replication sites in humans. Emerging Infectious Diseases, 11(7):1036-1041.

Wang C, Yu H, Horby PW, et al. 2014. Comparison of patients hospitalized with influenza A subtypes H7N9, H5N1, and 2009 pandemic H1N1. Clin Infect Dis,58(8):1095-1103.

Wu C, Huang R, Chen J, et al. 2013. Avian influenza A(H7N9) virus screening in patients with fever and flu-like symptoms in a tertiary hospital in an area with confirmed cases. PloS One, 8(12):e82613.

Yu H, Wu JT, Cowling BJ, et al. 2014. Effect of closure of live poultry markets on poultry-to-person transmission of avian influenza A H7N9 virus:an ecological study. Lancet, 383(9916):541-548.

Yu L, Wang Z, Chen Y, et al. 2013. Clinical, virological, and histopathological manifestations of fatal human infections by avian influenza A(H7N9) virus. Clin Infect Dis, 57(10):1449-1457.

第七章 人感染 H7N9 禽流感病原诊断方法

人感染 H7N9 禽流感病例的诊断需要综合考虑病例的流行病学史、临床表现和实验室检测结果,确诊病例需要严格生物安全条件下的病原学或血清学检测证据支持。因此,实验室检测对禽流感病例的确诊起着重要的作用。禽流感患者的标本检测需要很好地掌握各个环节才能保证检测结果的可靠性,这包括适当的样本采集时间、采集方法、保存条件、运送条件和实验室检测要求相配合。目前,人感染禽流感病例标本的实验室检测主要包括 4 个方面:①病毒的分离培养;②病毒核酸检测;③病毒抗原快速检测;④病毒特异性抗体检测。本章的主要内容就是简要介绍 H7N9 禽流感标本检测的各种技术,并对在实际工作中得到的一些感悟进行交流。

第一节 H7N9 禽流感病毒抗原筛查

流感病毒抗原快速检测试剂盒包括 ELISA 方法和金标法等,具有耗时短、价格低廉等优点,且具有一定的检测灵敏度,适合用于现场快速检测,在 H7N9 禽流感疫情期间已经广泛应用于 H7 亚型禽流感病毒感染的临床辅助诊断。H7N9 作为甲型流感病毒的一种亚型,目前临床中一般均采用甲型流感抗原检测试剂盒对其进行筛查。通过作者对甲型流感抗原检测试剂的评价研究发现,该类试剂盒对 H7N9 禽流感病毒的检出率远低于 H3N2、H1N1 等亚型流感,但对于卫生条件落后地区可疑患者的早期筛查仍然具有不可替代的作用。

一、ELISA 法检测 H7N9 禽流感病毒

(一)检验原理

检验原理为采用双抗体夹心法检测样品中的甲型流感病毒核蛋白抗原(Flu A NP)。硝酸纤维膜上预包被抗-Flu A NP 的单克隆抗体,待测样品在裂解液中处理后,可被包被抗体捕获,形成抗原-抗体复合物(Ag-Ab)。随后加入抗-Flu A NP 酶标抗体(Ab-HRP),形成抗体-抗原-酶标抗体复合物(Ab-Ag-Ab-HRP)。最后通过酶催化底物显色进行结果判定。

(二)主要组成成分

主要成分由鼻咽擦拭棒、加样板、样本处理瓶、裂解液、酶标试剂、洗涤液、显色液、终止液等组成。

(三)样本要求

样本采集:使用专用微生物拭子(请勿使用普通棉签)采集人鼻咽部样品,轻轻转动并推动拭子,使微生物拭子头部深入位于鼻腔根部的鼻咽部,轻转几圈以获得病毒量较高的鼻

咽拭子样品。

样本保存：采集样品若在 3 日内进行检测，可暂时储存于 2~8℃，否则应长期保存于 -70℃条件下，请勿保存于 -20℃冰箱中，样品避免反复冻融。

（四）检验方法

测试前请仔细阅读试剂使用说明书，并按说明书开展相关检测。

二、胶体金法检测 H7N9 禽流感病毒

（一）检验原理

本试剂应用胶体金免疫层析技术，采用双抗体夹心法定性检测人鼻腔分泌物中的 H7 亚型禽流感病毒 HA 抗原。当处理后的样本中 H7 亚型禽流感病毒 HA 抗原的浓度高于或等于其最低检出限时，将其先和胶体金标记的 H7 单克隆抗体反应形成复合物，当复合物由于层析作用沿硝酸纤维素膜移动至检测区 T 时，可与包被在 T 上的 H7 单克隆抗体结合，T 将出现红色反应线，结果为阳性；而当样本中不含 HA 抗原或其浓度低于其最低检出限时，则 T 无红色反应线出现，结果为阴性。无论样本中是否含有待测物，质控区 C 都将显色，这是判断层析过程是否正常的标准。

（二）主要组成成分

主要成分由检测卡、稀释液、样本提取管、鼻咽擦拭棒、滴头等组成。

检测卡由检测条和塑料盒组成，检测条由硝酸纤维素膜、结合垫、样品垫、吸水纸和 PVC 板等组成，其中硝酸纤维膜的检测区 T 上包被有 H7 单克隆抗体，质控区 C 上包被有抗鼠 IgG 多克隆抗体，结合垫含有胶体金标记的 H7 单克隆抗体。

稀释液为磷酸盐缓冲液（PBS，0.1mol/L、pH 7.2±0.2）。

（三）样本要求

样本采集：收集鼻腔分泌物时，将擦拭棒插入鼻腔中分泌物最多处，轻轻转动并向鼻腔内部轻轻推动擦拭棒，直至鼻甲（离鼻孔 2.0~2.5cm）受阻处，贴鼻腔壁旋转擦拭棒 3 次，取出擦拭棒。

样本采集后应尽快用稀释液进行处理，如不能立即处理，应马上置于已消毒的干燥、密封的塑料管内储存，于 2~8℃下可保存 8 小时，更长时间储存则应置于 -20℃或更低温度，检测时应恢复至室温。

（四）检验方法

测试前请仔细阅读使用说明书，并按说明书开展相关检测。

三、抗原快速检验方法的局限性

（1）测试的准确性与样本有关，样本采集、储存不当及样本不新鲜、反复冻融均会影响

检测结果。

（2）样本中若含个别药物，如高浓度处方药和非处方药（鼻腔喷雾剂），对检测结果会造成干扰，操作及技术上的原因也可能会造成结果异常，若结果可疑，则需重新测试。

（3）本试剂仅对样本中的 H7 亚型禽流感病毒抗原提供定性检测，阳性结果提示机体可能存在 H7 亚型禽流感病毒的感染，不作为感染该病毒的唯一标准，应结合临床表现诊断是否感染 H7 亚型禽流感病毒，需要检测某一指标的具体含量请借助相关的专业仪器。

（4）受抗原类检测试剂方法学的限制，其分析灵敏度普遍较核酸类试剂低，故实验人员应对阴性结果给予更多的关注，需结合其他检测结果综合判断，建议对有疑问的阴性结果采用核酸检测方法或病毒培养鉴定方法进行复核。

（5）若出现假阴性结果，可能性有：不合理的样本采集、转运及处理方式，或样本中病毒滴度过低均有可能导致假阴性结果；病毒基因变异可能导致抗原决定簇的改变，从而造成假阴性结果，使用单克隆抗体的试剂更易发生此类情况；最适合样本类型及感染后的最佳采样时间（病毒滴度峰值）未经验证。因此，对同一患者分次、多部位采集样本可降低假阴性的可能。

第二节　H7N9 禽流感病毒核酸检测

H7N9 禽流感病毒的核酸检测包括 RT-PCR 和 Real-Time PCR。核酸检测方法灵敏度高、稳定性好、耗时短，目前已在各级实验室中广泛应用。

一、检 验 原 理

根据荧光 PCR 技术原理，针对 H7N9 亚型禽流感病毒的 HA 基因和 NA 基因设计特异性引物和 Taqman 探针，通过荧光 PCR 检测仪进行检测，从而实现对 H7N9 亚型禽流感病毒 RNA 的定性检测。试剂盒以正常人上皮细胞中广泛存在的核糖核酸酶 P（RNase P）的 mRNA 为正常人体细胞对照，对提取和检测过程进行监控。

二、样本采集、运送和保存

尽量采集病例发病早期的呼吸道样本（上呼吸道样本包括咽拭子、鼻拭子、鼻咽抽取物、咽漱液和鼻洗液，下呼吸道样本包括痰液、气管吸取物、肺洗液、肺组织等）。可将鼻拭子和咽拭子收集于同一采样管中，以便提高检出率。患者有下呼吸道样本时，应优先采集。

根据试剂说明书对样本采集方法的有关要求，制定样本采集标准操作程序（standard operating procedures，SOP），并组织样本采集人员进行培训及考核。样本的采集应当严格按照 SOP 进行。

样本采集后，按照《人间传染病的病原微生物名录》中高致病性禽流感病毒的相关规定进行包装，用密封容器立即送往实验室。若气温高时，需放入冰块降温。样本送达实验室后，应尽快进行检测，24 小时内能检测的样本可置于 2~8℃暂时保存，24 小时内无法检测的样本则应置于 ≤ -70℃状态保存。如无 -70℃保存条件时，可于 -20℃冰箱暂存。样本避免反复冻融。

样本采集、处理、运输及保存不当时,可因病毒 RNA 降解出现假阴性结果,也可因为样本"污染"而出现假阳性结果。

三、PCR 检测

(一) 样本处理

样本的核酸提取应当在样本处理区进行。按所采用的商品化试剂盒说明书要求,取适量待检样本、阳性及阴性对照进行核酸提取。样本应尽可能新鲜,提取过程应严防 RNA 酶污染及操作不当导致的 RNA 降解。提取过程如涉及离心步骤,应采用低温冷冻离心机;在生物安全柜内进行加样、提取过程中,为防止 RNA 降解,可将试管架置于托盘内平铺的碎冰上。提取好的 RNA 应及时用于检测,否则应当 -70℃保存。如无 -70℃保存条件,可于 -20℃冰箱暂存。

(二) 试剂准备

试剂准备应当在试剂准备区进行。根据所用的试剂盒,样本可进行甲型流感病毒核酸、禽流感 H7 亚型或 H7N9 病毒核酸的检测。试剂的配制按所用商品化试剂盒说明书进行。除酶混合物外,其他试剂在使用前应当在室温充分复融,混匀并瞬时低速离心。反应液分装时尽量避免产生气泡,上机前注意检查各反应管是否盖紧,以免管内溶液泄露污染仪器。分装有扩增反应液的反应管应当扣盖或装入密实袋内再转移至样本处理区。

(三) 加样

加样应当在样本处理区进行。加样时应当使样品完全落入反应液中,不应有样品黏附于管壁上,加样后应尽快盖紧管盖。

按试剂、仪器说明书完成加样和 PCR 反应管准备。

(四) PCR 扩增检测

PCR 扩增检测在扩增区进行。待检 PCR 管转移至扩增区,按顺序置于 PCR 仪上,编辑样本信息,按试剂和仪器说明书设定循环参数。

(五) 结果分析

根据所用试剂盒说明书设置基线值(baseline)。荧光阈值(threshold)设定以阈值线刚好超过阴性对照品扩增曲线(无规则的噪声线)的最高点为原则,且 Ct 值应大于所设置的扩增循环数(或显示为 undet)。使用仪器配套软件自动分析结果。

(六) 质量控制

检测过程对可能出现的假阳性和假阴性进行质量控制,除了检测商品试剂盒所提供阳性对照和阴性对照外,每次临床样本检测时,至少应当有 1 份弱阳性和 3 份阴性质控样本(多份阴性质控样本设置对实验室"污染"所致假阳性的监控更为有效),随机放在所检测标本的中间。弱阳性质控样本可为检测阳性的灭活稀释后保存的临床样本、灭活病毒或假病毒颗粒等,若所采用的商品化试剂盒有"内标"控制假阴性,或弱阳性质控样本来源困难,可暂不设弱阳性质控。阴性质控样本采用标本采集管内溶液即可。质控样本应与临床标本同等对待,参与样本核酸提取和扩增检测全过程。

试剂盒中的阳性对照和阴性对照用于判断实验室的有效性,按试剂盒说明书进行。

(七)实验结果的判定与解释

实验按照试剂盒说明书进行。对于出现弱阳性结果的样本应进行重复检测,并注意与可能的实验室轻度或样本交叉"污染"所致的假阳性结果区别。

四、检测结果报告

按照试剂盒说明书进行。

五、其他注意事项

(1)人感染 H7N9 禽流感病毒实验室活动、样本采集和运输按照《人间传染病的病原微生物名录》中高致病性禽流感病毒进行管理。从事人感染禽流感检测的技术人员必须经过生物安全培训并具备相应的实验技能,在检测过程中必须采取生物安全防护措施(使用眼罩、N95 型口罩等)。样本核酸提取必须在 Ⅱ 级生物安全实验室,经过年检合格的二级生物安全柜内进行。实验室应具有良好的通风。

(2)注意仪器设备的日常维护和定期维护,加样器、扩增仪和温育设备应进行定期校准。试剂盒及一次性使用的无 DNA 酶和 RNA 酶的 PCR 反应管、离心管、带滤芯吸头等应进行每批质检。

(3)实验应严格分区操作;各区物品、工作服等均应当专区专用,不得交叉使用。实验后应及时清洁工作台,以防污染。

(4)每批实验后,可采取实验室通风、10% 次氯酸钠溶液擦洗地台面、紫外线照射等措施,消除可能存在的扩增产物气溶胶污染。

第三节　H7N9 禽流感病毒血清学检测

血清学方法诊断流感病毒特异性抗体,包括微量中和试验、红细胞凝集抑制试验、酶联免疫分析和单抗溶血试验。微量中和试验是血清学诊断的首选方法,敏感性高、特异性强,能去除非特异抗体的影响。红细胞凝集抑制试验是目前鉴定流感病毒亚型的常用方法,该方法简单、易行,结果可信,可用于可疑样本的回顾性筛查。

一、微量中和试验

(一)检验原理

微量中和试验是一种敏感性高、特异性强的血清学方法,用于测定血清中病毒特异性中和抗体的水平。试验包括两个阶段:①病毒-抗体中和反应阶段,即定量病毒与倍比稀释血清样本混合,并作用一段时间;②病毒-抗体混合培养阶段,即将病毒-抗体混合物接种于敏感宿主(组织培养细胞、鸡胚或动物),并培养一段时间。中和试验以测定病毒的感染力为基础,血清中的病毒特异性中和抗体与病毒表面 HA 蛋白结合,从而使病毒失去吸附、融合和脱壳的能力,并失去感染宿主细胞的能力。结果的判定将依据定量病毒受倍比稀释免疫血清中和后的残余感染力,中和试验技术不仅表现在质的方面,即一种病毒只能被相应的免疫血清中和,而且还表现在量的方面,即中和一定量病毒的感染力需要一定效价的抗体。

(二) 生物安全要求

生物安全要求及个人防护要求与人禽流感病毒的分离相同,并应遵守相应的生物安全规定。

(三) 实验材料

1. 中和反应实验材料

(1)病毒:进行中和试验之前需先进行病毒滴度的测定。

(2)血清样品:包括待检血清、阳性血清对照及阴性血清对照。人血清试验前需 56℃灭活 30 分钟,动物血清 RDE(受体破坏酶)处理。-20℃储存,避免多次反复冻融。

(3)MDCK 细胞和细胞培养液试剂。

(4)平底 96 孔微量培养板。

(5)病毒稀释液。

(6)TPCK(甲苯磺酰苯丙氨酰氯甲酮)-胰酶(使用终浓度为 $2\mu g/ml$)。

(7)固定液:80% 的丙酮,4℃预冷,即配即用。

2. ELISA 实验材料

(1)抗体1:鼠抗甲型流感病毒核蛋白单克隆抗体。

(2)抗体2:辣根过氧化物酶标记的羊抗鼠 IgG。

(3)洗涤液。

(4)封闭液。

(5)底物和底物溶液。

(6)终止反应液。

(四) 微量中和实验操作步骤

1. 病毒滴度的测定[组织细胞半数感染量($TICD_{50}$)滴定]

(1)流感病毒的制备:利用鸡胚尿囊腔接种法制备流感病毒,收获尿囊液,红细胞凝集试验测定病毒的存在,且细菌培养呈阴性,分装后-70℃冻存。

(2)病毒的稀释:取 1 管冻存病毒尿囊液,1∶100 稀释。第一排孔加入 146μl 1∶100稀释过的病毒液,然后做系列半对数稀释,使之成为 10^{-2}、$10^{-2.5}$、10^{-3}、$10^{-3.5}\cdots10^{-7}$。每孔含有 100μl 病毒液,每个稀释度重复 4 孔。

(3)MDCK 细胞的准备:使用前 2 日将 MDCK 细胞 1∶10 传代,使之 70%~90% 成片,处于对数生长期的细胞对病毒具有最大的敏感性,细胞过度生长及代数太高(大于 25 代)

将使细胞对病毒的敏感性降低。弃去细胞培养液,用 5ml EDTA-胰酶洗细胞一次,然后弃去。加 4~5ml EDTA-胰酶覆盖细胞,37℃培养消化 10~20 分钟。待细胞开始脱落时,加入 5~10ml MDCK 细胞培养液,吹打分散细胞,并将细胞转入离心管,2000r/min 离心 5 分钟,用 PBS 洗涤两次,以除去牛血清。将细胞悬浮于1ml 病毒稀释液中,用吸管充分吹打分散细胞,加病毒稀释液至 10ml,在细胞计数板上计数细胞数量。用病毒稀释液将细胞稀释成 1.5×10^5 细胞/ml。加 100μl 细胞(1.5×10^4 细胞/孔)于已稀释好的病毒的微量细胞培养板中。在 37℃、5% CO_2 孵箱中培养 18~20 小时。

（4）测定组织细胞半数感染剂量($TCID_{50}$):弃去微量培养板中的细胞液,250μl PBS 洗细胞一次。弃去 PBS(不要让细胞干燥),每孔加入 100μl 固定液。覆盖微量培养板,于室温固定细胞 10 分钟。弃去固定液,让微量培养板室温干燥。利用 ELISA 检测细胞感染。利用 ELISA 检测仪,于 490nm 波长测定每孔吸光度(OD)值,计算细胞对照孔的平均 OD 值。若含有不同稀释度病毒孔平均 OD 值是正常细胞对照孔平均 OD 值的 2 倍以上,则判断为病毒生长阳性。根据 Reed 和 Muench 方法对病毒滴度进行计算,计算出病毒的 $TCID_{50}$/100ml。在进行中和试验前,稀释病毒液,使之 50μl 中含有 $TCID_{50}$病毒。

2. 病毒微量中和试验

（1）待检血清的准备和稀释:检测一种病毒的中和抗体需要 10μl 血清,每份血清必须进行至少一次重复测定,每块板可检测 11 份样品。人血清测定前需 56℃加热灭活 30 分钟。每孔中加入 50μl 病毒稀释液。第一排中(A1~A11)再加入 40μl 病毒稀释液,使之成为 90μl/孔。加入 10μl 待检血清于第一排 A1~A11。将待检血清做倍比稀释(A~H)使之成为 1:10、1:20、1:40…1:280。

（2）病毒的准备:稀释病毒至 100 $TCID_{50}$/50ml。根据病毒特性选择是否在稀释液中加入 TPCK-胰酶(大约 5ml/板)。除细胞对照孔外,每孔加入 50μl 病毒工作液。加入 50μl 病毒稀释液于细胞对照孔。选择 1 列孔做病毒工作液滴度核实。每孔加入 200 $TCID_{50}$/100ml,做系列倍比稀释,使之成为 100 $TCID_{50}$、50 $TCID_{50}$、25 $TCID_{50}$、12 $TCID_{50}$…0.7 $TCID_{50}$,然后每孔加入 50μl 病毒稀释液使体积成为 100μl/孔。摇匀病毒-血清混合物,放 37℃培养箱作用 2 小时。

（3）MDCK 细胞的准备:加 100μl 细胞液(1.5×10^4 细胞/孔)于含有病毒-血清混合物及倍比稀释病毒工作液的微量板中,37℃、5% CO_2 培养箱孵育 18~22 小时。当测定大量样品时,每叠培养板一般不超过 4~5 块,各叠板之间要保持一定距离,以确保混合物受热均匀,从而达到良好的试验效果。

（4）细胞固定:弃去微量培养板中的细胞液;250μl PBS 洗细胞一次;弃去 PBS(不要让细胞干燥),加入 100μl/孔固定液;覆盖微量培养板,于室温固定细胞 10 分钟;弃去固定液,让微量培养板室温干燥。

3. ELISA 试验操作步骤

（1）用 250μl/次 PBS 洗涤微量培养板 3 次,以去除残余的丙酮。

（2）用封闭液 1:4000(或最佳稀释度)稀释抗体 1(鼠抗甲型流感病毒 NP 单克隆抗体)。

（3）每孔加入 1000μl 稀释后的抗体 1,室温作用 1 小时。

（4）用 250μl 洗涤液洗涤板 4 次以除去游离的抗体 1。

（5）用封闭液 1：2000（或是最佳稀释度）稀释抗体 2（HRP 标记的抗鼠 IgG）。

（6）每孔加入 100μl 稀释后的抗体 2，室温作用 1 小时。

（7）用 250μl 洗涤液洗涤板 6 次以去除游离的抗体 2。

（8）每孔加入 OPD 底物 100μl（10mg OPD+20ml 枸橼酸缓冲液+10μl 30% 过氧化氢，即用即配）。

（9）室温放置 10 分钟左右显色，直至细胞阳性对照孔变成橙黄色，而正常细胞对照孔尚未变色时，每孔加入 0.5mol/L 硫酸 100μl 终止反应。

（10）用酶标仪（490nm）读出每孔 OD 值。

4. 结果判定　公式（细胞阳性对照平均 OD 值−细胞阴性对照平均 OD 值）/2+细胞阴性对照平均 OD 值=X 用于判定中和反应结果。其中，X 为细胞半数感染域值，每孔 OD 值低于 X 值时，判定为中和试验反应阳性，中和反应阳性的血清最高稀释度即为血清的中和抗体滴度。

在特殊情况下可用目测法判定结果，即加入底物后，肉眼下出现橙黄色反应的为阳性，无色的为阴性。待检系列稀释血清中无色孔的最高稀释度即为血清的中和抗体滴度。

（五）流感病毒中和试验的质量控制

（1）阴性血清对照孔的 OD 值应该与阳性细胞对照的 OD 值无明显差别。

（2）病毒工作液滴度检测孔，前 3~5 孔呈阳性反应，显示正常病毒量，若超过 5 孔阳性，则为病毒量过量，若少于 3 孔阳性，则为病毒量不足。

（3）阴性细胞对照孔 OD 值一般小于 0.2，阳性细胞对照孔 OD 值一般在 1 左右。

（4）每次测定过程中，阳性血清对照的中和抗体滴度应该在 2 倍以内波动。

（六）操作注意事项

（1）待检人血清需 56℃灭活 30 分钟，动物血清需 RDE 处理。

（2）待检血清需要重复测定时，应分装后冻存，以免反复冻融。

（3）每管病毒只能使用一次，若重复使用，或血清阳性对照结果 OD 值过高或过低，或细胞阳性对照 OD 值过低，必须对病毒进行重新滴定。

（4）MDCK 细胞应处于对数生长期，严禁细胞过度生长或代数过高。因此，必须在 10 代前进行细胞冻存，保存于液氮中备用。

二、红细胞凝集抑制试验

（一）检验原理

H7N9 禽流感病毒红细胞凝集及红细胞凝集抑制试验的基本原理为禽流感病毒的血凝素（HA）能够引起红细胞凝集。用于检测人禽流感病毒滴度的红细胞凝集试验也是根据病毒的这一特性而建立的。当血清中特异性抗体与病毒血凝素结合后，则可以抑制红细胞凝集的出现，即为红细胞凝集抑制试验（HI）的原理。

（二）生物安全要求

生物安全要求及个人防护要求与人禽流感病毒的分离相同,并应遵守相应的生物安全规定。

（三）实验材料

（1）人感染 H7N9 禽流感病毒标准参考抗原与参照血清。
（2）缓冲液和其他试剂
1）红细胞悬液(鸡、火鸡、豚鼠、马或人"O"形红细胞)。
2）0.01mol/L、pH 7.2 的磷酸盐缓冲液(PBS)。
3）生理盐水。
4）96 孔微量板:鸡红细胞选择"V"形底微量板;豚鼠和人"O"形红细胞选择"U"形底微量板。

（四）红细胞悬液配制

（1）取阿氏液中的红细胞,1200r/min 离心 5 分钟,弃上清。
（2）加入等容量的 PBS 液体洗涤,充分混匀,1200r/min 离心 5 分钟,弃上清。
（3）PBS 液体洗涤 3 次。最后一次洗涤后,1200r/min 离心 10 分钟。
（4）将红细胞加入到合适的 PBS 中,稀释至合适的浓度,通常为 1ml 红细胞加入到 99ml PBS 中(1%)。火鸡、鸡的红细胞,实验终浓度一般为 0.5%,如用人"O"型、豚鼠红细胞,终浓度为 0.75%。人禽流感病毒红细胞凝集试验各项条件比较见表 7-1。

表 7-1　H7N9 禽流感病毒红细胞凝集试验各项条件比较

红细胞	鸡	火鸡	豚鼠	人"O"型血
终浓度(%)	0.5	0.5	0.75	0.75
孔底部形状	V 形	V 形	U 形	U 形
孵育时间	30 分钟	30 分钟	60 分钟	60 分钟
细胞对照	细胞沉积呈泪滴状,倾斜时细胞向下流	细胞沉积呈泪滴状,倾斜时细胞向下流	细胞沉积呈环形	细胞沉积呈环形

（五）流感病毒红细胞凝集与红细胞凝集抑制试验操作步骤

1. RDE(受体破坏酶)处理标准参照血清
（1）1 份血清加入 4 份 RDE,混合。
（2）37℃水浴过夜(16～18 小时)。
（3）56℃水浴加热 30 分钟,灭活 RDE 残余活性。

2. 处理后血清中有无残留非特异性凝集素
（1）选用适当的微量板,从 B1～H6 中加入 25μl PBS。
（2）A1～A5 各加 50μl 处理后的血清,A6 加 50μl PBS。
（3）用多道加样器从 A1 行开始,各孔取 25μl 血清,由 A 行至 H 行进行 2 倍稀释血清。

（4）H 行各孔稀释混匀后弃去 25µl。

（5）每孔补加 25µl PBS。

（6）每孔加入 50µl 红细胞悬液，混匀。

（7）置室温（22~25℃）孵育 30~60 分钟，观察有无凝集，如出现凝集则表示血清中有残余的非特异性凝集素。该血清必须用红细胞吸附去除非特异性凝集素后才能使用。

3. 红细胞吸附去除非特异性凝集素

（1）1 体积的红细胞可以去除 20 倍体积的 RDE 处理过的血清。

（2）红细胞与血清混匀后，置 4℃ 1 小时。

（3）1200r/min 离心 10 分钟。

（4）小心吸取上清液。

（5）重复操作直至血清中的非特异性凝集素被去除。

4. 红细胞凝集试验检测待检病毒滴度

（1）据所用的红细胞种类选用适当的微量板。将微量板横向放置：垂直方向称列，如孔 A1~H1 称为第一列；平行方向称行，如 A1~A12 称为 A 行。

（2）除第一列各孔外（A1~H1），其余每孔加 50µl PBS。

（3）A1~G1 各加 100µl 标准抗原或待检病毒。H1 加 100µl PBS 作为阴性对照。

（4）用多道加样器从第一列各孔分别取 50µl 病毒液，由第一列至第十二列做 2 倍系列稀释。最后一列每孔弃去 50µl。

（5）每孔加入 50µl 红细胞悬液，轻弹微量板，使红细胞与病毒充分混合。

（6）室温孵育 30~60 分钟，观察血凝现象并记录结果。

（7）红细胞凝集以"+"记录；只有部分红细胞凝集记录为"+/-"；无凝集记录"-"。红细胞凝集滴度的判定以出现凝集的最高稀释度为终点，其稀释度的倒数即为病毒的红细胞凝集滴度。

5. 制备用于红细胞凝集抑制试验的 4 个凝集单位的抗原

（1）1 个凝集单位指能引起等量标准化的红细胞凝集的病毒量。进行红细胞凝集抑制试验时一般用 4 个凝集单位/25µl 的抗原病毒量。

（2）制备 4 个单位凝集抗原时，应计算出红细胞凝集抑制试验所需的病毒抗原的总量。如每份血清做 8 孔稀释，每孔用抗原 25µl，那么测定一份血清需 0.2ml 抗原。根据标准血清的份数计算出实验所需的病毒抗原量，然后配制抗原。

（3）计算出病毒稀释度。用病毒红细胞凝集滴度（HA 滴度）除以 8，得到的商即为 4 个血凝单位的稀释度。

（4）为了保证红细胞凝集抑制试验中抗原用量一致并准确无误，新配制的 4 个凝集单位抗原需复核滴定：取 50µl 稀释好的抗原，用等量 PBS 做 2 倍系列稀释（同病毒滴定）后加入 50µl 红细胞悬液，在室温孵育 30~60 分钟后观察凝集结果。若只有前 4 孔出现凝集，表明每 50µl 病毒含有 8 个凝集单位，该病毒稀释准确，可以用于红细胞凝集抑制试验。若第 5 孔也出现凝集，说明每 50µl 病毒含有 16 个凝集单位，该抗原必须等量稀释。若只有前 3 孔凝集，表明每 50µl 病毒仅含有 4 个凝集单位，病毒量需要加倍。此外，4 个凝集单位抗原必须每次用前新配制。

（六）红细胞凝集抑制试验注意事项

（1）血红细胞凝集抑制试验必须用 4 个凝集单位/25μl 的抗原,抗原必须新鲜配制。

（2）孵育时间准确,有些病毒引起的凝集现象因病毒从吸附的红细胞表面游离下来很快,这时应将反应板放置于 4℃,并注意观察时间。

（3）红细胞悬液的配制必须标准化。

（4）正确存放试剂,避免反复冻融及污染。

（5）冻干的试剂应按照说明溶解,保存。

第四节　H7N9 禽流感病毒分离

病毒分离培养法是实验室鉴定 H7N9 禽流感病毒的金标准。目前,H7N9 禽流感病毒的分离方法有 MDCK 细胞分离法和 SPF 鸡胚分离法。

一、MDCK 细胞分离 H7N9 禽流感病毒方法

（一）生物安全级别和生物安全规定

MDCK 细胞培养实验室生物安全级别:生物安全三级实验室,应该遵守生物安全实验室相应的生物安全规定。

（二）仪器、试剂和材料

1. 标本　呼吸道和胸腔穿刺液标本 0.5ml。

2. 培养液

（1）TPCK 处理胰酶(牛胰腺来源Ⅷ型)。

（2）HEPES 缓冲液,1mol/L 母液。

（3）D-MEM 培养基(高糖含有 L-谷氨酰胺),Hanks 液。

（4）青、链霉素母液(10 000U/ml 青霉素 G、10 000μg/ml 硫酸链霉素)。

（5）牛血清白蛋白组分Ⅴ,7.5%溶液。

（6）7.5% NaHCO$_3$ 溶液(市售的大部分培养基已经用缓冲液调节 pH 至中性,不需加入此成分,但是有的培养基则需要加入此成分,需要根据具体情况而定,如需要则按终浓度 1%加入)。

（7）细胞维持液配制:500ml D-MEM 液中加入。

1）青、链霉素母液 5ml(终浓度:100U/ml 青霉素、100μg/ml 链霉素)。

2）牛血清白蛋白组分Ⅴ 12.5ml(终浓度:0.2%)。

3）HEPES 缓冲液 12.5ml(终浓度:25mmol/L)。

（8）病毒生长液配制:每 500ml 细胞维持液中加入 0.5ml TPCK-胰酶(母液浓度为 2mg/ml),使 TPCK-胰酶的终浓度为 2μg/ml。

3. 细胞 犬肾细胞（MDCK）。

4. 仪器与耗材

（1）二级生物安全柜。

（2）高速离心机。

（3）二氧化碳培养箱。

（4）倒置生物显微镜。

（5）一次性平皿、细胞培养瓶、移液管、带滤芯 Tip 头、螺口 1.5ml 离心管、培养板（6 孔板、24 孔板）、一次性滤器及注射器。

（三）操作步骤

1. 标本的处理

（1）鼻/咽拭子标本

1）在安全柜内打开装有鼻/咽拭子管的管盖,用灭菌镊子或止血钳夹住拭子柄,搅拌数次并挤出棉拭子上的液体,在挤压过程中动作要轻柔,以防止产生气溶胶和液体溅出。

2）将标本置离心机内 4℃、2000r/min 离心 20 分钟,以去除大部分杂质。离心后,在安全柜内轻轻打开离心管,用 1ml 的 Tip 头,吸取 0.5ml 上清液接种于事先准备好的细胞。

（2）痰液

1）若痰液中含有少量黏液,可以直接按上述的方法离心后接种细胞。

2）若痰液中含有大量黏液,则需要液化后[按 1∶1 体积比加入 1% pH 7.6 的胰蛋白酶溶液,室温（约 25℃）消化 15～30 分钟],取适量标本按上述方法离心后接种细胞。

其他标本如胸腔积液、支气管肺泡灌洗液等的处理原则同上。

怀疑标本有细菌污染时,可在离心的基础上,用 0.2μm 滤器将标本过滤后使用。

2. 细胞的准备 将 MDCK 细胞传代至 6 孔板中,次日待细胞长至 75%～90% 时用作病毒分离。如果使用培养瓶或其他规格的培养板,则需要适当调整下面接种程序中培养基的量。

3. 接种程序

（1）轻轻吸出细胞生长液,用 10ml 的无菌移液管吸取 2ml Hanks 液加到细胞上,温和摇动数次,用无菌的移液管将清洗细胞的 Hanks 液移出,重复上述步骤清洗细胞 3 遍。

（2）细胞培养瓶的接种

1）用无菌的移液管吸取约 0.5ml 临床标本置于细胞培养板中,轻轻晃动数次,加入 1ml Hanks 液或病毒生长液,晃动混匀后,将培养板放于 37℃、5% CO_2 培养箱中吸附 1～2 小时,其间晃动 2 次,促进病毒均匀吸附。

2）吸出接种物,用 10ml 的无菌移液管吸取 Hanks 液分别清洗细胞 2 遍。然后加入 2ml 病毒生长液于细胞培养瓶中。放置于 37℃、5% CO_2 培养箱中培养。

3）每日观察细胞病变情况（细胞病变的特征是细胞肿胀圆化,细胞间隙增大,细胞核固缩或破裂,严重时细胞部分或全部脱落）。以 0～25% 细胞 CPE 变化为"+",26%～50% 细胞 CPE 变化为"++",51%～75% 细胞 CPE 变化为"+++",76%～100% 细胞 CPE 变化为"++++",正常细胞形态为"-"。

（3）细胞培养物的收获:当 76%～100% 细胞出现病变时进行收获,收获之前可以将细胞放于−70℃冰箱,冻融 1~2 次,以提高收获标本的病毒滴度。先温和摇动细胞瓶数次,然后用 10ml 的无菌移液管吸取病毒液置于 15ml 无菌离心管中,混匀病毒。收获的病毒液可以立即进行后续试验,或分装至冻存管中保存在−70℃冰箱中待用。

（4）红细胞凝集试验测得的血凝滴度≥1∶8 时直接进行病毒鉴定;血凝滴度<1∶8 时,应将细胞培养物继续传代,直至血凝滴度≥1∶8 时再进行病毒鉴定,如果经连续传代后血凝滴度仍<1∶8,也可以用 RT-PCR 方法鉴定分型;如没有红细胞凝集现象,继续传代 1~2 次,仍阴性者,视为病毒分离阴性。

（5）盲传:培养 7 日后仍无细胞病变时,也将培养细胞收获,按上述接种方法接种细胞,盲传 3 代后,仍无红细胞凝集现象、无细胞病变且核酸及免疫学检测阴性时认为最终分离结果为阴性。

4. 在病毒分离过程中应注意的问题

（1）分离病毒的细胞应该注意避免被支原体所污染,如有污染需要丢掉该细胞,从实验室细胞库中复苏保存在液氮中的细胞。

（2）制备的标本悬液吸附到单层细胞上:不要将标本悬液直接加在含有维持液的细胞上,要将细胞生长液先倒掉,用无菌无血清的培养基清洗单层细胞,在室温条件下,使 0.2~0.5ml 的标本先吸附到单层细胞上,吸附时轻轻摇动,防止周围层细胞干燥。然后再补足 1ml 维持液,使用这种方法可以提高分离病毒的效率,缩短 CPE 出现的时间,减少标本的毒性反应。

（3）毒性反应:如果在接种标本 1~2 日内细胞迅速出现老化,这可能是由于标本中含有毒性物质导致的非特异毒性反应,这些已接种标本的试管应在−20℃冻融后,取 0.2ml 接种到新的单层细胞上以释放存在的病毒（此时为第二代）。如果又出现毒性反应,应该取原始标本用 PBS 稀释,再次接种到同种细胞中,这次应被认为是第一次。

（4）微生物污染:由于细菌污染而造成培养液浑浊或细胞死亡,使病毒无法出现 CPE 的变化。重新取原始标本接种细胞。

（5）盲传:病毒在盲传过程中,最好选择在细胞对数生长期最旺盛时接种。每次取经反复冻融后的病毒细胞悬液 0.2ml 接种到新鲜细胞上。

（6）尽量小心以避免在接种细胞或传代时发生病毒交叉污染。不要将已接种病毒的细胞培养液倾倒掉,应该用移液管来移走液体,每一步都要更换新移液管,避免剧烈震动而产生气溶胶。

5. 对成功分离的病毒进行鉴定　成功分离的病毒需要进行红细胞凝集试验、核酸检测、免疫荧光检测等以进行鉴定。

二、鸡胚分离 H7N9 禽流感病毒方法

（一）实验材料

（1）9~11 日龄无特殊病原（SPF）鸡胚。

（2）照卵灯。

（3）70%~75% 乙醇。

（4）一次性注射器。

（5）鸡卵开孔器。

（6）融化的蜡或胶水。

（7）10ml 管和试管架。

（8）10ml 移液管。

（9）无菌镊子。

（二）人禽流感病毒的鸡胚分离程序

所有有关人禽流感病毒分离的操作都应在生物安全三级实验室的生物安全柜中进行，必须遵守生物安全规定，严格执行标准操作规程和废弃物管理规定，进入生物安全三级实验室要求遵循生物安全实验室的个人防护要求。

1. 验卵

（1）用照卵灯检测鸡胚，标记出鸡胚的气室与尿囊的界限及胚胎的位置。

（2）如果鸡胚是死胚、没有受精、有裂痕、发育不全或表面有好多渗水孔，应弃掉。

（3）判断鸡胚状态

血管：活胚血管清晰；死胚模糊，为淤血带或淤血块。

胎动：活胚明显的自然运动，但是大于 14 日的胎动则不明显；死胚无胎动。

绒毛尿囊膜发育界限：密布血管的绒毛尿囊膜与鸡胚胎的另一面形成明显的界限。

2. 鸡胚接种

（1）将鸡胚的气室朝上放置在蛋盘上，标记每个鸡胚，通常每个样本接种 10 个鸡胚。

（2）用 70%~75% 乙醇消毒鸡胚，在气室端钻孔。

（3）用注射器吸 200μl 处理过的临床标本，装上 16 号针头。

（4）鸡胚垂直放置，将 200μl 呼吸道标本注入鸡胚尿囊腔内。

（5）用同一注射器和针头将同一标本依上法接种剩余鸡胚。

（6）将针头弃于合适的生物安全装置中。

（7）用消毒过的医用胶布封口。

（8）35℃培养箱培养，进行病毒分离培养时，每日检查鸡胚生长情况，24 小时内死亡的鸡胚，认为是非特异性死亡，应弃去。

3. 鸡胚接种和收获　于培养后 24 小时、36 小时、48 小时、60 小时和 72 小时分别取两枚鸡胚收获鸡胚的尿囊液。

（1）鸡胚在收获前应 4℃过夜或至少在 4℃放置 6 小时。

（2）标记 15ml 无菌塑料管，与相应的鸡胚编号一致。用 70%~75% 的乙醇消毒鸡胚顶部。

（3）用无菌镊子撕破鸡胚气室蛋壳，推开鸡胚尿囊膜。用 10ml 吸管吸取鸡胚尿囊液，置于相应的收集管中。

（4）将鸡胚收获液 3000r/min 离心 5 分钟以去除血液和细胞。进行红细胞凝集试验（HA），HA≥8 的进行病毒鉴定。如没有红细胞凝集现在的标本，应再进行鸡胚传代 1 次。传代后 HA 滴度仍为阴性的标本，可以按有关生物安全规定进行处理。对于 HA≤8 的鸡胚分离物继续进行鸡胚传代，直至 HA≥8 时再进行病毒的鉴定。连续传代 2 次以上、HA 仍小于 8 的细胞分离物,可以采用 RT-PCR 或者 Real-Time RT-PCR 方法进行核酸检测,也可用 HI 法对 H 亚型进行鉴定。

第五节 H7N9 禽流感诊断方法的思考和启示

H7N9 禽流感标本采集对象包括人禽流感医学观察病例、疑似病例、临床诊断病例、需要进一步研究的确诊病例,以及根据需要检测的环境标本等。优先考虑的采集标本类型包括上呼吸道标本、下呼吸道标本、血清标本,如果患者有腹泻症状,应采集粪便标本,如果有脑炎症状,应采集脑脊液标本。上呼吸道标本包括咽拭子标本、鼻拭子、鼻咽拭子及鼻咽吸取物等;下呼吸道标本包括气管吸取物和肺穿刺物,患者若进行插管治疗可采集插管吸取物。目前已有部分证据证明下呼吸道标本检测 H7N9 禽流感病毒要优于上呼吸道标本(图7-1),但是在采集标本时还是要尽可能同时采集上、下呼吸道标本,因为上呼吸道标本同时也是检测其他普通流感病毒最合适的标本。

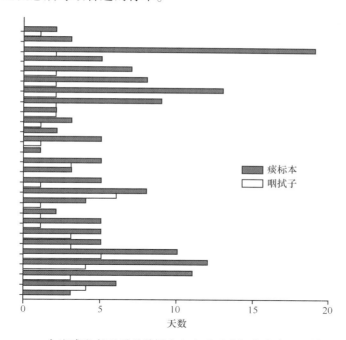

图 7-1 H7N9 禽流感患者下呼吸道标本和上呼吸道标本病毒阳性持续时间比较

目前研究人员已经初步掌握了 H7N9 禽流感病毒感染人后病毒的复制和病毒特异性抗体产生与发病时间的关系,认为呼吸道标本最佳采集时间为发病后 3 日内,但是也有可能在2 周后甚至 3 周后仍能检测到病毒。用于病毒 RNA 检测的血清标本或血浆标本应在发病后 7~9 日采集。用于病毒特异性抗体检测的血清标本需要采集急性期及恢复期双份血清。第一份血清应尽早(最好在发病后 7 日内)采集,第二份血清应在发病后 3~4 周采集。采集量为 5ml,以空腹为佳。

2014 年,有许多的人感染 H7N9 禽流感病例来自于农村等偏远地区,这给 H7N9 禽流感疫情的防控带来了更加严峻的挑战,由于农村地区卫生条件有限,缺乏开展病毒分离和核酸 PCR 检测的场所和人员,这对抗原快速检测方法的灵敏度提出了更高的要求。然而受抗原类检测试剂方法学的限制,其灵敏度普遍较核酸类试剂低。在研究中我们发现,目前市场上销售的甲型流感抗原快速检测试剂盒对 H7N9 禽流感病毒的检出率不足 50%,低于同类试剂对 H1N1 和 H3N2 的检出率。因此,提高现有甲型流感抗原快速检测方法的检测灵敏度是检测技术研发的重点。

目前,一些新的用于 H7N9 禽流感的检测技术正在研发中,如基于基因芯片和悬浮液体芯片技术平台的检测技术可以同时对 H7N9 亚型和其他不同亚型的流感病毒,甚至是不同的呼吸道病毒进行鉴别检测。环介导等温扩增反应(loop-mediated isothermal amplification,LAMP)的 PCR 技术特异性高、灵敏度高,而且操作十分简单,对仪器设备要求低,一台水浴锅或恒温箱就能实现反应,结果仅通过肉眼就可以判断,简便快捷,适合基层快速诊断。但目前这些技术还在研发中,没有得到广泛的应用。

(陈　瑜　郑书发)

第八章 对人感染 H7N9 禽流感影像学改变的评价

影像学检查是人感染 H7N9 禽流感临床诊断的重要组成部分。影像的及时诊断对于提高治愈率起重要作用。胸部影像检查对本病的诊断、鉴别诊断与治疗后随访监测具有重要的临床价值。X 线检查方便快捷,对于重症患者可以及时了解病情变化。胸部 CT 与 X 线相比可以发现更多病变,有利于评价病变的程度。高分辨率 CT(high resolution CT,HRCT)在显示间质病变及小结节病灶方面有明显优势。

第一节 H7N9 禽流感病例肺部影像学改变的特征

人感染 H7N9 禽流感病毒的患者发生肺炎时肺部出现不同范围的片状影像,与临床表现基本一致。本病进展迅速,多数患者在初次影像检查时即表现为重症肺炎。常规 X 线表现具有一定的特征:在发病 2 日内肺部即可出现小斑片状影,呈单发或多发,病变以磨玻璃密度影(ground-glass opacity,GGO)为主,可合并肺实变;片状影分布在双侧肺或主要位于一侧肺。肺部浸润实变速度快,短时间内发展为两肺弥漫性磨玻璃状阴影或肺实变阴影,并可引起全身多器官衰竭等并发症。影像学表现虽然具有一定的特征性,但没有特异性。需与危重症甲型H1N1 流感肺炎、细菌性肺炎、传染性非典型肺炎、衣原体肺炎、支原体肺炎等疾病进行鉴别。

一、H7N9 禽流感病毒直接导致的影像学改变

胸部影像学检查可以反映肺部病变的轻重情况,对于病情的分级具有指导作用,有助于病变诊疗过程中对病情进行客观评估和及早发现并发症。肺部影像正常或可见轻微局限性病变,预后良好。而肺部病变进展迅速,病变范围广泛,常合并急性呼吸窘迫综合征,其中大部分患者需进行机械通气治疗、人工膜肺支持治疗。

肺内病变的影像表现与病理机制密切相关。H7N9 病毒是肺损害的主要原因,肺泡是病毒的靶细胞,将导致肺泡上皮的直接损害,同时由此引发的大量有害炎症因子进一步加重组织损伤,导致肺组织弥漫性间质水肿及肺泡损伤,出现肺泡表面渗出黏稠液体,小支气管及细支气管可出现泡沫样渗出液及胸腔内混有大量纤维素浆液,由此导致肺部影像表现的明显变化。渗出早期影像显示斑片状模糊阴影,随着病情的进展,病变范围变大,肺间质组织受累,肺泡内含气量减少,出现肺组织实变及纤维化,影像即显示大片状致密的密度增高影,周围显示模糊不清,可出现肺段、肺叶间的大范围融合。

(一)基本影像表现

人感染 H7N9 禽流感肺炎的影像表现主要为片状磨玻璃密度影,合并范围不等的实变影。病变呈多发或单发,分布在双侧肺或主要位于一侧肺。肺部炎症影像出现早,可在发病2 日内出现;病变发展快,在 1 周内迅速加重。经及时治疗后病变范围在 5~7 日后可逐渐减

小,2 周内大部分吸收。重症患者可持续加重,并发生 ARDS,使病程延长。1 个月后肺间质病变影像表现较突出,可见多发条索状影及网格状影,见图 8-1 和图 8-2。影像表现的进一步发展变化需要长期随访观察。

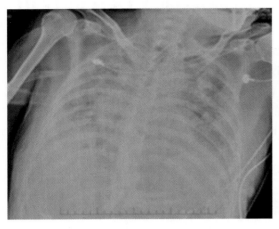

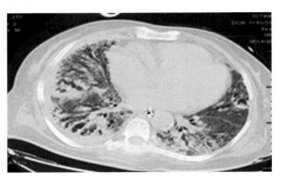

图 8-1　病程后期两肺磨玻璃样改变及纤维化广泛存在,伴节段性支气管扩张

图 8-2　病程后期两肺磨玻璃样改变及纤维化广泛存在,伴节段性支气管扩张

1. H7N9 禽流感肺炎的 CT 表现特点

(1)病变为多肺段、多肺叶分布,以单侧病变为主,范围较广泛,进展快,常累及 3 个及以上肺叶,两肺下叶最易受累。

(2)以肺实质病变为主,主要表现为 GGO 和实变,不同病例两种征象比例不同,可能与疾病轻重程度有关,当病变范围较小时,以 GGO 为主,病情较轻;相反,病变范围累及多个肺叶、实变征象所占比例增多时,一般感染严重,血氧饱和度降低,甚至造成呼吸衰竭。

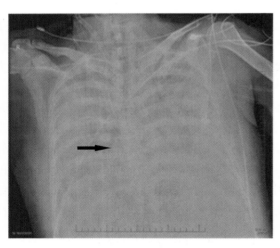

图 8-3　两肺广泛均匀密度增高,可见空气支气管征(粗箭头),提示两肺广泛渗出及实变

(3)GGO 和实变肺内常见充气支气管征。

(4)肺间质改变主要表现为肺小叶间隔增厚。

(5)胸腔积液可在一定程度上提示疾病的严重程度:当无胸腔积液时为轻症感染,出现两侧胸腔积液时提示病情较严重。

(6)纵隔淋巴结肿大少见。

2. H7N9 禽流感肺炎的 X 线表现特点　两肺透亮度不同程度地减低,呈大片模糊影,密度不均匀,边缘清晰或模糊,可见充气支气管征,见图 8-3。影像学变化与临床症状和体征发展基本一致,胸部 X 线检查在病变监测和疗效评价中起到了重要作用。

(二)病程分期及各期影像特点

人感染 H7N9 禽流感肺炎主要表现为肺内片状 GGO 或实变影,边缘模糊,病变内可见空气支气管征。发病初期多表现为单个肺段或肺叶性分布的 GGO 或实变灶,多不跨越叶间裂,内有明显的空气支气管征。病理机制可能类似于其他病毒性肺炎,以肺泡内渗出为主要病理基础,肺实质和肺间质受累同时发生,但早期肺泡内渗出较明显,掩盖了肺间质,待肺泡渗出病灶部分吸收后则显示出条索状、网格状及蜂窝状影。病变迅速进展至两肺多发或弥漫分布,甚至呈"白肺"改变。胸腔积液较少见,无纵隔及肺门淋巴结肿大。

根据 H7N9 禽流感肺炎的演变过程及影像学表现可将其划分为四个阶段:①早期,<3 日;②进展期,3~6 日;③吸收期,7~15 日;④稳定期,>15 日。进展期的病死率最高。

1. 早期　90% 患者表现为局灶性片状影,实变或 GGO,可先后出现单发及多发小片状影,右肺及外周分布多见。此外,还包括中心结节;间质性病变表现为线网状影、胸膜下弧线影等。

2. 进展期　病变加重,早期小片状影可在 3~7 日内变为大片、多发或弥漫性病变,可见空气支气管征。重症患者病变进展迅速,数日甚至仅 1 日内肺内病灶就有变化。病变由单侧肺发展到双侧肺,由 1 个肺野发展到多个肺野,GGO 向实变影发展。CT 表现仍以肺实变影最为常见,多发弥漫分布,各种形态的病变可同时存在。

3. 稳定期　病变以肺实质与间质改变并存,肺泡炎性改变相对吸收较快,间质损伤表现为间质水肿、增生及早期纤维化,因此病灶吸收相对较慢。

4. 恢复期　主要以肺间质改变为主,表现为条索影、网格状影、小叶间隔增厚及胸膜下弧线影等。

病例一(图 8-4)

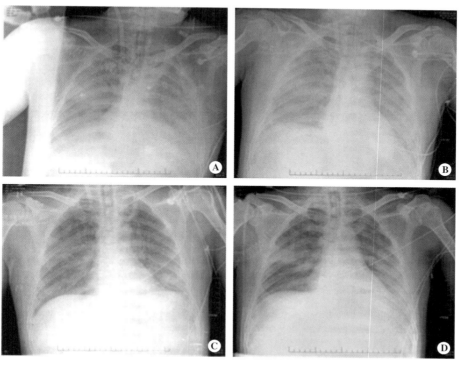

图 8-4　患者系列床边胸部 X 线片对比,起病第 8 日、第 10 日、第 11 日及第 14 日的 4 次床边胸部 X 线片显示
A. 病变早期右中上肺及左中下肺弥漫性渗出,边缘有不清;B. 2 日后复查两肺渗出变明显,范围扩大,中央区密度增高;C. 3 日后复查两肺渗出开始吸收,透亮度增高;D. 6 日后肺部充气进一步明显,右肺上叶前段呈部分节段性密度增高,提示需预防继发性感染

病例二（图 8-5 和图 8-6）

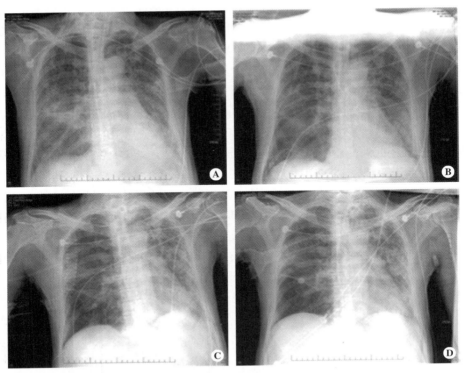

图 8-5　患者系列床边胸部 X 线对照片,起病第 15 日、第 20 日、第 28 日及第 33 日的 4 次
床边胸部 X 线片对比

右肺特别是中叶肺渗出与实变明显吸收,左肺网格样改变明显,提示存在肺间质性改变,此可
能提示病程进入较缓慢的恢复期

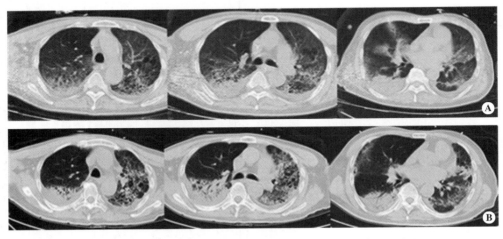

图 8-6　同一病例入院生命体征平稳时两侧 CT 检查同层面对比

A. 起病第 16 日;B. 起病第 27 日。对比显示左肺间质性改变加重,呈广泛 GGO,经治疗后右肺实变减轻,中上叶部分
渗出性病变吸收,气道均显示通畅,与胸部 X 线表现一致,但细节改变显示得更清晰

病例三（图 8-7）

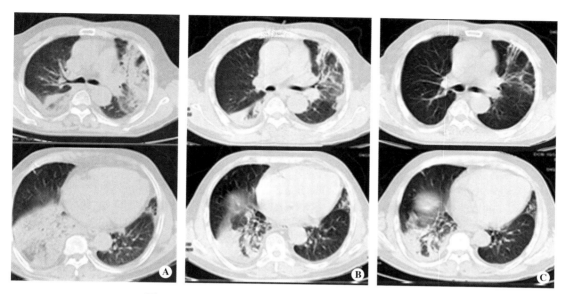

图 8-7　患者起病第 9 日、第 13 日及第 20 日 CT 对比

A. 起病第 9 日入院 CT 检查示左上叶及右下叶大片 GGO 及实变，可见充气支气管征；B. 治疗 4 日后复查上述病变明显吸收好转；C. 治疗 11 日后复查左上叶病灶进一步吸收，仅显示部分纤维灶，右下叶实变也有吸收好转，呈持续恢复中

（三）不同病情患者的影像表现

1. 轻型患者　轻型患者临床症状多较轻。临床表现类似于普通感冒，常在发热门诊就诊时根据血常规及病毒检测发现。肺部病变以肺间质改变为主，病变多分布在肺野外周、下肺等胸膜下肺区，以双肺周边区域为主，胸部 X 线显示以两肺中下野分布为主的斑片状实变密度不均匀。CT 上表现为多个小叶或单个小叶片状 GGO 和（或）实变影，以叶、段分布为主，有的呈网格状表现、地图样改变及碎石征象，边缘较模糊，密度不均，实变影中可见空气支气管征，且含气支气管管壁稍呈波浪状牵拉改变，延伸至胸膜下。由于病变尚未完全累及周边支气管上皮及血管内皮，其内血管纹理常清晰可见。如治疗及时，病灶吸收快，病程早期患者呼吸功能即得到明显改善，见图 8-8 和图 8-9。

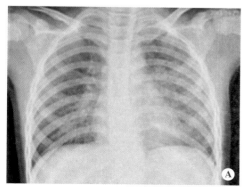

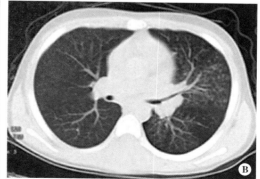

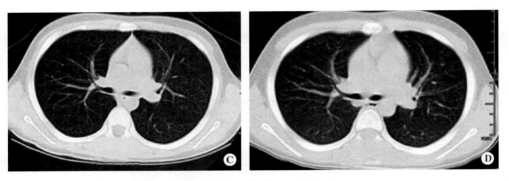

图 8-8　胸部 X 线及 CT 图像对比

A. 起病第 8 日胸部 X 线片示左中肺野小片密度增高影，边缘模糊；B. 同期 CT 扫描显示左肺上叶舌上段
及左下叶背段支气管血管纹理模糊，散在小片状淡薄密度增高影；C. 起病后 15 日复查胸部 CT 显示左肺
病灶明显吸收；D. 起病 23 日复查 CT 显示，左肺病变完全吸收，患者痊愈出院

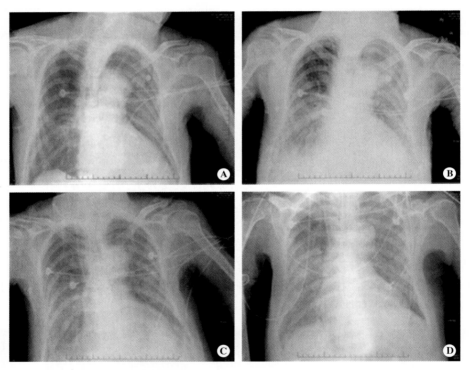

图 8-9　系列床边胸部 X 线片对照，起病第 6 日、第 7 日、第 9 日及第 10 日胸部 X 线片显示

A. 体位欠对称，系列胸部 X 线片均可见左上肺渗出灶及两下肺渗出性改变；B. 渗出性改变最为明显，变化较快；C、D. D
中左上肺及两下肺病变已经明显吸收，右中肺见片状均匀密度增高影较 C 略明显，需警惕肺内继发感染，仍应密切随访

2. 进展期患者　如早期病毒感染未被发现并得到适当治疗，患者临床症状开始进展，即在以磨玻璃影为主的间质性病变的基础上合并实质性病变。磨玻璃影可分布于实变影周围，也可出现于实变影中央。部分实变影中显示空气储留征，表现为小圆形透亮影。病变多同时累及外周及中轴间质，常不伴纵隔及肺门淋巴结明显肿大，除非存在基础性病变。此时双侧少量胸腔积液也开始出现。该阶段实变影多呈局灶性，与广泛的磨玻璃影交错分布，且

密度更高,实变区密度较均匀。分布仍以中下肺多见,沿支气管周围呈多灶性或弥漫性分布。此时,肺部病变可能已累及支气管及血管,X 线片或 CT 平扫其内常看不到血管纹理,见图 8-10。进展期病变可能与 H7N9 禽流感病毒的侵袭力较高和患者年龄较大有一定关系。

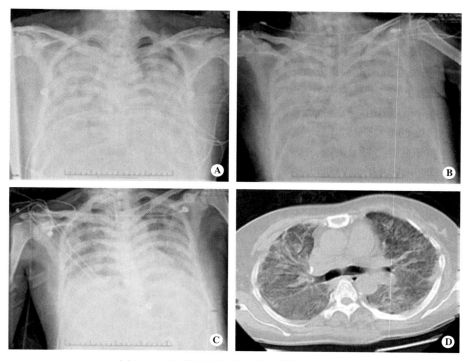

图 8-10　患者系列胸部 X 线对照及 CT 图像

A. 症状出现第 7 日即呈现两肺弥漫性密度增高影;B. 至病程第 20 日两肺实变进一步加重,支气管充气征象更为明显;
C. 至病程第 39 日透亮度有所恢复,但患者呼吸功能仍未能好转;D. 病程第 39 日 CT 显示两肺广泛间质性改变(GGO),
肺内纤维化不明显

3. 重症和危重症患者　由于诸多因素的影响,进展期患者仍无法得到有效控制时,病程或可快速进入重症和危重症状态。此时,患者原有多发大小不等的磨玻璃阴影和实变影快速互相融合成大片密度增高影,表现为原有肺段实变范围扩大融合成片,或在原有实变外围新出现更大范围的细网状影,伴磨玻璃样渗出。

重症患者进展期及临终期的影像表现及演变过程特点如下(图 8-11～图 8-13):

(1)患者出现呼吸衰竭时,表现为双肺中下野中外带分布为主的磨玻璃样高密度模糊影,伴有片状实变影,可见空气支气管征;经复查,实变影逐步增多。

(2)禽流感病毒侵犯肺组织呈广泛性,表现为多肺野分布的渗出灶,临终期表现为两肺弥漫分布,两侧肺野内中带可见大片状密度增高阴影,密度以肺门区为最深,外带主要表现磨玻璃样高密度影,呈现"蝶翼状"高密度影及大面积"白肺"表现,这是典型 ARDS 的影像表现。

(3)重型患者病情发展迅速,可很快发展为 ARDS,影像表现变化快,主要表现在两肺中下野中外带,随后向其他肺野侵犯,表现为全肺叶受累,经积极治疗,肺部局部病灶可稍有吸收,但随着病程进展,患者的整体影像表现呈进展型,病灶范围继续扩大。

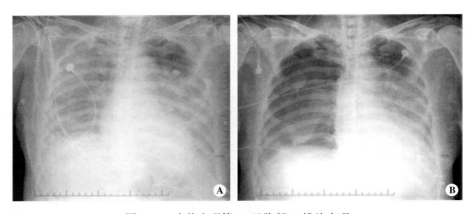

图 8-11　症状出现第 10 日胸部 X 线片表现

A. 两肺均匀密度增高影,提示除左上肺野外两肺广泛渗出及实变;B. 右肺野透亮度增高,外带见无肺纹理区及
压缩肺缘,纵隔左移,提示右侧气胸

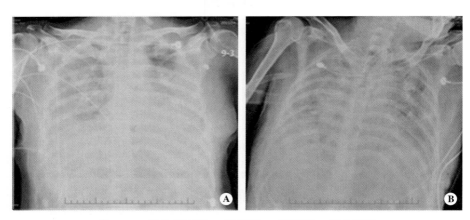

图 8-12　症状出现第 16 日和第 56 日胸部 X 线片表现

A. 同一病例,两肺密度进一步增高,密度不均匀,原左上肺野透亮区范围缩小;B. 第 56 日治疗后两肺密度仍
广泛不均匀增高,局限性透亮区不均匀分布,提示肺组织广泛纤维化与实变

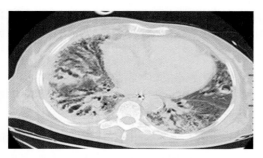

图 8-13　病状出现第 54 日,两肺磨玻璃改变及
纤维化广泛存在,伴节段性支气管扩张

（4）肺实质及肺间质受累同时存在,类似病毒性肺炎的表现。

（5）可累及胸膜,表现为胸膜增厚和少量胸腔积液。

（6）重症患者免疫功能差,后期可继发细菌和真菌感染。

综合以上影像表现,人感染 H7N9 禽流感病毒的患者发生肺炎时肺部出现不同范围的片状影像,病变以磨玻璃影为主,可合并肺实变,与临床表现基本一致。变化迅速是其重要的影像特征,最快可在 1~2 日内病变范围增加至 50% 以上。需要注意的是,多数患者在初次影像检查时即表现为重症肺炎。影像学检查有助于提高对人感染 H7N9 禽流感的临床诊断及鉴别诊断水平,并有助于掌握病情的变化情况。

二、H7N9 禽流感病例继发感染的影像学改变

人感染 H7N9 禽流感病毒嗜肺、嗜心脏趋势较明显,部分缺乏基础免疫力的人群感染后出现过度免疫反应,从而合并细菌、真菌等感染,病情进展迅速,发展成重症及危重症,甚至死亡。人感染 H7N9 禽流感的并发症是影响预后的重要因素。在治疗过程中除使用药物外,气管切开、气管插管等措施对流感肺炎的治疗非常重要,人工肝、人工肺等早期干预治疗已经为我们提供了重危症患者处理的成功经验。但在抢救过程中常常面临诸多并发症的发生,例如,脑、心、肝、肾的损害;肺部耐药菌感染、肺纤维化、气胸、纵隔及皮下气肿,甚至脓胸形成。这些并发症或相关气管功能损害甚至衰竭也可能需要通过影像学检查提供评估资料。

1. 重症肺炎　多数患者在初次影像检查时即表现为重症肺炎,或在发病后短期(较快者在3~6日)内迅速进展为重症肺炎。胸部影像表现符合以下一项时,提示为重症肺炎:①片状影像范围超过3个肺野;②病变范围扩展迅速,1~2日内增加50%以上。肺内实变影所占比例明显增大或病变总体密度增高,表明肺泡病变严重。胸腔积液在重症患者较多见,对重症肺炎具有提示作用,多为双侧胸腔的少量液体。高龄及合并基础疾病是进展为重症肺炎的重要原因。重症患者有的在3~6日内即死亡。肺内原有的疾病可使影像表现复杂,如广泛的小叶中心肺气肿和肺间质纤维化等。

2. ARDS　当胸部出现下列影像表现时提示为 ARDS:两肺病变范围占整个肺野的50%以上,或肺内实变影增大,可观察到病变越过叶间裂蔓延至邻近肺叶的现象,胸部 X 线或 CT 片呈现为“白肺”,即两肺出现广泛实变影像。在常规仰卧位 CT 检查时,ARDS 的肺实变影一般位于肺部的背侧,磨玻璃密度影多偏向腹侧,肺含气部分则位于腹侧。此时 CT 更能正确反映肺内与肺外情况,由于患者常需生命体征支持治疗,故卧位床边胸部 X 线检查不能很好地反映胸腔积液的变化,如无法输送进行 CT 检查,床边超声检查有助于胸腔积液的诊断和治疗。

3. 气胸或纵隔气肿　气胸或纵隔气肿是另一类较为常见的并发症,其影像学表现:胸部 X 线片显示纵隔气肿为位于心脏和气管旁软组织阴影之间的纵行气体带;CT 显示为纵隔间隙内的气体影,可沿颈部、胸部皮下弥散,产生皮下气肿。气胸的胸部 X 线表现为肺外带的无肺纹理透亮影,肺组织压缩,肺纹理聚集,需要注意的是重危症患者常摄取床边胸部 X 线片,由于体位及摄片质量的关系少量气胸常不能被发现,胸部 X 线片复查过程中需密切关注肺尖有无密度减低改变。

4. 合并肺部感染　肺部合并感染影像上常表现为原有实变影无法吸收,或在实变的基础上出现不规则虫食样改变,当出现上述改变时常需进一步结合临床表现,必要时行病原学检测。

虽然人感染 H7N9 禽流感病毒性肺炎早期表现为初级病毒性肺炎,但随着病情的进展或病程的迁延,治疗上激素及机械通气的应用,使合并感染的机会增加。同时,儿童、老年人及患有肺部基础疾病的患者是合并细菌感染的高危人群,流感病毒性肺炎合并细菌感染是导致流感病例死亡的重要原因。胸部 X 线或 CT 检查可见双肺叶一处或多处肺段实变影,

如患者病情进展,病变肺段范围增大,发生融合可形成一叶或多叶,甚至呈全肺叶实变改变及 ARDS 的"白肺"样改变。肺泡间隔增宽,斑片状或结节状磨玻璃阴影伴或不伴实变影是病毒性肺炎的典型表现,而病灶周围的磨玻璃样阴影伴分布在两中下肺肺叶的实变影则是病毒性肺炎的基础上合并细菌感染的征象。

X 线及 CT 扫描是诊断肺部真菌感染的重要手段。

(1) 肺隐球菌感染 X 线表现:①肺局限性小斑片或大片状肺实质浸润;②肺局限的孤立或多个结节影,直径>0.5cm,一般为 2~10cm,其内可见到支气管征;③双肺弥漫性病变,肺实质为粟粒状、小结节状浸润阴影或肺间质为网状结节影;④炎症浸润病变,可呈小斑片状,肺段性或叶性分布,也可伴有空洞、纤维化;⑤多种征象混合存在。CT 主要表现:①支气管浸润性实变,多为局限浸润性实变,病灶呈大小不等、形态各异、单发或多发的浸润性病变,可为小条片状、团片状或一肺叶、多肺叶病变,边界较模糊,密度不均,可见支气管气像或空泡征,部分可见坏死空洞;②肺部大小不等的肿块或结节,直径为 0.5~6cm,边界多较清楚,形态不规则,可有分叶及毛刺,40% 病灶表现为"晕征";③弥漫混合病变,表现为结节、斑片、团块、大叶实片,有较大的诊断价值。

(2) 肺曲菌感染 X 线片表现多种多样:①肺炎型;②支气管肺炎型;③肺脓肿型;④炎症肿块型;⑤胸膜炎型。CT 扫描可以很好地发现细微结构,可为曲菌球、肺实变及空洞等,曲菌球为其特征性表现,肿块近边缘可见"新月形"透亮带,或圆弧线状"日环食征"。团块状病灶出现"新月征",特别是能随体位改变的"洞中球征"时,则强烈提示有可能为以"曲菌球型"为表现的曲菌病。

(3) 肺部普通真菌感染 X 线、CT 片表现为结节、肿块及片状浸润病灶,多是两肺多发病灶,表现不具特异性。此类患者应结合病史、临床表现及影像动态随访,不易误诊。

人感染 H7N9 禽流感病毒性肺炎的高危人群,如患有慢性支气管炎、肺气肿、肺心病及哮喘等慢性肺部疾病,不但以上原有基础疾病加重,而且会因肺段或肺叶的炎症病变而加重肺动脉高压,导致心功能不全,甚至心衰,同时两肺发生淤血等病变;如患有肾脏、心血管等基础疾病的同时再合并肺炎,原有基础疾病进一步加重,出现肾衰竭或心衰竭等病变,胸部影像学显示肺水肿、肺淤血等改变。

第二节　H7N9 禽流感病例肺部影像学改变与其他流感病毒病例之间的异同点

H7N9 禽流感肺炎具有一定的影像学特征,主要表现为以一侧肺为主、多肺叶受累的广泛 GGO 和实变,常见充气支气管征,可伴有小叶间隔增厚,两下肺叶最易受累;当两肺广泛受累或伴有胸腔积液时提示病情严重,后期可进展为重症肺炎和 ARDS。X 线和 CT 检查对本病的诊断、病情监测和判断疗效有重要作用。

人感染 H7N9 禽流感病毒性肺炎在影像学表现上既有特殊性又有普遍性,需与甲型 H1N1 流感肺炎、SARS、其他流感病毒所致的肺炎及一般病毒性肺炎等相鉴别。

1. 甲型 H1N1 流感肺炎　甲型 H1N1 流感和 SARS 早期表现以胸膜下或支气管树周围分布的 GGO 病灶为主,病变进展后发展为广泛的肺泡实变,而人感染 H7N9 禽流感早期主要表现为单个肺段或肺叶渗出改变,无上述分布特点。本病与人感染高致病性 H5N1 禽流感在影像学上难以区分,都表现为肺段、肺叶性实变,且进展迅速,确诊有赖于病毒分离及检测。

H7N9 病毒性肺炎胸部 CT 表现:两肺同时受累多见,并且以两下肺病变为主,多累及 3 个以上肺叶;以磨玻璃样改变为主并实变,结节影及索条影较为少见。实变范围较广泛,常为多灶性改变;弥漫性磨玻璃样改变分布范围广,欠均匀,常与实变分界不清,病灶内多出现空气支气管征;病变范围内小叶间隔增厚明显,但较为均匀;胸腔积液及纵隔淋巴结肿大可出现。H1N1 禽流感肺炎以多灶性改变为主,以片状磨玻璃改变及实变为主要的特征性改变,伴小叶间隔增厚,病变主要分布于两肺下叶,上肺病变多以内、中带分布为主,病变内多出现空气支气管征,胸腔积液及淋巴结肿大很少见,树芽征基本不出现。

H1N1 及 H7N9 重症感染患者的胸部 CT 影像表现比较:H7N9 与 H1N1 重症患者,都以两下肺病变为主,以磨玻璃样改变及实变为主要表现,但 H7N9 病变累及的肺叶面积更为广泛,胸腔积液及实变更为常见,且 60 岁以上男性多见。两种病变均以弥漫性肺内病变为主,结节均少见,常见空气支气管征及小叶间隔增厚。

如果中老年男性出现多肺叶病变,并且早期出现病毒性肺炎改变,并伴胸腔积液、淋巴结肿大及胸膜增厚等征象,在影像改变上更倾向于 H7N9 感染,应及早行核酸检测,尽早确定诊断,及时进行治疗。

2. SARS　SARS 患者胸部 CT 亦表现为 GGO 和肺实变。病变进展快,约 50% 累及两侧肺,以中下肺叶受累常见,主要分布于肺周;高分辨率 CT 上可见小叶间隔增厚,呈碎铺路石样改变,伴有细支气管扩张和少量胸腔积液。但是,肺纹理增多常见,且肺部病变情况在以激素为主的治疗过程中变化迅速,病变分布及形态常呈游走性改变。H7N9 禽流感肺炎与之类似,但间质改变没有 SARS 明显,病变范围更大,无肺周分布为主的特征。

3. 其他病毒性肺炎　其他病毒性肺炎病变主要累及支气管和血管周围、肺泡壁、肺泡间隔、小叶间隔等肺间质,出现间质水肿、出血、炎性物质渗出,但很少累及肺泡。影像学显示双肺网格状阴影,肺纹理模糊、增粗,病情严重者可在中下肺表现广泛性结节影,是肺间质性肺炎的主要表现,而肺实变影较少见。但人感染 H7N9 禽流感病毒所形成的肺部炎症可累及肺间质,由于淋巴结浸润和水肿,可部分或完全阻塞病变处的支气管,而出现肺段或肺叶的肺不张及肺气肿改变。肺部影像学则以磨玻璃阴影、实变影、磨玻璃影夹杂多灶性实变影的混合型阴影为主要特点,病变主要分布于肺部外缘。

4. 肺炎链球菌肺炎　H7N9 禽流感肺炎虽具有大叶性肺炎样的改变,但是与肺炎链球菌感染引起的大叶性肺炎等具有差别。大叶性肺炎多表现为某一叶或段的实变影,右肺常见,病变较局限,实变较明显,磨玻璃样阴影相对少见,很少发生两肺或一侧肺弥漫性病变。病变进展速度较慢。而 H7N9 禽流感肺炎累及多个肺叶,范围更广泛,进展迅速,GGO 常见。

5. 过敏性肺炎　过敏性肺炎是多种致敏原引起的肺部变态反应性疾病,早期 CT 显示肺间质性病变,可出现广泛结节影或磨玻璃影中夹杂囊性透亮区,以双肺中底部常见,此外肺门及纵隔淋巴结肿大为常见特点。

6. 干酪性肺炎　干酪样肺炎也表现为大片状实变区,但其密度同样较高,且不均匀,常伴有空洞和淋巴结肿大,临床有结核菌感染相关的低热、乏力、盗汗等症状。

7. 支原体肺炎　支原体肺炎常表现为小叶中心性磨玻璃样或实变,可发展到段或叶的实变,呈扇形分布。儿童相对多见,CT 上常表现为网状、斑片状间质病变,肺门常受累,可出现胸膜及胸腔积液。

8. 衣原体肺炎 衣原体肺炎无特异性,表现为单侧或双侧肺部肺下叶片状阴影和网格状阴影,多为局限性,发展较慢,游走性较强。

人感染 H7N9 禽流感的影像表现多样,缺乏特异性。胸部影像检查的重要价值在于显示有无病变、病变范围和动态变化,对于临床判断患者病情非常重要。鉴别诊断主要依靠病原学检查。

第三节 人感染 H7N9 禽流感影像学特点的思考与启示

本次人感染 H7N9 禽流感为全球首发,由于本病可引起严重的呼吸系统疾病,病变进展快,不易控制,病死率较高,可在短期内导致死亡,早期诊断与治疗是关键。

从浙江大学医学院附属第一医院收治的早期患者的影像表现来看,胸部 CT 检查显示的病灶均以磨玻璃影为主,普通 X 线检查常显示模糊或无法显示,但复查进展快速,范围明显扩大或出现跨叶的多中心性磨玻璃影,其中后者的出现可能对临床诊断更有帮助。如治疗及时,多于治疗后 3 日左右明显吸收。

从重症患者的影像表现来看,两肺同时受累多见,并且以两中下肺病变为主,多累及 2 个以上肺叶;以磨玻璃样改变为主并实变,常呈现充气支气管征,结节影及索条影较为少见。大片磨玻璃影的出现可能是导致患者呼吸困难的主要因素。此时病变主要分布于两中下肺,或以中下肺为主向两上肺累及,以磨玻璃样改变及实变为主要表现,累及广泛的肺叶,同时伴随胸腔积液。治疗过程中两肺范围内病灶的影像表现多变,吸收、进展交替出现,当 CT 显示肺内大片磨玻璃影范围缩小时常伴随呼吸症状的改善。此外,肺内病灶的吸收滞后于临床的好转及咽拭子 H7N9 核酸转阴。

肺部继发感染作为治疗过程中的并发症也较为常见,与机体免疫功能下降和正常菌群紊乱有关。当原先肺实变区出现空洞及不规则密度改变时,结合临床感染征象应考虑存在合并细菌或真菌感染的可能,此时需结合血培养、痰培养等检查。

气胸、纵隔和皮下气肿常出现在危重症患者需要使用气管插管、呼吸机人工辅助通气等有创辅助呼吸时。床边胸部 X 线复查随访有助于早期发现与控制。

影像与临床的联系:H7N9 禽流感肺炎影像严重程度与临床表现基本一致,但是老年人和有基础疾病的患者临床与影像严重程度可能不一致,临床表现可以重于胸部影像表现。

胸部影像学在检查方法上可依据病情选择,因人感染 H7N9 禽流感患者大多数临床症状较轻,胸部 X 线是基本的检查方法。但是对于高危人群、重症及危重症患者来说,CT 检查更易精确地反映病变情况,尤其是肺部较小的低密度病灶、合并胸腔积液以及肺门、纵隔淋巴结肿大等。但是对于发生 ARDS 后应用机械通气的患者,可行床旁胸部 X 线检查以观察机械通气的治疗效果,及时发现及预防呼吸机通气所造成的并发症,如急性肺损伤等。

总之,胸部影像学不但是诊断人感染 H7N9 禽流感的重要依据,而且是监测病情变化、及早发现并发症、评价治疗效果及预后的重要手段。胸部影像学可反映肺部病变的轻重、发展及变化情况,对于病情的分级、治疗措施的制定有重要的指导意义。

(阮凌翔　张景峰)

第四节　超声在 H7N9 禽流感中的运用

H7N9 禽流感患者需隔离治疗,病情瞬息万变,超声由于其便捷、无辐射的特点,在 H7N9 禽流感患者诊治中应用广泛,为临床诊断和治疗提供了有力的依据。

一、超声在 H7N9 禽流感患者腹部脏器检查中的应用

可以对 H7N9 患者原有肝脏及肾脏的基础病变进行超声检查。在 H7N9 患者发展为多器官衰竭之前,肝脏、肾脏等实质脏器的超声改变无特殊诊断意义。随着病情的逐步发展,超声检查对于多器官衰竭引起的肝脏和肾脏改变,有了一定的诊断价值。

（1）仪器应用实时超声彩色多普勒显像仪,凸阵探头,常用探头频率为 3~5MHz。

（2）体位及探查方法:对于可自由活动及危重症患者进行床旁检查时,以尽可能扫描到清晰图像进行各项检测的体位和切面即可。

（3）各腹部脏器的超声表现

1）肝脏超声声像图表现:肝脏外形可正常或增大,回声可均匀或不均匀,肝内管道结构清晰,门静脉系统血流灌注相对减少,血流速度减慢。肝静脉管径可正常或变细,血流速度减慢。

2）肾脏超声声像图表现:肾脏外形饱满或增大,肾实质回声增强,皮质与髓质界限欠清,肾脏血流灌注相对减少,各级动脉血流速度减低,阻力指数及搏动指数增高。

3）积液于腹腔、盆腔时可探及少量至中等量游离液性暗区。

二、超声在 H7N9 禽流感患者肺部检查中的应用

对于肺部疾病的诊断,长期以来主要依赖胸部 X 线和 CT 检查,超声检查一直被认为是肺部疾病诊断的"禁区"。近年来,随着研究的深入和认识的提高,我们发现超声对于诊断肺部疾病具有很高的敏感性和特异性。

H7N9 禽流感临床主要表现为典型的病毒性肺炎,患者主要症状为急性呼吸道感染,因此对于肺的检查在诊断和治疗 H7N9 患者中就显得非常重要。临床上常规采用的方法是 X 线和 CT 对患者的肺部进行检查,但是床旁 X 线的敏感性较低、搬运重症患者到 CT 室存在一定的风险,因此肺超声对 H7N9 患者的床旁评估显得特别有价值。另外,肺超声已经广泛地应用于胸腔积液的诊断及治疗。

超声波无法穿透充满气体的肺脏和骨性胸廓对声波的反射使得胸膜下正常肺实质无法显像,因此肺部的检查一直被认为是超声的禁区。然而,当肺部的肺泡受损、肺间质充气、肺脏中的含水量发生改变时可以产生一些超声的影像,这使得肺部的超声检查成为可能。超声在肺部渗出性病变的鉴别诊断方面有较大的应用价值。

临床上,H7N9 患者经胸廓肺超声检查主要采取仰卧位,用低频线性或凸性探头以肝、脾作透声窗定位膈肌并观察肺底部,正常肺部的超声(图 8-14)可显示多条与胸膜线平行的高回声伪影,即为 A 线;异常肺部超声(图 8-15)可探及多条垂直于胸膜线的高回声线,即 B

线。在对 H7N9 患者肺部进行超声检查时发现，H7N9 患者存在多条 B 线，且 B 线的数量与肺通气损失程度有关，其回声强度随吸气运动增加。随着病情的转归，B 线逐步消失。同时与 CT 对比发现，B 线在反映肺部实变上的敏感性较高。

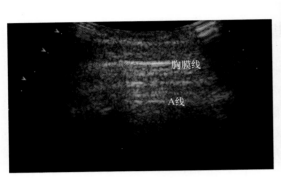

图 8-14　正常肺部的超声影像

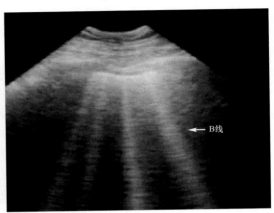

图 8-15　肺实变患者的超声影像

总之，肺超声检查可方便、实时、动态地观察 H7N9 患者的病情变化，与传统放射学检查相比，具有得到信息的时间短、费用低且无放射线暴露等优点，因此具有一定的临床意义，值得不断探索。

三、超声心动图在 H7N9 禽流感患者中的应用

（一）超声心动图评估心血管系统的基础疾病

H7N9 禽流感患者入院后即进行超声心动图检查，影像资料与数据存储，疾病进展过程中多次做超声心动图检查，观察心血管系统的变化，为疾病的诊断及治疗提供依据。

H7N9 禽流感患者，尤其是重症患者，合并基础疾病的比例较高。其中，合并有心血管系统疾病的患者常进展为重症患者，治疗也较为困难。超声心动图可用于对陈旧性心肌梗死、心脏瓣膜病、心肌病等各类心脏病进行诊断与评估。

（二）H7N9 禽流感患者心血管系统的改变

H7N9 禽流感患者的病毒性肺炎进展快，肺部实变程度高，危重症常合并 ARDS。肺部的实变及呼吸窘迫导致肺动脉高压及右心衰竭。另外，由于病毒感染及炎症反应的影响，心肌存在不同程度的受损，超声心动图可密切观察有无心包积液、心肌炎、急性心肌梗死、心力衰竭等心血管系统的并发症。

在 H7N9 禽流感患者中（图 8-16），左心室射血分数（LVEF）、左心室做功指数（LV-Tei）、左心房及左心室的大小没有显著性改变。重症患者的右心房、右心室显著增大，右心室做功指数（RV-Tei）显著减低，下腔静脉变异度显著减低。H7N9 禽流感患者的肺动脉收缩压显著增高，并且在病毒转阴之后，肺动脉收缩压维持高压，只有肺实变程度显著减低之后才会逐步降低。

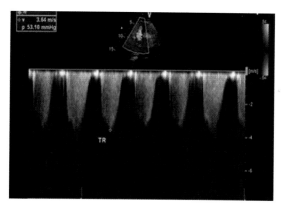

图 8-16　超声心动图显示 H7N9 禽流感患者的三尖瓣反流峰值
流速约为 3.64m/s,估测肺动脉收缩压约为 63.10mmHg

四、超声在 H7N9 禽流感患者体外膜氧合治疗中的应用

体外膜氧合治疗(EMCO)在 H7N9 禽流感重症患者的治疗中发挥着重要作用。超声用于置管时的引导(图 8-17),确保上、下腔静脉插管位置的准确;查找有无插管过程中导致的血管周围血肿等并发症;在 EMCO 治疗过程中,每日观察颈部血管、下腔静脉、右心房有无云雾状自发显影或新鲜血栓形成,以调整抗凝剂的剂量。

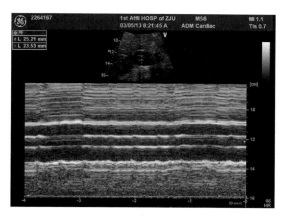

图 8-17　M 型超声心动图显示 H7N9 禽流感患者下腔静脉增宽,变异度减低,下腔静脉内见置管回声

(蒋天安　成　艳)

参 考 文 献

韩树高, 王丽华, 张敏鸣, 等.2013. 三例人感染 H7N9 禽流感重症患者的影像表现. 中华放射学杂志, 47(9):852,853.

胡粟, 胡春洪, 周小飞, 等.2013. 人感染 H7N9 禽流感的胸部影像特点. 中华放射学杂志, 47(9):775-777.

李宏军, 李宁. 甲型 H1N1 流感影像学:基础与临床. 北京:清华大学出版社.

刘万花, 江静.2013. 人感染 H7N9 禽流感死亡病例胸部影像表现及文献综述. 中华放射学杂志, 47(9):828-829.

马大庆.2013. 充分认识人感染 H7N9 禽流感肺炎的影像表现和影像诊断价值. 中华放射学杂志, 47(9):773,774.

马倩，张志勇，袁敏，等．2013．人感染 H7N9 禽流感与 H1N1 重症病毒性肺炎的 CT 影像比较．中华放射学杂志，47（9）：830-831．

马倩，张志勇，袁敏，等．2013．上海市首例人感染 H7N9 禽流感成人康复患者影像表现．中华放射学杂志，47（9）：854．

倪云龙，赵志新，崔凤，等．2013．人感染 H7N9 禽流感的胸部影像表现．中华放射学杂志，47（9）：783-785．

宋传涛，王兆华．2013．人感染 H7N9 禽流感胸部影像学表现：2 例报告并文献复习．医学影像学杂志，23（9）：1399-1402．

童照威，王伟洪，李盛利，等．2013．人感染 H7N9 禽流感临床特征及影像学分析．中华放射学杂志，47（9）：834,835．

汪洋，周竹萍，张英炜，等．2013．人感染 H7N9 禽流感的临床与影像学特征．中华放射学杂志，47（9）：780-782．

王青乐，施裕新，张志勇，等．2013．新型重组禽流感病毒（H7N9）性肺炎的影像学初步观察．中华放射学杂志，47（6）：505-508．

周粟，张志勇，施裕新，等．2013．人感染 H7N9 禽流感重症死亡病例的临床与胸部影像表现．中华放射学杂志，47（9）：832-833．

Brown SM，Pittman J，Miller Lii RR，et al. 2011. Right and left heart failure in severe H1N1 influenza A infection. Eur Respir J，37（1）：112-118.

Fagnoul D，Pasquier P，Bodson L，et al. 2013. Myocardial dysfunction during H1N1 influenza infection. Journal of Critical Care，28（4）：321-327.

Gargani L. 2011. Lung ultrasound：a new tool for the cardiologist. Cardiovasc Ultrasound，9：6.

Ji H，Gu Q，Chen LL，et al. 2014. Epidemiological and clinical characteristics and risk factors for death of patients with avian influenza A H7N9 virus infection from Jiangsu Province，Eastern China. PLoS One，9（3）：e89581.

Shi J，Xie J，He Z，et al. 2013. A detailed epidemiological and clinical description of 6 human cases of avian-origin influenza A（H7N9）virus infection in Shanghai. PLoS One，8（10）：e77651.

Skhirtladze K，Zimpfer D，ZuckermannInfluenza A，et al. 2012. Influenza A-induced cardiogenic shockrequiring temporary ECMO support and urgent heart transplantation. Thorac Cardiovasc Surg，60：293,294.

Song FX，Zhou J，Shi YX，et al. 2013. Bedside chest radiography of novel influenza A（H7N9）virus infections and follow-up findings after short-time treatment. Chin Med J（Engl），126（23）：4440-4443.

Wang Q，Zhang Z，Shi Y，et al. 2013. Emerging H7N9 influenza A（novel reassortant avian-origin）pneumonia：radiologic findings. Radiology，268（3）：882-889.

第九章 人感染 H7N9 禽流感的诊断与鉴别诊断

第一节 人感染 H7N9 禽流感的诊断

2014 年版的人感染 H7N9 禽流感诊疗方案中指出根据流行病学接触史、临床表现及实验室检查结果,可作出人感染 H7N9 禽流感的诊断。在流行病学史不详的情况下,根据临床表现、辅助检查和实验室检测结果,特别是从患者呼吸道分泌物标本中分离出 H7N9 禽流感病毒,或 H7N9 禽流感病毒核酸检测阳性,或动态检测双份血清 H7N9 禽流感病毒特异性抗体水平呈 4 倍或以上升高,可作出人感染 H7N9 禽流感的诊断。

1. 流行病学史 发病前 1 周内接触禽类及其分泌物、排泄物或到过活禽市场,或与人感染 H7N9 禽流感病例有流行病学联系。H7N9 病例确有接触过装有携带该病毒的禽类的笼子或者容器,甚至土壤、空气等大环境而被感染的情况,不仅仅是其分泌物或排泄物。科学家已经在活禽市场环境标本中检测和分离到 H7N9 禽流感病毒。因此,将到过活禽市场定位为流行病学史,可以提高人们的防护意识,对卫生疾病预防控制部门的后期现场清除和消杀也具有指导意义。另外,对于存在的家庭聚集发病现象,通过病毒株的同源性分析,基本界定为人传人,但是因为没有持续传播,没有三代患者,因此仍为有限的人传人。

2. 诊断标准

(1)疑似病例:符合上述临床表现,甲型流感病毒抗原阳性,或有流行病学史。研究表明,甲型流感病毒抗原阳性中,最多见的还是季节性流感 H3N2,大约占 88%,其次是 H1N1,大约占 11%,H7N9 的比例在 1% 左右。因此,甲型流感病毒抗原阳性仍为疑似 H7N9 病例。另外需要警惕的是,甲型流感病毒抗原的假阳性率非常高,与 RT-PCR 比较,对于 RT-PCR 确诊的患者,抗原检测的敏感性大约只有 RT-PCR 的 50%。并且与病毒的浓度也有关,对于 PCR 的 Ct 值大于 30 的标本,PCR 仍为阳性,但是病毒抗原几乎就测不到了。

(2)确诊病例:符合上述临床表现,或有流行病学接触史,并且呼吸道分泌物标本中分离出 H7N9 禽流感病毒或 H7N9 禽流感病毒核酸检测阳性或动态检测双份血清 H7N9 禽流感病毒特异性抗体水平呈 4 倍或以上升高。

第二节 人感染 H7N9 禽流感的鉴别诊断

在疾病早期,人感染 H7N9 禽流感所致的病毒性肺炎与其他病毒性肺炎从临床表现及实验室检查方面来看,均无法鉴别,只能通过病原体鉴别。典型病例在影像学上可以进行鉴别诊断,详见第八章。

对于有流感样症状同时又有咳脓痰表现的患者或出现休克症状的患者,应考虑是否合并细菌感染。对于考虑存在合并感染的患者,应进行痰革兰染色涂片及痰培养,有条件的医院可采用气管内抽吸物培养和对支气管肺泡灌洗液进行检查。先前使用过抗菌药物或痰液标本不合格可能导致假阴性。虽然合并细菌性肺炎患者血培养阳性率不足 10%,但对于有感染性休克症状的患者仍应及时采血培养。合并细菌感染者血常规可表现为外周血白细胞明显增多,以中性粒细胞增多为主。

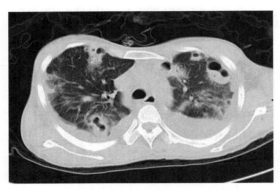

图 9-1　女性,35 岁,发热伴咳嗽 5 日入院,痰 H7N9 禽流感核酸检测阳性,肺部 CT 表现为坏死性肺炎,痰培养及血培养均提示为耐甲氧西林金黄色葡萄球菌(MRSA)

合并金黄色葡萄球菌感染是流感病毒性肺炎的一个显著特点,胸部 X 线表现为肺部炎性渗出影,病变进展迅速,短期内可形成肺脓肿、脓胸,实变区可见蜂窝状改变(图 9-1)。尤其是青少年患者,既往身体健康,外周血白细胞升高明显,伴有皮疹、关节痛,迁徙病灶明显,同时伴上述肺部影像学表现者金黄色葡萄球菌感染可能性大。但由于抗生素的早期广泛使用,受基础疾病和严重原发病症状的影响,很多合并感染患者的临床表现不典型,导致早期诊断困难和误诊、漏诊现象的增加。对 pH1N1 的研究发现,CRP 高,同时前降钙素(PCT)高,对 pH1N1 早期合并细菌感染的敏感性为 50%,特异性达到 93%,而单独 CRP 高于 10mg/dl,对于合并感染的敏感性和特异性分别为 69% 和 63%,单独 PCT 高于 1.5ng/ml 诊断合并感染的敏感性和特异性为 56% 和 84%。提示同时检测 CRP 及 PCT 可以提高流感患者是否合并细菌感染的诊断准确率。

中后期继发感染诊断需结合患者临床症状及实验室检查进行综合评估,对微生物学检验结果判定需谨慎。对一份阳性培养结果应区分感染、定植还是污染。尤其痰标本容易被气道定植菌污染,应从标本的采集方法、标本质量、细菌浓度(定量或半定量结果)、涂片所见等方面出发同时结合患者的临床症状、炎症指标等综合判断定植还是感染。血液标本和痰标本的采集时间不应超过 48 小时。如果怀疑患者存在导管相关血流感染,应该在给予抗感染药物之前抽取双份血培养,一份由血管内导管取,一份由外周静脉取。具体诊断可参照《呼吸机相关肺炎预防与控制最佳实践》和中华医学会重症医学专业委员会颁布的《血管内导管相关感染的预防与治疗指南(2007)》等。

在 ARDS 阶段,与细菌性 ARDS 患者相比,H7N9 禽流感病毒感染者的气体交换功能更差,且更加依赖体外膜肺氧合的支持。例如,H7N9 禽流感患者常见氧袋面罩吸氧下氧饱和度大约为 80%,机械通气以后氧饱和度并无上升,而体外膜肺氧合治疗以后,脱机更困难,表现为高碳酸血症。气体交换功能差在 H7N9 禽流感病毒性肺炎及 H1N1 甲型流感病毒性肺炎中表现并无差别。

第三节　对人感染 H7N9 诊断和鉴别诊断的思考与启示

流行病学调查发现,人感染 H7N9 禽流感从起病到确诊的中位时间是 7 日。第一波流行及第二波流行均为如此。如果在第一波流行中,我们尚且可以用"这是一种新发疾病,临床医师对其认识不深"来解释,但在第二波流行中,为何仍然频频迟诊,需要我们进一步调查分析。要达到早期诊断目的,仍需发挥临床医师的作用。在 H1N1 的诊断中,曾经使用过临床表现积分法，见表 9-1，最高分为 10 分，与 RT-PCR 确诊试验比较，临床表现积分为 7 分的敏感性、特异性、阳性预测值和阴性预测值分别为 86%、88%、64% 和 96%。这项研究提示，在流感的早期诊断中，临床医师的作用仍然是不可替代的，不能盲目依赖病原学诊断。而且 H7N9 禽流感病毒在下呼吸道标本中阳性率更高，上呼吸道标本早期往往阴性，等待病原体的结果，往往延误诊断及治疗。在 H7N9 禽流感中，鉴于其高病死率，对于有流行病学接触史的发热患者，如果白细胞偏低，并且有肺炎等临床表现，即使病毒阴性，也需抗病毒治疗，见图 9-2。另外调查发现，绝大部分的 H7N9 患者首次就诊是在乡镇卫生院或者社区卫生服务中心，因此要注重培训基层医生，防止漏诊；最为遗憾的是一部分医师已经考虑到病毒感染了，但是选用的是阿昔洛韦及利巴韦林来治疗，错失早期治疗的良机。

表 9-1　H1N1 临床诊断的积分法

临床表现	分数	临床表现	分数
发热		鼻炎	1
低于 39℃	1	咽痛	1
39～40℃	2	咳嗽/喘息	1
超过 40℃	3	接触史	
上呼吸道表现		社区中有确诊的患者	1
流涕/喷嚏	1	密切接触(家人、邻居及学校中)	2

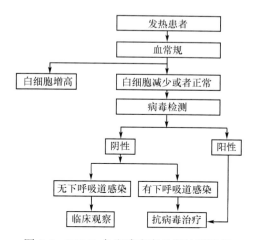

图 9-2　H7N9 禽流感病毒早期诊断流程

在 H7N9 禽流感病毒感染中，需要警惕病毒性肺炎合并细菌感染的可能。在既往的流感流行中发现，病毒性肺炎合并细菌感染的比例可达 30%，这导致了疾病的复杂性。H7N9 禽流感与细菌性肺炎比较，白细胞、淋巴细胞减少的比例会更高，肺部影像学上磨玻璃样改变会更突出，并且疾病进展会更快，往往累及两肺。因此在流感季节，对于白细胞偏低、起病迅速的社区获得性肺炎，建议常规覆盖病毒，这项措施的正确率可达 80%。

(李兰娟　高海女)

参 考 文 献

Ahn S，Kim WY，Kim SH，et al. 2011. Role of procalcitonin and C-reactive protein in differentiation of mixed bacterial infection from 2009 H1N1 viral pneumonia. Influenza and Other Respiratory Viruses，5(6)：398-403.

Chen Y，Liang W，Yang S，et al. 2013. Human infections with the emerging avian influenza A H7N9 virus from wet market poultry：clinical analysis and characterisation of viral genome. Lancet，381(9881)：1916-1925.

Qi X，Qian YH，Bao CJ，et al. 2013. Probable person to person transmission of novel avian influenza A（H7N9）virus in Eastern China，2013：epidemiological investigation. BMJ，347：f4752.

第十章 人感染 H7N9 禽流感的治疗及评价

H7N9 禽流感是急性病毒性呼吸道传染病,具有重症率高、病死率高的特点。多数患者病情进展迅速,甚至短期内发展为呼吸衰竭、多脏器衰竭。我国卫生和计划生育委员会在发生人感染 H7N9 疫情后组织了包括李兰娟院士在内的专家组,制定了防控指南。随着对疾病的深入认识,我国的指南也将不断得到更新。根据浙江大学医学院附属第一医院传染病诊治国家重点实验室的临床研究结果,早期抗病毒治疗可以缩短病程、降低重症病例的发生。因此,早诊断、早治疗是降低病死率的第一个关口。

在 2013 年 3 月始的 H7N9 感染疫情发生以后,以李兰娟院士为首的研究团队总结了重症患者集中救治的经验,提出了"四抗二平衡"的救治策略。四抗是指抗病毒治疗、抗低氧血症和多脏器衰竭、抗休克治疗、抗细菌感染治疗;二平衡是指维持水、电解质平衡和微生态平衡。多数 H7N9 感染者病情进展迅速,很快出现肺弥漫性渗出性病变,临床表现为呼吸困难、氧合障碍,严重者可在确诊后 24 小时内进展为 ARDS 和呼吸衰竭。研究也表明在病程 6 日左右患者体内可出现"细胞因子风暴"。"细胞因子风暴"学说在 H7N9 重症化中的作用已经得到多数学者的认可。因此,如何阻断细胞因子风暴,阻止患者向重症化发展是临床面临的重要问题。糖皮质激素和免疫球蛋白是流感患者免疫调节治疗的主要手段。但是,对于 H7N9 病毒感染而言,由于其发病机制尚不明确,人群中 H7N9 感染率低,尚未产生有效的人群免疫,因此糖皮质激素和免疫球蛋白的确切疗效还需进一步研究。根据卫生和计划生育委员会《补充救治指南》的诊治方案,中药在 H7N9 的抗感染治疗中也可发挥一定作用,但还缺乏确切的临床循证医学证据。目前,国家已经将包括 H7N9 感染在内的新发呼吸道传染病的救治纳入国家科技重大专项的研究任务,相信在不久的将来,将有一系列治疗新技术应用于临床。

第一节 人感染 H7N9 禽流感的常规治疗

一、抗病毒治疗中存在的问题

人感染 H7N9 禽流感病毒是一种新型流感病毒,目前人群普遍缺乏有效的抗体,同时从目前报道病例来看,容易引起重症化,病死率极高。在 H7N9 感染患者急性期血清中发现多种细胞因子水平升高,因此"细胞因子风暴"可能是本病毒感染后引起疾病加重的重要机制之一。H7N9 病毒为"细胞因子风暴"的扳机点,因此减轻细胞因子风暴方面抗病毒治疗尤为关键,目前针对 H7N9 抗病毒治疗也得到大家公认。但何时抗病毒、如何选用抗病毒药物目前临床数据仍较为有限。

（一）抗病毒治疗方案

目前抗病毒治疗虽然得到了大家的公认,但在临床抗病毒治疗时机选择方面目前临床资料仍较为有限。参考其他病毒感染抗病毒治疗时机选择方面,人感染 H7N9 禽流感的抗病毒治疗包括普遍预防和抢先治疗。普遍预防是指在没有明确 H7N9 感染前予以针对 H7N9 禽流感病毒进行抗病毒治疗。而抢先治疗是指通过快速、准确、可靠的检测方法早期发现 H7N9 感染,随后进行正规抗病毒治疗。目前上述方案到底哪种疗效更佳还有待于临床进一步检验。一般情况下,对于高危人群一旦出现流感症候群可考虑普遍预防方案抗病毒治疗,而对于非高危人群出现流感症候群可参考抢先治疗方案抗病毒治疗。H7N9 感染高危人群包括:密切接触者(包括医护、实验室人员),从事禽类养殖、加工、贩运和销售者,曾到过疫区或高龄、孕妇、伴有慢性心肺等基础疾病者。

(二)抗病毒治疗的时机

目前认为对于确诊患者或高度疑似患者应尽早开展抗病毒治疗。美国疾病预防控制中心建议在实验室诊断结果出来前对高度疑似患者使用,甚至确诊 48 小时后仍需使用。而李兰娟院士通过分析发现从起病到抗病毒治疗间隔时间大于 5 日是死亡的危险因素。

(三)抗病毒治疗药物及其相关药物

针对 H7N9 禽流感病毒的药物目前主要有两类,即中药和西药。而中药主要是指传统的中草药和中成药。人感染 H7N9 禽流感多伴有肺部受累,传统中医方面表现为疫毒犯肺、肺失宣降证,在选用中草药方面可考虑银翘散合白虎汤,而中成药方面疏风解毒胶囊、连花清瘟胶囊、金莲清热泡腾片等可能有一定效果。中药在抗病毒方面可作为补充治疗方案之一,但不适宜单独予以中药抗病毒治疗,同时也无明显临床证据表明单用中药抗病毒可以预防人感染 H7N9 禽流感。西药主要有 3 类。

1. 神经氨酸酶抑制剂　神经氨酸酶抑制剂(neuraminidase inhibitor,NAI)主要是通过模仿 NA 的天然底物 N-乙酰神经氨酸竞争性拮抗 NA 的酶活性中心,使其酶活性丧失,从而阻止病毒颗粒的释放达到抗病毒作用。NAI 引起有效性、低耐药性、良好的患者耐受性等优点成为当前抗击人感染 H7N9 禽流感的首选药物。临床常用药物包括奥司他韦、扎那米韦和帕拉米韦,参考《人感染 H7N9 禽流感诊疗指南(2014 年第二版)》目前具体治疗剂量如下所述:

(1)奥司他韦(Oseltamivir):主要通过抑制 NA 阻断病毒感染正常细胞,1999 年在美国、瑞士、加拿大率先上市。在 2003 年非典型性肺炎和 2005 年 H1N1 禽流感感染治疗时广为应用,针对人感染 H7N9 禽流感患者目前推荐成人剂量为 75mg,每日 2 次,重症者剂量可加倍,疗程为 5~7 日。1 岁及以上年龄的儿童患者应根据体重给药:体重不足 15kg 者,予 30mg 每日 2 次;体重 15~23kg 者,予 45mg 每日 2 次;体重 23~40kg 者,予 60mg 每日 2 次;体重大于 40kg 者,予 75mg 每日 2 次。对于吞咽胶囊有困难的儿童,可选用奥司他韦混悬液。由于本品为口服制剂,因此对于不能口服或胃肠吸收功能障碍的患者存在一定困难。

(2)扎那米韦(Zanamivir):能使唾液酸和细胞表面蛋白之间的化学键断裂,抑制流感病毒的复制从而达到抗病毒的效果,1999 年在澳大利亚率先上市。目前成人及 7 岁以上青少年推荐剂量为 10mg,每 12 小时一次,分两次吸入。由于本品为吸入制剂,对于不能自主呼吸的患者用药存在一定困难。

(3)帕拉米韦(Peramivir):分别作用于 3 个 NA 位点,解离缓慢,强烈抑制 NA 活性,达到阻断子代病毒颗粒在宿主细胞的复制和释放。2006 年开始帕拉米韦在美国、日本、韩国等上市;2013 年 4 月 5 日我国食品药品监督管理总局批准了抗流感新药帕拉米韦氯化钠注射液。目前推荐剂量为成人 300~600mg,静脉滴注,每日 1 次,疗程为 1~5 日。由于人感染 H7N9 禽流感患者易重症化,严重者可引起昏迷、胃肠功能紊乱等,造成患者口服抗病毒药物或经胃肠道吸收困难,此时静脉注射帕拉米韦具有一定优势。

轻症患者可首选奥司他韦或扎那米韦抗病毒治疗,对于不能口服的重症患者可考虑静脉注射帕拉米韦抗病毒治疗。同时对于咽拭子或体液病毒核酸阳性的患者可考虑每日检测病毒核酸,并根据检测结果决定抗病毒治疗的疗程。

流感病毒容易通过点突变(抗原漂移)和基因重排(抗原转换)等方式引起病毒变异,尤其在短期内利用抗病毒治疗后部分病毒在压力选择下可能引起点突变造成 NAI 的耐药。试验发现 NA 的酶活性位点氨基酸如 H275Y、R292K 等发生突变可导致病毒对 NAI 出现耐药。而临床治疗人感染 H7N9 禽流感也发现耐药现象。上海专家在观察 14 例人感染 H7N9 禽流感达菲治疗疗效时发现 3 例患者疗效不佳,病毒持续阳性,进一步分析发现 2 例病毒持续阳性患者体内 H7N9 病毒 NA 第 292 位精氨酸突变为赖氨酸或两种氨基酸同时共存,从而对达菲耐药。而部分学者认为帕拉米韦注射液上市时间较晚,在临床疗效上优于磷酸奥司他韦,能够有效对抗耐奥司他韦的流感病毒。对于部分耐药患者,联合两种 NAI 抗病毒治疗是否效果更佳,目前临床数据较为有限。浙江大学医学院附属第一医院李兰娟院士领导的研究小组通过比较 40 例单用达菲抗病毒治疗和 43 例达菲联合帕拉米韦抗病毒治疗发现,两组患者在病毒转阴时间及病情进展等方面并无明显统计学差异,由此看出达菲联合帕拉米韦疗效并不优于单用达菲抗病毒治疗。当然出现上述情况也不排除目前临床病例较少引起偏倚有关。

2. 离子通道 M2 阻滞剂　离子通道 M2 阻滞剂阻断离子通道 M2 可以有效抑制病毒在被感染细胞中的复制或扩散,但其跨膜区第 26、27、30、31 和 34 位氨基酸中任何一个氨基酸发生突变就有可能引起耐药。目前发现 H7N9 禽流感病毒分离株的 M2 蛋白均出现 S31N 突变,从而造成目前对离子通道 M2 阻滞剂金刚烷胺(Amantadine)和金刚乙胺(Rimantadine)耐药,因此我国和美国 CDC 不推荐离子通道 M2 阻滞剂用于治疗 H7N9 患者。

3. 依立托仑(Eritoran)**是 Toll 受体 4**(TLR-4)**的拮抗剂**　Eritoran 开始主要用于治疗脓毒血症,而 H7N9 禽流感患者容易出现"细胞因子风暴",引起以肺损害为主的多系统损害。常规抗病毒治疗药物 NAI 建议尽早使用,这样效果较好,而高剂量致命性流感病毒感染 6 日后的小鼠服用 Eritoran,仍能改善临床症状,减少肺损伤,并最终降低死亡率。但其具体临床疗效还有待于进一步明确。

(盛吉芳)

二、糖皮质激素在 H7N9 救治中的应用

糖皮质激素具有抗炎、抗免疫、抗毒素、抗休克等作用,在临床中应用广泛。但是,糖皮质激素在使用中也存在相当的风险,最重要的是继发严重的细菌感染,尤其在肺部感染患者中使用激素,继发细菌感染的风险大为增加。因此,禽流感的治疗是否使用激素也存在一定的争议。

WHO 提供的 H5N1 治疗指南中指出,人感染 H5N1 禽流感使用激素缺乏理论依据。近年来,我国关于流感如 H1N1 及 H7N9 感染的诊治指南中也未提使用糖皮质激素治疗。部分回顾性研究认为,流感患者使用糖皮质激素治疗不能改善预后。但是,多为回顾性的研究,没有对病例根据疾病的不同阶段进行分层研究。因此,糖皮质激素是否可用于 H7N9 感染者的救治,以及应用的时机和剂量需要更多的前瞻性对照研究。

人感染 H7N9 禽流感和其他流感病毒感染类似,可分为轻型、重型和极危重型。对于轻症患者,普遍认为早期应用抗病毒药尤为重要,而没有必要使用糖皮质激素。研究发现,在 H7N9 感染者由轻症向危重症转变的过程中,患者体内出现了"细胞因子风暴",病毒等因素刺激机体产生大量的各种细胞因子,造成以肺为主的广泛病变和渗出表现,严重影响氧合功能,临床表现为急性肺损伤和 ARDS。根据临床经验,多数患者重症化的出现发生在病程的第 6~7 日,因此对于 H7N9 感染患者而言,密切观察病情变化,及时调整治疗方案非常重要。当患者体内出现"细胞因子风暴"时,临床表现往往为病情进展加速,很快出现肺氧合功能下降和 ARDS 表现,影像学检查提示肺部感染进展、渗出增多,需要加强氧疗或进行机械通气。通过机械通气仍旧不能改善患者氧合功能,则部分患者需要进一步采用体外膜肺氧合系统进行生命支持。因此,在患者氧合功能下降、ARDS 发生早期阻断体内"细胞因子风暴"的产生,可以改善患者预后。李氏人工肝在患者"细胞因子风暴"清除中发挥了重要作用,但是紧张的血浆来源、较贵的治疗费用在一定程度上限制了它的推广应用。糖皮质激素可以通过与炎症细胞内的糖皮质激素受体结合,然后进入细胞核,通过启动基因转录,进而阻断炎症反应链,减轻炎症因子对机体的破坏。由此可见,在患者体内产生"细胞因子风暴"的早期应用激素,是有一定的理论依据的。在 SARS 的救治过程中曾对糖皮质激素的应用做了规定:严重中毒症状,高热不退;48 小时内肺部阴影进展迅速;出现 ALI 和 ARDS 时可以使用甲泼尼龙。针对 SARS 的治疗,一般成人剂量为甲泼尼龙 80~320mg/d;该剂量是否适用于 H7N9 感染,以及用药的疗程如何界定均需要进一步的研究。根据笔者所在医院有限的临床经验,部分患者在疾病迅速恶化的过程中,运用糖皮质激素治疗取得了相当的疗效,避免了机械通气的使用。一般而言,糖皮质激素如较为常用的甲泼尼龙,大多在患者出现严重中毒症状、短期内非细菌感染导致的病情迅速进展和 ALI 或 ARDS 初期等情况时使用;使用的剂量多为 40~80mg/d,鲜有超过 160mg/d。为了更好地阐述糖皮质激素是否适用于 H7N9 感染及其他可能的禽流感病毒感染的救治,应充分考虑病情因素,进行前瞻性的队列研究。

通过对 H7N9 感染者的临床分析发现,随着病程的延长,绝大多数的危重症患者均出现了继发的细菌感染或定植,此时应用糖皮质激素的风险大大增加,不建议常规使用。ARDS 诊治指南在更新过程中也发现糖皮质激素的使用受到越来越多的争议。因此,糖皮质激素不宜用于超过 7 日的较长期的治疗,应短期治疗后进行减量、停用;除非患者出现了感染性休克、肺出血等糖皮质激素适应证。

根据临床分析,绝大多数的感染者合并糖尿病、肿瘤、慢性肾病、痛风、血液系统疾病和高血压等造成机体免疫功能低下的疾病。H7N9 感染者还可能因为基础疾病治疗的需要而使用糖皮质激素。当患者原发病如慢性肾病需要使用激素时,应充分进行利弊分析,尽可能减少糖皮质激素的剂量或短期内考虑停用。

H7N9 感染重症和极危重患者,往往用药较为复杂,而且可能因为机体免疫功能改变的原因,患者可出现过敏反应。在浙江大学医学院附属第一医院患者的救治中,多个患者出现了可疑药物过敏反应,病情在短期内迅速恶化,通过使用糖皮质激素联合免疫球蛋白的治疗,过敏反应消失,患者最终得到救治。

(汤灵玲)

三、免疫球蛋白的使用

免疫球蛋白是由 B 细胞发育的终末阶段——浆细胞分泌产生的。它们具有特征性的折叠方式,形成了血浆蛋白的一个家族,在体液免疫中发挥着重要作用。和许多免疫分子一样,免疫球蛋白也是双功能的。它们用其分子的一端来特异地识别抗原,用其另一端来募集数量有限的效应分子和细胞,并由此激活下游的免疫效应机制,最终清除外来抗原。

注射免疫球蛋白是一种被动免疫疗法。它是把免疫球蛋白内含有的大量抗体输给受者,使之从低或无免疫状态很快达到暂时免疫保护状态。抗体与抗原相互作用,可以直接中和毒素或杀死细菌和病毒。因此,免疫球蛋白制品对预防细菌、病毒性感染有一定的作用,临床主要用于预防麻疹、甲肝、流行性腮腺炎等疾病。其在严重感染、免疫缺陷患者中使用广泛,可缩短疾病疗程。

临床常用的静脉用丙种球蛋白是从人体血浆中提取的血液制品,主要成分是蛋白质,富含抗人类 TNF-α、IL-1、IL-6 等自身抗体和广谱的抗细菌、病毒或其他病原体的 IgG 抗体,95% 以上物质为免疫球蛋白。免疫球蛋白的独特型抗体功能,可形成免疫网络直接参与免疫调节及免疫替代作用,其 Fab 片段可特异性地结合多种炎症介质因子,阻止细胞因子与相应受体结合,抑制细胞因子的生物学活性,从而发挥调节细胞因子的独特型网络作用;其 Fc 片段能与激活的 C3、C4 补体结合,阻断补体复合物与巨噬细胞结合,干扰巨噬细胞对自身组织的侵袭;其富含抗细菌、病毒的抗体能直接中和毒素,并能清除体内的病毒和细菌毒素,发挥其独特型抗体功能作用。

H7N9 禽流感病毒感染人体后,可引起天然、体液和细胞介导的免疫反应,还可引起细胞凋亡和自噬。细胞因子和趋化因子调节异常在禽流感发病机制中起着重要作用。研究表明血清 IL-4、IL-10、IL-12、IL-17、IFN-α、MCP-1、TNF-α 和趋化因子 CCL5 水平在 H7N9 和 H3N2 禽流感患者中无显著性差异,血清 IL-2 水平在 H7N9 禽流感和健康对照组中无显著性差异,H7N9 禽流感患者 IP-10 和 IL-6 水平比 H3N2 禽流感患者显著升高。IFN-γ 水平低于 H3N2 患者。可见,血清 IP-10 和 IL-6 水平是反映病情严重度的指标。Th1/Th17 相关细胞因子可能是引起禽流感重症化的原因。在高致病性禽流感患者中,细胞因子还可通过上调 RIG-I 使周围细胞致敏扩大"细胞因子风暴"。"细胞因子风暴"引起的炎症反应可导致组织损伤和全身炎症反应综合征。

因此,从理论上讲对 H7N9 禽流感患者早期使用免疫球蛋白可阻止"细胞因子风暴",减轻炎症反应,阻止病情进展,可在轻症患者中使用抗病毒药物的同时使用免疫球蛋白,防止重症化。但对于重症 H7N9 禽流感患者,由于病毒已与细胞结合,在诱导体液和细胞免疫反应后可能会加剧细胞凋亡和自噬现象,加重病情。在临床救治过程中,由于免疫力降低,后期继发细菌感染的患者,可酌情使用免疫球蛋白,提高自身免疫力,中和细菌毒素,缩短病程。在既往救治甲型 H1N1 流感危重症患者的临床经验表明,早期使用激素抑制免疫,后期使用丙种球蛋白有利于病情恢复。然而另有报道对 4 例重症 H7N9 禽流感患者中 2 例使用免疫球蛋白,与未使用患者临床结局相似。在 2003 年 SARS 流行期间,有人尝试以 SARS 患者恢复期血清治疗 SARS 患者取得了一定疗效。从 H7N9 发病机制看,细胞因子阻断疗法可能有更广阔的前景,利用可溶性细胞因子受体竞争性抑制细胞因子与靶细胞膜受体的结合,参与体内细胞因子的负向调控,可在疾病治疗中发挥重要作用,目前的重组可溶性 I 型 TNF 受体在感染性休克的临床实验中证实有效,TNF 单抗可减轻或阻断感染性休克的发生;IL-1 受体拮抗剂对于炎症性疾病具有较好的疗效。目前对于 H7N9 禽流感患者使用免疫球蛋白尚缺乏大样本、前瞻性的对照研究。因此,在 H7N9 禽流感患者治疗中免疫球蛋白的使用价值仍值得进一步探讨。

在临床实践中反复注射免疫球蛋白,可刺激人体产生一种对抗免疫球蛋白的抗体,即抗抗体,一旦再注射,就会被抗体中和,不能发挥其抗病毒作用。人体自身能够合成丙种球蛋白,如经常使用外来药品,就会抑制自身抗体的产生,从而降低机体的抗病能力。由于免疫球蛋白是血液制品,若在来源上把关不严,反而会造成血源污染,对个体来说,外来的免疫球蛋白毕竟是"异物",个别人注射后可能会引起过敏反应。这些问题也值得临床医师引起重视。

(梁伟峰)

四、中医中药治疗人感染 H7N9 禽流感的思考

(一) 中医理论对人感染 H7N9 禽流感的认识

根据其发病过程及临床特征,中医学认为人感染 H7N9 禽流感属于"温病"、"戾气"和"瘟疫"的范畴。如清代医家叶天士在《外感温热篇》中所云:"温邪上受,首先犯肺(顺传阳明),逆传心包,肺主气属卫,心主血属营。"根据中医理论,对 H7N9 禽流感的辨证论治可以参照中医外感热病(温病)的辨证论治,传变规律类似于中医温病学"卫气营血"及"三焦"的发展规律。初期疫毒犯肺,发病急,多见卫气或卫营同病,表现为高热、咳嗽等,治疗以清热解毒、宣肺透邪为主;传变快,疫毒壅肺,耗伤元气,湿浊痰瘀损及脏腑,表现为喘憋、气促,或伴痰中带血,除清热解毒之外,还要宣肺降气、止咳平喘;继而毒热内陷,内闭外脱,化源竭绝,表现为四肢厥冷、喘脱,此时需清气凉营解毒、醒神开窍固脱;本病恢复期多表现为余邪未尽、气阴两伤,以益气养阴活血治之;重症病死率较高。辨证加减退热、利尿、通便、护胃、化湿、活血、健脾等中药,达到清热解毒、宣肺止咳、通腑泄热、清营凉血、醒神开窍、益气固脱、滋阴养肺、养阴生津、扶正祛邪的作用。

(二) 中医辨证论治

本病表证短暂,传变快,重症多,预后差。发病初期恶寒、发热、干咳无痰等;继之寒战、高热、咳嗽阵作、气喘息促;而后迅速进入重危症期,持续高热、昏迷、厥脱等,可按照中医卫气营血辨证论治。

1. 疫毒侵袭,邪在卫气

主症:发热、恶寒、头身痛、咽干或咽痛、舌偏红、苔薄黄、脉浮数。

治则:辛凉透邪,清热解毒。

处方:银翘散、羌蓝石膏汤加减。

金银花 15g　连翘 12g　柴胡 10g　葛根 24g　生石膏 30g(先煎)　知母 12g　虎杖 9g 黄芩 12g　板蓝根 30g　羌活 9g　生甘草 6g

煎服法:水煎服,日一剂,必要时一日两剂,每 4~6 小时口服一次。

中成药:可选用疏风解毒胶囊、连花清瘟胶囊、小儿清肺化痰颗粒、感冒软胶囊、双黄连口服液、利咽解毒颗粒等。

2. 疫毒犯肺,肺气失宣

主症:高热、咳嗽、气急、胸闷、胸痛、干咳少痰或血丝痰,口干口苦,纳呆乏力,舌红苔黄,脉滑数。

治则:清热解毒,宣肺平喘。

处方:麻杏石甘汤加减。

炙麻黄 9g　杏仁 10g　生石膏 30g(先煎)　生甘草 6g　黄芩 9g　连翘 10g　金银花 12g　鱼腥草 30g(后下)　金荞麦 15g　厚朴 9g　桔梗 6g　枳壳 10g

煎服法:水煎服,日一剂,必要时一日两剂,每 4~6 小时口服一次或鼻饲一次。

中成药:可选用连花清瘟胶囊、清开灵颗粒等。

3. 疫毒壅盛,内闭外脱

主症:高热,气促喘憋,或伴有发绀,烦躁不安,呛咳或痰中带血,甚者神昏谵语,四肢厥冷或喘脱,尿少便秘。舌红绛,苔少或无苔,脉细数或脉微欲绝。

治则:清热解毒,回阳救逆。

处方:犀角地黄汤或参附汤加减。

水牛角 30g(先煎)　生地 24g　玄参 20g　赤芍 20g　西洋参 12g(另煎)　丹皮 15g 紫草 12g　麦冬 15g　知母 12g　浙贝 15g　生甘草 6g 或人参 15g　大黄 15g(后下)　附子 9g(先煎)　干姜 10g　甘草 10g

煎服法:水煎服,日一剂,每日鼻饲 30~50ml,每 2~3 小时一次;或每小时 30ml 胃肠泵入或结肠滴注。

中成药:可选用安宫牛黄丸及清开灵颗粒。

4. 余邪未尽,气阴两伤

主症:热退心烦,汗出口干,干咳少痰,乏力,神倦,口干气短,咽喉不适,动则汗出,纳差,便干。舌淡红或暗,质嫩,苔少或苔薄少津,脉细数。

治则:清热凉血,益气养阴。

处方:生脉散、沙参麦冬汤加减。

黄芩 12g　连翘 10g　鱼腥草 30g(后下)　平地木 15g　丹皮 12g　丹参 15g　知母 12g 川贝 3g　西洋参 6g(另煎)　鲜石斛 12g　生黄芪 30g　淮山药 20g　红枣 15g　麦冬 15g 五味子 9g

煎服法:水煎服,日一剂。

中成药:可选用生脉饮及玉屏风口服液。

(三) 非药物治疗

(1) 高热不退者,可选大椎、曲池、十宣等穴位放血治疗。

（2）根据病情,可适当给予刮痧、拔火罐辅助治疗。

（四）中医药治疗人感染 H7N9 禽流感的思考

1. 中医药早期、全程参与治疗 中医中药防治传染病（外感热病）已有数千年历史,2000 多年前的《黄帝内经》对传染病就有记载。如《素问·刺法论》指出:"五疫之至,皆向染易,无问大小,病状相似……正气存内,邪不可干,避其毒气。"东汉张仲景的《伤寒论》也对传染病的防治进行了总结。而明代吴又可所著的《瘟疫论》是我国论述传染病的首部专著。不仅积累了丰富的诊疗经验,还创造出各种辨证论治学说。卫气营血辨证学说所述的症候与现代医学所说的急性传染病临床表现非常相似,戾气学说也认识到致病病原的存在。

中医药治疗 H7N9 禽流感具有独特的优势,在没有搞清楚病毒特性和缺乏有效抗病毒药物时,中医辨证论治可以将它纳入"温病"范畴,采用温病学的方法,结合伤寒理论,辨证论治,可以取得应有的疗效。中医药早期、全程参与本病的治疗,可显著改善症状,对阻断病情发展、减少重症病例发生率和降低患者死亡率具有积极的作用。

2. 早期防治,充分发挥中医"治未病"思想 中医药学在防治温病方面有丰富的诊疗经验,倡导早期预防。《黄帝内经》曰"不治已病治未病,不治已乱治未乱",强调"正气存内,邪不可干"、"邪之所凑,其气必虚"的指导思想,指导历代医家重视强身健体,扶正固本,适应天时变化,注意劳逸结合,情绪舒畅。扶助正气,即增强自身体质、提高抗病能力。本病在出现类似感冒症状早期,即可在医生指导下服用中药或中成药,以起到解表、散寒、清热、解毒等作用。由于此病初发时难以从症状发现与普通病毒性感冒和流感的区别,故可选用一些适用性的中药或中成药,这样既可对症,又能为后续治疗抢占先机。

3. 中西结合,强调突出个体化治疗原则 辨证论治是中医治疗疾病的最基本原则,治疗人感染 H7N9 禽流感的重点应放在发病早期,以清热解毒、宣肺泄热为主,后期辅以扶正固脱、化湿祛瘀、益气养阴。尽早按照清热、解毒、化湿、扶正祛邪的原则进行干预,同时必须因人、因时、因地制宜,对于年龄、性别、基础病不同的患者,要具体分析,辨证论治,采用适宜的治疗方药。

中医与西医属于两个不同的医疗体系,有着不同的特点。西医治病寻找病原针对性治疗,功能支持,作用显著。而中医辨证论治则是综合治疗。人感染 H7N9 禽流感运用温病学卫气营血辨证理论,根据临床症候辨证论治。中医药治疗的关键不在于解决 H7N9 禽流感病毒,而是治疗人感染 H7N9 禽流感之后出现的各种病症,动态诊疗,平衡为期。中医治疗多以复方为主,采用不同药理作用的中药组成复方,在临床上起到多靶点、多层次联合、增效减毒、整体调节的作用。现代药理研究表明清热解毒、化湿、补益类中药等,具有提高机体自身抗病毒能力和调节人体应激状态的作用,增强吞噬细胞功能,达到抑制清除病毒和内毒素的目的。活血化瘀药可以促进炎症吸收,抗脏器纤维化,减轻肺部损伤,有利于恢复。在西医治疗的同时,借助中药宣肺透邪、清热解毒、益气固脱、滋阴养肺等方法防止病情恶化,干预阻断病程。中西结合,相辅相成,对缩短病程、减轻病情、减少费用、降低死亡率有一定疗效。

（余国友　吴国琳）

第二节　抗休克：各脏器功能的监测

一、体温监测

（一）体温监测的部位和测量方法

体温监测通常选择口腔、腋下和肛门三个部位进行测量。不同部位测量体温时会受到不同因素的影响，口温容易受进食、喝水及经口呼吸等影响；腋下温度容易受环境温度、出汗和测量姿势影响；直肠温度容易受下肢温度影响。

口温测量 3 分钟；腋温测量 10 分钟；肛温测量：肛表插入肛门 3~4cm，时间 3 分钟。

（二）体温监测的意义

正常值：口温 37℃（36.3~37.2℃），腋温 36~37℃（较口温低 0.3~0.5℃），肛温 36.5~37.7℃（较口温高 0.3~0.5℃）。

体温升高：低热 37.3~38℃，中度热 38.1~39℃，高热 39.1~41℃，超高热 41℃以上。

体温下降：浅低温 32~35℃，中低温 28~32℃，深低温 <28℃。

二、脑功能监测

1. 意识监测　意识障碍是脑功能受损的一种突出表现，正确评定意识障碍的程度对指导、判断预后具有非常重要的意义。意识障碍一般分为嗜睡、昏睡、浅昏迷和昏迷四级。

（1）嗜睡：主要表现为病理性睡眠过多、过深，能被各种刺激唤醒，并且能够正确回答问题和做出各种反应，但刺激去除后又很快入睡。

（2）昏睡：比嗜睡深而又较昏迷浅。在强的刺激下能够睁眼、躲避，并可做简短而模糊的回答，但是很快又进入嗜睡状态。

（3）浅昏迷：即轻度昏迷。仅对剧痛刺激稍有反应，其余各种生理反射存在，呼吸、血压、脉搏等生命体征无异常。

（4）昏迷包括中度昏迷和深度昏迷。中度昏迷：对强烈的刺激可有防御反射，角膜反射减弱，瞳孔对光反射迟钝，呼吸、血压及脉搏均已有变化。深度昏迷：全身肌肉松弛，对各种刺激均无反应，各种反射全部消失，呼吸不规则，血压下降。

格拉斯哥昏迷评分（Glasgow coma score，GCS）（表 10-1）通常用来评定患者的意识状态，最高 15 分，最低 3 分，分数越低则说明脑损害的程度越重。

2. 瞳孔监测

（1）一侧瞳孔缩小：天幕裂孔疝早期可出现一侧瞳孔缩小，继而瞳孔扩大。

（2）双侧瞳孔缩小：脑桥出血或阿片类药物中毒，亦可见脑室或者蛛网膜下隙出血。

表 10-1　格拉斯哥昏迷评分

计分	最佳运动反应	语言反应	睁眼动作
6	遵嘱活动		
5	刺痛定位	回答准确	
4	刺痛能躲避	回答错误	自主睁眼
3	刺痛时肢体屈曲	能说出单个词	呼唤睁眼
2	刺痛时肢体过伸	只能发音	刺痛睁眼
1	不能运动	不能发音	不能睁眼

（3）一侧瞳孔扩大：见于中脑受压,如合并同侧视力急剧下降,则考虑眼动脉或者颈内动脉闭塞。

（4）双侧瞳孔散大：对光反射消失,双侧瞳孔散大系中脑的严重损伤。

（5）Horner 综合征：系下脑干或颈交感神经受累所致。

3. 脑电图　脑电图的本质是大脑皮质神经元自发放电的总和,脑电图基于常规的脑电监测技术将相应的电极安放在患者头部,获得反映脑部功能的实时点位变化。正常脑电波形一般将频率在 8~13Hz,振幅在 50μV 左右的波形称为 α 波;频率在 14~30Hz,振幅在 5~20μV 的快波称为 β 波;少量频率在 4~7Hz 的电活动称为 θ 波;频率在 0.5~3Hz 的慢波称为 δ 波。约 15% 的正常人可以出现不正常脑电图,因此脑电图的判断必须综合临床和其他检查综合分析。

由于脑电图反映了脑的生理活动,因此其作为一种功能检查项目,脑电图对脑血管性脑病、脑损伤、大脑弥漫性疾病、代谢性的脑功能评价方面有意义,尤其对于意识不清的患者脑病病变程度可有预后判断的参考价值。除此之外,脑电图还是脑死亡的诊断标准之一。

4. 颅内压监测　颅内压增高是临床常见综合征,颅内压增高可使患者出现意识障碍,严重者可出现脑疝,并可在短时间内危及生命。在脑功能监测中,颅内压监测是不可缺少的重要内容。颅内压升高可使脑血流量下降或停止,又可使脑组织移位或突出而产生严重后果。颅内压成人为 2.0kPa(200mmH₂O)以下,如高于 2.7kPa(276mmH₂O)则为颅高压;当颅内压超过 5.5kPa(560mmH₂O)时则预后不佳。

（1）监测方法

1）脑室内测压：经颅骨钻孔,将硅胶导管插入侧脑室,然后连接换能器,再接上监护仪,零点放在颅底或者外耳道平面。

2）硬膜外或者硬膜下测压：将导管放入硬膜外或者硬膜下,外接换能器测压,硬膜下监测颅内压长期应用易出现感染。

3）腰部蛛网膜下隙测压：即腰穿测压,此方法操作简单,但是有一定的危险性,颅内压高时不能应用,且易受体位影响。

4）纤维光导颅内压监测：颅骨钻孔后,将传感器探头以水平位插入 2cm,放入硬脑膜外。此方法操作简单,读数可靠,可连续性监测,且不易感染。

（2）颅内压检测分级：颅内压成人为 20mmHg 以下,>20mmHg 为轻度增高,21~40mmHg 为中度增高,>40mmHg 为重度增高。

（3）临床应用

1）颅内压监测的适应证：①重症头部创伤监测颅内压以判断脑受压、出血或者水肿；②大的颅内肿瘤手术；③大的颅脑手术后监测脑水肿；④重症颅脑损伤行机械通气患者，尤其适用于 PEEP 的患者。

2）影响颅内压的因素：①$PaCO_2$，通过对脑血流的变化影响颅内压，而 $PaCO_2$ 对脑血流的影响取决于脑组织细胞外液 pH 的改变。当 $PaCO_2$ 在 $20\sim60mmHg$ 急骤变化时，脑血流的改变十分敏感，与之呈线性关系，同时伴随脑血容量和颅内压的变化。当 $PaCO_2$ 超过 $60mmHg$ 时，脑血管不再扩张，因为已达到最大限度；低于 $20mmHg$ 时，脑组织缺血和代谢产物蓄积将限制这一反应。②PaO_2，其在 $60\sim135mmHg$ 变动时，脑血流和颅内压不变。PaO_2 低于 $50mmHg$ 时，颅内压的升高与脑血流量的增加相平行，PaO_2 增高时，脑血流量减少，颅内压下降，如缺氧合并 $PaCO_2$ 升高，则直接损伤血-脑屏障，导致脑水肿，颅内压往往持续升高。③动脉血压，正常人平均动脉压为 $60\sim150mmHg$，脑血流依据自身调节机制而保持不变。超出这一限度，颅内压将随血压的升高或降低而呈平行性改变。④中心静脉压，其与颅内压通过颈静脉、椎静脉和胸椎硬膜外静脉逆行传递压力，提高脑静脉压，从而升高颅内压。

5. 脑氧饱和度监测　颅内压、脑电图、脑血流的监测可间接反映脑的情况，但更为直接反映脑氧供需平衡的是脑氧饱和度测定。脑血流量（cerebral blood flow，CBF）和脑灌注压（cerebral perfusion pressure，CPP）正常并不意味着脑代谢正常。依据全脑或者局部氧代谢数据可以反过来评价脑血流或者灌注情况。脑血流量和脑动脉氧差的关系：$CMRO_2=CBF\times(CaO_2-CjO_2)$。$CMRO_2$ 为脑氧代谢率，CaO_2 为动脉氧含量，CjO_2 为脑静脉氧含量。目前常用的脑代谢监测方法主要有颈静脉饱和度试验和近红外线光谱分析。

三、血流动力学监测

血流动力学监测是依据物理学的定律，结合生理和病理生理学概念，对循环系统中血液运动的规律进行定量、动态连续性监测和分析，并将这些数据反馈性地应用到对病情发展的了解和对疾病临床治疗的指导中。

（一）血压的监测

血压的监测是血流动力学监测方面的重要指标。血压的监测包括体循环动脉压、左心房压、体循环血管阻力、肺循环阻力等。

1. 体循环动脉压的监测　其方法一般可用普通的水银柱式、袖带式血压计或生命体征监护仪上的无创血压监测或者有创血压监测。前者最简单方便，适用于一般患者，对于重症患者，尤其是循环不稳定的患者，最好用有创性的血压监测，即桡动脉穿刺进行连续性的血压监测，可以实时反映患者的血压变化情况。正常人的血压为 $90\sim140/60\sim90mmHg$。

2. 器官灌注血流量　器官灌注血流量取决于动静脉压差除以血流阻力，即血流＝（动脉压－静脉压）/血流阻力。由于没有直接测定各个器官血流的方法，因此可假设静脉压和血管阻力保持恒定，有体循环动脉压代替血流反应器官灌注是否充分。

3. 平均动脉压（MAP）监测　平均动脉压最接近于实际灌注压。对大多数患者而言，合理的目标是维持在 65mmHg 以上,有时可能需要维持更高水平。在正常情况下,自身调节机制能够使器官血流维持在正常范围。在动脉血压变化时,自身调节机制能够通过输入血管的收缩或者扩张维持恒定的血流。然而,在病理情况下(如慢性高血压、创伤和全身性感染),自身调节机制发生严重障碍,此时器官血流直接依赖于灌注压力。

4. 中心静脉压(CVP)监测 中心静脉压监测是将导管插入患者的心房水平的腔静脉内进行测压,可以准确反映患者的静脉压情况,对于容量负荷不足或过量及心功能不全等均有极好的提示作用,可用于指导临床治疗。CVP 正常值为 $5\sim10cmH_2O$。中心静脉测压的插管部位可有多种途径,即锁骨下静脉、颈外静脉、颈内静脉等。

(二)心排血量的监测

心排血量(cardiac output,CO)是指一侧心室每分钟射出的总血量,正常人左右心室的排血量基本相等。CO 反映心泵功能的重要指标,其受心肌收缩性、前负荷、后负荷、心率等因素的影响,因此 CO 的监测对于评价心功能具有非常重要的意义。

(三)通过 CO 计算其他血流动力学参数

1. 心脏指数 心脏指数(cardiac index,CI)参考值为 $2.8\sim4.2L/(min\cdot m^2)$。

2. 每搏输出量与每搏指数 每搏输出量(SV)参考值为 50~100ml/次,每搏指数(SI)的参考值为 $30\sim65ml/m^2$。

3. 血管阻力

(1)肺循环阻力(PVR)和肺循环阻力指数(PVRI):PVR 参考值为 $15\sim25(kPa\cdot s)/L$。肺血管病变或者肺组织疾病伴肺动脉高压时,PVR 增高,低氧血症可伴有 PVR 升高,两者互为因果,动态监测 PVR 有利于对病情进展的认识。PVRI 参考值为 $25.5\sim28.5(kPa\cdot s)/(L\cdot m^2)$。

(2)体循环阻力(SVR)和体循环阻力指数(SVRI):SVR 参考值为 $90\sim150(kPa\cdot s)/L$。SVRI =SVR/BSA 体表面积。

4. 心脏做功

(1)左心室每搏做功指数(LVSWI)参考值为 $3.4\sim4.2kg/(min\cdot m)$。

(2)右心室每搏做功指数(RVSWI)参考值为 $0.54\sim0.86kg/(min\cdot m)$。

5. 血流动力学测定技术热稀释法 测定 CO 的方法是将一定容积的冷(室温或者更低温度)生理盐水从 PA 导管的 CVP 端口注入。冷的指示剂通过右心时与血液混合,PA 端导管尖端的热敏电阻能够测定混合物的温度变化。CO 的计算公式包含多个参数,如注射液容积和温度、血液的热力学特征、注射液种类、导管种类及温度-时间曲线积分等。

6. 经胸热稀释法 这种方法使用 PiCCO 监护仪,将温度(冷)指示剂注入中心静脉,并在体循环动脉中进行检测(经胸稀释)。由于重症患者往往留置中心静脉导管,因此采用经胸热稀释技术行心肺功能监测,只需要另外放置尖端有热敏电阻的特殊动脉导管。通过对热稀释曲线进行数学分析,可以计算出 CO 及心脏血容量(GEDV),并估测血管外肺水和血管外热容积。

(1)测定 CO。

(2)评价心脏前负荷通过分析经胸热稀释曲线,PiCCO 监护仪可计算出心脏各个腔室的最大容积 GEDV。GEDV 可反映心脏前负荷。

（3）判断输液反应性 PiCCO 监护仪每隔数秒钟即自动计算动脉血压变异,可用于完全机械通气患者预测输液反应性。

（4）评价心脏功能

1）射血分数:尽管心室射血分数同时受心肌功能和后负荷的影响,但仍常用于评价心室功能。射血分数等于每搏输出量与心室舒张末容积的比值。经胸热稀释法得到的 GEDV 为 4 个心腔所含有的血容量,因此每搏输出量与 GEDV 的比值即全心射血分数（GEF）,可用于评价心脏的整体功能。

2）全心射血分数:左心室和（或）右心室功能不全时全心射血分数下降。心脏超声证实左心室收缩功能不全患者的全心射血分数一般为 18%～20%。

（5）评估肺水肿 PiCCO 监护仪还能够提供肺水肿指标即血管外肺水。这一指标根据胸腔内热容积和胸腔内血容量计算,研究表明,在危重症患者胸腔内血容量与 GEDV 呈线性关系。胸腔内热容积与胸腔内血容量的差值等于胸腔内血管外液体积,即肺水肿。血管外热容积的正常值为 7～10ml/kg。

四、呼吸功能监测

呼吸功能监测是重症监护过程中极重要的一个环节,因为呼吸的基础是细胞与其周围环境间气体交换及生命过程所必需的物质交换。呼吸功能监测的四项最基本内容是通气功能、氧的传递、血流动力学情况以及组织接受和利用氧的能力。

（一）动脉血气分析和 pH

通常认为动脉血气分析是评价肺部气体交换的金标准。

1. 动脉血氧分压（PaO_2）　在海平面呼吸空气时动脉血氧分压的正常值为 90～100mmHg。

2. PaO_2 降低（低氧血症）　引起 PaO_2 降低的原因包括肺部疾病导致的分流,通气血流比值失调,低通气或者弥散障碍。混合静脉血 PO_2 下降时（如心排血量下降）分流对 PaO_2 的影响更为明显。吸入氧浓度下降（如高原地区）也会导致 PaO_2 降低。

（1）PaO_2 升高（高氧血症）:见于接受氧治疗的患者,过度通气也可导致 PaO_2 升高。

（2）吸入氧浓度的影响:解释 PaO_2 时不应忽略吸入氧浓度的影响。例如,吸入 100% 纯氧时 PaO_2 为 95mmHg,与吸入空气（氧浓度为 21%）时达到的同样的 PaO_2 完全不同。

（3）动脉血 CO_2 分压（$PaCO_2$）:反映了 CO_2 产量和肺泡通气量之间的平衡。$PaCO_2$ 与 CO_2 产量成正比,而与肺泡通气量成反比;决定 $PaCO_2$ 的是肺泡通气量,而非分钟通气量;分钟通气量只有通过改变肺泡通气量才能够影响 $PaCO_2$。

（4）动脉血 pH 取决于碳酸氢根（HCO_3^-）浓度和 $PaCO_2$ 水平,三者的关系可用 Henderson-Hasselbalch 方程描述,即 $pH = 6.1 + \log_{10}[HCO_3^-/(0.03 \times PaCO_2)]$。

（二）静脉血气

静脉血气反映了组织 $PaCO_2$ 和 PaO_2 的情况。

（1）PaO_2 和静脉血 PO_2 的差别极大,静脉血 PO_2 受氧输送和氧耗的影响,而 PaO_2 主要取决于肺功能,因此 PO_2 不能代替 PaO_2。

(2)正常情况下,静脉血 pH 稍低于动脉血 pH,而静脉血 PCO_2 稍高于 $PaCO_2$。但是血流动力学不稳定会使动静脉血 pH 和 PCO_2 的差别更大。例如,心搏骤停时即使 $PaCO_2$ 很低,静脉血 PCO_2 仍可以非常高。

(三)床旁血气监测

此监测在照顾患者的场所附近进行。已有的床旁血气及 pH 分析仪,这类仪器还可监测血电解质、血糖、乳酸、尿素氮、血细胞比容和凝血时间[如活化凝血时间(ACT)及凝血酶原时间(PT)]。

(四)脉搏氧饱和度测定

脉搏氧饱和度仪的发光二极管产生的两个波长的光线(如 640nm 和 940nm)可以透过波动的血管床,被光学感受器接收。次仪器有各种探头可供临床使用,包括一次性或重复使用的探头,根据部位不同分为肢端探头、耳探头和鼻探头。

(五)PaO_2/FiO_2

PaO_2/FiO_2 是最容易计算的氧合指标。ARDS 时 $PaO_2/FiO_2<200$,急性肺损伤时 $PaO_2/FiO_2<300$。

五、肾功能监测

重症患者的肾功能状态对于整个机体各个病损器官功能的治疗均有明显的临床意义。如果肾功能不全或出现肾衰竭,则将影响整个治疗效果。因此,严密监测重症患者的肾功能是十分重要的。

急性肾功能损伤时肾小球滤过率明显下降,并主要被归咎于入球小动脉痉挛收缩,使得入球小动脉阻力比值升高,从而导致滤过压降低。这种血管阻力变化机制很重要,因此急性肾衰竭也有"血管运动性肾病"之称。尿量是肾滤过率的直接反映,因此少尿是急性肾衰竭最明显的临床表现。正常尿量:1000～2000ml/24h。异常尿量:多尿,超过 2500ml/24h;少尿,少于 400ml/24h 或少于 17ml/h;无尿,少于 100ml/24h;尿崩,超过 4000～5000ml/24h。

与尿量相比,尿比重的意义更为重要,由于浓缩尿是肾脏最重要的功能之一,而肾性肾衰竭恰恰又常是肾小管受损,因此尿比重测定的诊断价值较大。无论尿量多少,尿比重 >1.020 的高比重尿提示肾灌注不足,但肾脏尚好,是为肾前性衰竭;反之,比重<1.010 的则为肾性肾衰竭。

血、尿生化检查是监测和评价肾功能的主要方法。尿素氮和肌酐都是由肾脏排泄的废弃物,其血中浓度升高可提示滤过减少或由肾小管反流增加。但同时它们也受来源的影响,特别是尿素氮,在有大量蛋白摄入、出血、分解代谢增加的因素存在时,其在血中的含量也将明显增加。即使没有这些肾外因素影响,血尿素氮和肌酐量的升降也不能灵敏地反映肾功能。据报道,当由于滤过率减少而导致其水平升高时,估计约有 50% 的肾单位已发生病变。肌酐清除率是目前临床评价肾滤过率功能较好的最常用的方法。为排除外源性肌酐影响,肌酐清除率测量应该在禁止含肌酐食物摄入 3 日后测量。正常的肌酐清除率为 80~120ml/min，在不同的年龄或性别间可有差异。一般认为，男性为（120±25）ml/min；女性为（95±20）ml/min；40 岁以上成人则每增加 1 岁减少 1ml/min。

评价肾小管再吸收功能的方法主要是尿钠浓度和钠排泄分数测定。正常肾脏具有保钠功能。在肾性肾衰竭时，肾小管对钠的重吸收较少，而使尿中钠浓度增加；反之，在肾前性肾衰竭时，机体为保存体液，通过增加醛固酮分泌而加强肾小管对钠的重吸收，结果尿钠浓度降低，然而，在使用排钠性利尿剂后，可使后者的钠排泄量增加。

肾脏是机体最重要的排泄器官，因此肾功能损害的早期诊断至关重要。早期肾小球功能损伤的实验室诊断指标包括肾小球性微量蛋白、Cystatin C、β_2 微球蛋白、α_1 微球蛋白、视黄醇结合蛋白等。

六、肝功能监测

肝脏是人体最主要的代谢器官，密切监测重症患者肝功能的动态变化具有非常重要的意义。肝功能监测可以协助病毒性肝炎和肝癌的诊断；评价患者对某些手术的耐受性。当然，应该结合其他的综合性检查共同判断病情的轻重。

（一）蛋白代谢的监测

肝脏是蛋白代谢的主要器官，如白蛋白、糖蛋白、脂蛋白、凝血因子、纤溶因子及各种转运蛋白等均系肝细胞合成，但当肝脏内单核细胞系统受到免疫刺激作用时，则 γ 球蛋白的生成亢进。因此，测定血清蛋白水平和分析其组化的变化，可以了解肝脏对蛋白的代谢功能。

（二）糖代谢的监测

肝脏是糖代谢的主要器官，在维持血糖稳定方面起重要作用。肝脏有实质损害时，肝脏的糖代谢出现异常。

（三）脂类代谢的监测

肝脏除合成内源性胆固醇和脂肪酸等脂类外，还摄入外源性脂质和非酯化脂肪酸。他们在肝脏中合成三酰甘油、磷脂等，组成极低密度脂蛋白，还可合成高密度脂蛋白和卵磷脂-胆固醇转酰酶。肝脏还能将胆固醇异化为胆酸、磷脂及胆固醇而进入胆汁。

（四）胆红素代谢的监测

胆红素每日生成 250~500mg，这种胆红素是非极性的游离胆红素，在血液中和白蛋白结合，移至内质网，在此再和其他物质结合。结合胆红素主要是在二磷酸尿苷转移酶的催化下生成双葡萄糖醛酸胆红素。

（五）血清酶学监测

酶蛋白含量约占肝脏总蛋白的 2/3。当肝脏受到实质性损害时，某些酶从受损的肝细胞中逸出入血，使其血清中的活性增高；有些酶在肝细胞病变时生成减少或病理性生成亢进。

七、胃肠黏膜内 pH 监测

在重症患者中,胃肠道缺血的现象十分普遍,如创伤、休克、脓毒症、较大的外科手术等。在伴有缺血、缺氧的病理状态下,机体为维持心、脑等所谓"生命器官"的灌注和氧供,会以牺牲一部分相对次要的组织器官的灌注为代价而发生"选择性的血管收缩",从而导致部分组织器官与全身缺血不成比例、远重于其他组织器官的损伤。胃肠道即是受到这种影响最重要的内脏之一。

鉴于胃肠道黏膜屏障的重要性及其在机体缺血缺氧状态下的易损性,故重症患者要特别注意保护。由于缺血缺氧可以导致局部组织的乳酸蓄积和酸中毒,因此测量胃肠黏膜组织内的酸度便有可能成为反映其灌注和氧代谢的替代指标。

测量 pHi 最简单的方法是采用 pH 微电极直接进行检测,但是这种操作在临床上同样是不实用。目前临床上检测 pHi 是采用间接法。根据 Henderson-Hasselbalch 公式:$pH = 6.1 + \log_{10}[HCO_3^-/(0.03 \times PaCO_2)]$ 可知,只要能获得胃肠道黏膜内组织间液的 HCO_3^- 和 $PaCO_2$,即可利用该公式计算出黏膜内 pH。由于 CO_2 具有强大的弥散能力,因此从组织间液到黏膜表面、空腔器官内液体、乃至置于这些器官中的半透膜中的生理盐水,其 PCO_2 基本是一致的。假定组织间液中 HCO_3^- 是相等的,因此 $Phi = 6.1 + \log_{10}[$动脉 $HCO_3^-/(0.03 \times$ 半透膜囊内生理盐水 $PCO_2)]$。

胃内测压管的使用方法如下:

(1)首先排空囊内气体。为此,需要在三通一侧开口处连接一装有 4ml 生理盐水的注射器反复灌洗、抽吸气囊,并通过三通开关和另一侧开口推出气体,直至气囊内气体完全排尽。

(2)按插入胃管的常规操作方法插入测压管至胃腔,应使导管在胃内无盘曲,并需经 X 线检查证实。

(3)向囊内注入 4ml 生理盐水,关闭导管,并准确记录注入时间。

(4)30~90 分钟后抽出囊内生理盐水,前 1.5ml 被认为是无效腔内液体,应舍弃,保留后 2.5ml 做血气分析。

(5)同时抽取动脉血监测血气。

(6)将生理盐水中 PCO_2 值和动脉血中 HCO_3^- 值代入 Henderson-Hasselbalch 公式进行计算。

八、凝血功能监测

(一)出血时间

出血时间(bleeding time;bleeding-time;blooding time;BT)是指在一定条件下,人为刺破皮肤后,血液从自然流出到自然停止所需的时间。这是反映毛细管壁和血小板止血功能的常用测定试验。参考值叙述如下。Duke 法:1~3 分钟(即针刺耳垂或手指,此法敏感性和准确性较差,逐步被淘汰)。IVY 法:2~7 分钟(较 Duke 法敏感,但试验条件未能标准化,重复性不好)。TBT 法:2.3~9.5 分钟(改良 IVY 法,是目前较理想的方法)。

（二）凝血时间

凝血时间（clotting time，CT）是指血液离开血管，在体外发生凝固的时间。它与出血时间不同，主要是测定内源性凝血途径中各种凝血因子是否缺乏，功能是否正常，或者抗凝物质是否增多。正常范围：玻璃管法为 4~12 分钟；塑料管法为 10~19 分钟；硅管法为 15~32 分钟。

（三）凝血酶原时间

凝血酶原时间（PT）是指在缺乏血小板的血浆中加入过量的组织因子（兔脑渗出液）后，凝血酶原转化为凝血酶，导致血浆凝固所需的时间。正常值为 12~14 秒（PT 时间有争议，有不同的定值规定，为 11~16 秒）。PT 超过正常对照时间 3 秒以上者有临床意义。应用正常血浆的凝血酶原时间/活动度曲线，对比患者血浆的 PT，可以求出活动度。活动度的正常值为 80%~100%。

（四）活化部分凝血活酶时间

测定原理：37℃条件下，以白陶土激活Ⅻ，以脑磷脂（部分凝血活酶）代替血小板第三因子，在 Ca^{2+} 参与下，观察血浆凝固所需的时间，即为活化部分凝血活酶时间（APTT），是内源凝血系统较敏感和最为常用的筛选试验。参考值：男性为［37±3.3（31.5~43.5）］秒；女性为［37.5±2.8（32~43）］秒。受检者的测定值较正常对照延长超过 10 秒以上才有病理意义。

手工法：为 31~43 秒，也可用血液凝固分析检测。必须指出本实验需设正常对照值，测定值与正常对照值比较，延长超过 10 秒为异常。

（五）激活凝血试验测定

原理：血液中加入惰性硅藻土，可增加血浆接触活性，加速血液凝结过程，从血液注入含硅藻土的试管开始至有血凝块出现即为激活凝血试验（ACT）。测定 ACT 可了解内源性凝血通路，也是监测肝素水平和鱼精蛋白用量最有用的指标。用硅藻土监测 ACT 的正常值为 60~130 秒。不过，它的变动范围大，而且受许多因素如血小板计数和功能、纤维蛋白原水平、温度、抑肽酶及鱼精蛋白过量影响。大剂量肝素时使用，有助于肝素用量的调控。

（杨益大）

第三节 抗低氧血症

一、机 械 通 气

人感染 H7N9 禽流感病毒的重症病例表现为快速进展的肺炎和 ARDS，肺部出现不同范围的片状影像。多数病例在初次影像学检查时即表现为重症肺炎。不能缓解的呼吸困难和进行性加重的低氧血症是病情严重的标志，也是重症病例死亡的最主要原因。病情进展迅速的重症患者,短期内可发展为肺源性的 ARDS,死亡率极高。近年来,不断发展的体外心肺支持技术为危重症病例的救治提供了新思路,其潜在的积极作用有待进一步的研究加以证实。目前在原发疾病治疗的基础上,合理的氧疗和机械通气技术的应用仍然是呼吸功能支持最主要的手段,也是提高重症患者抢救成功率的重要保证。

(一) 机械通气的指征

2013 年《人感染 H7N9 禽流感医疗救治专家共识》中指出当患者经双腔鼻管或面罩吸氧(氧流量 5L/min)2 小时,SpO_2 仍≤92%,或呼吸困难、呼吸窘迫不能改善时,可进行机械通气治疗。出现呼吸窘迫和(或)低氧血症、氧疗效果不佳的患者,早期可尝试使用无创通气,推荐使用口鼻面罩。如果经无创通气治疗效果欠佳,需及早考虑实施有创通气。给予患者规范无创通气治疗 2 小时后,出现下列情况之一,应及时改行有创正压通气:PaO_2/FiO_2 仍<150;呼吸困难或窘迫改善不明显;影像学检查显示病变进展迅速。

ARDS 患者早期使用无创通气是否可以改善预后及减少有创通气的使用存在争议。中华医学会重症医学分会颁布的《急性肺损伤/急性呼吸窘迫综合征诊断和治疗指南(2006)》推荐:预计病情能够短期缓解的早期 ALI/ARDS 患者或合并有免疫功能低下的 ALI/ARDS 患者可首先试用无创正压通气。而 H7N9 禽流感重症患者存在顽固性、进行性的低氧血症,自主呼吸驱动强,分钟通气量高达 15L/min 以上,无创通气往往难以有效改善氧合,应当及时建立人工气道,施行有创正压通气。

(二) 病理生理改变

ARDS 分为肺源性和非肺源性,前者包括重症肺炎、大量吸入和淹溺等;后者包括脓毒症、胰腺炎(肺作为全身炎症反应综合征受累器官的一部分)等。从机械通气管理的角度上看,其病理生理过程相似:均特征性地呈现程度不一的间质水肿、肺泡渗出、表面活性物质减少和小气道功能障碍,这些变化导致了肺膨胀不全,从而使肺的顺应性下降和肺总量下降(图 10-1)。人感染 H7N9 禽流感合并 ARDS 的重症病例属于肺源性的 ARDS,其病理过程虽与其他类型的重症肺炎相似,但其临床特点表现为病情进展快,病变重,低氧血症持续时间长,部分重症病例在正压通气治疗下氧合改善不明显,容易出现呼吸机相关性肺损伤(ventilator induced lung injury,VILI)。

这种肺实质的损伤除影响肺泡外,也会累及气道,尤其是细支气管和肺泡管。损伤的小气道最终会狭窄塌陷而导致局部肺单位通气下降,而这些气道的异常会导致局部气体陷闭(PEEPi),这也可能是恢复期局部囊肿形成的原因(图 10-2)。

出现肺实质性损伤时,气体交换异常的原因在于通气血流比失调和分流。需要注意的是,通气血流比失调的程度在呼吸周期中是可变的。例如,在吸气末出现低通气血流比时,如果出现周期性肺泡的陷闭,在呼气末会变成分流。由于无效腔在极严重的人感染 H7N9 禽流感病毒病例合并 ARDS 的终末期才会成为主要变化,所以一般而言,在肺实质性损伤时,低

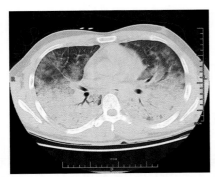

图 10-1　重症 H7N9 患者发病 4 日时的 CT 表现

氧比二氧化碳储留更常见。

严重的低氧和病毒感染直接造成的肺损伤常会导致肺动脉高压。这会使右心室产生过高的后负荷而造成肺灌注血流的减少,出现氧输送障碍。我们在进行液体治疗和通气机参数调节时应该注意既要保证充分的右心室充盈压,同时又要警惕避免加重肺水肿。

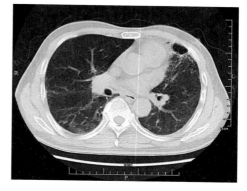

图 10-2　重症 H7N9 患者恢复期 CT 表现,提示局部囊肿形成

(三) 呼吸力学特点

正压通气使气体在上百万个肺泡内迅速分布。影响分布的因素包括局部阻力、顺应性、功能残气量、内源性 PEEP 和送气方式(包括吸气暂停)等。人感染 H7N9 禽流感合并 ARDS 的患者,肺部所谓的"弥漫性肺损伤"其实由于局部炎症程度明显不一而使得不同的区域存在显著的力学差异。这种"不均一性"会显著影响机械通气的效果。相比病变区域,气体会优先进入那些高顺应性、低阻力的区域(也就是那些相对病变较轻、接近正常的区域)。所以,看似正常的潮气量会因为气体更容易进入相对健康的区域而导致局部过度的通气,从而出现过度膨胀和 VILI(图 10-3)。

"婴儿肺"概念的提出改变了人们对 ARDS 肺力学特征的理解。ARDS 时,肺并不是由均匀僵硬单元(静态顺应性较低)构成的僵硬器官,而是一种多区域的不同顺应性的异构结构:在非重力依赖区,相对正常的组织与正常的充气,往往会产生过度膨胀;重力依赖区,肺泡渗出实变,肺难以开放(图 10-4)。

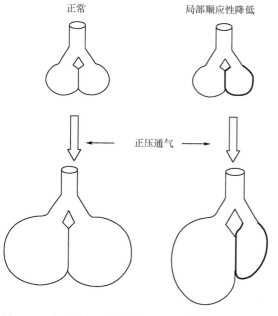

正常　　　　　局部顺应性降低

←　正压通气　→

图 10-3　由于局部顺应性异常而导致每次送气分布异常
由于肺顺应性不均一,每次送气会优先进入那些高顺应性区域,导致局部会有更高的潮气量分布而出现过度膨胀

从呼吸机的波形监测中我们可以发现人感染 H7N9 禽流感合并 ARDS 的重症病例在机械通气时,往往因为极度缺氧表现为呼吸中枢驱动增强,有些甚至发生呼吸节律的改变,出现"双吸气"现象;过强的中枢吸气驱动和过低的肺顺应性使得吸气峰流速明显升高,有效吸气时间则明显缩短(图 10-5)。

(四) 呼吸支持的目标

在人感染 H7N9 禽流感合并 ARDS 的重症病例中机械通气的最终目标是保证患者有足够的气体交换,同时要避免正压通气引起的损伤,后者尤为重要。我们知道肺泡过度膨胀和膨胀不全的肺单位反复启闭会出现 VILI,严重时可以致命,而且由于病变的不均一性,我们在对病变区域采取强有力通气策略的时候,会不可

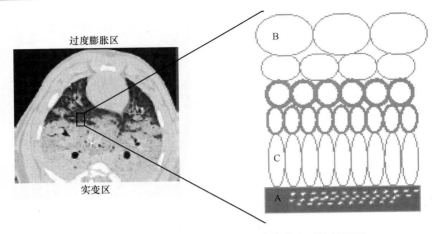

图 10-4　ARDS 患者仰卧位时存在病变分布不均的情况

A. 实变区;B. 过度膨胀区,A、B 之间的肺泡则根据周围受力的不同而不同;C. 肺泡反复
开放或关闭,受到损伤

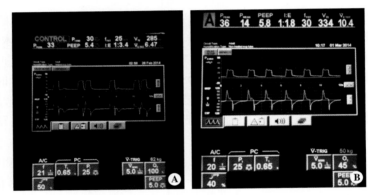

图 10-5　人感染 H7N9 禽流感合并 ARDS 的重症病例机械通气表现

A. 患者在纯氧吸入、深度镇静的情况下呼吸节律不规则,出现"双吸气"、人机不同步表现;

B. 患者氧合有改善(FiO2 45%),但仍表现为呼吸频数(30 次/分)、吸气峰流速明显增加,

达到 85L/min,有效吸气时间仅为 0.65 秒

避免地导致相对正常区域的 VILI。所以在关注气体交换给患者带来的益处时,更应重视压力、潮气量和吸氧浓度等参数的调节,以免出现潜在的伤害,需要重新设定气体交换的目标(表 10-2),一般将通气 pH 和 PO_2 的目标值设为 7.20 和 55mmHg。而通气参数设置以上述两值作为参考的临界点,同时满足机械力学方面的目标:①设置足够的呼气末正压(PEEP)以打开那些可以开放的肺泡;②避免在 PEEP 和潮气量的设置中造成肺单位不必要的过度膨胀。

表 10-2　机械通气的支持目标

目标	重要参数	主要阈值
通气	pH	7.20
氧合	$SaO_2(PaO_2)$	88%~95%(55~80mmHg)
避免医源性牵张损伤	P_{plat}^*(VT)	<30cmH$_2$O(4~8ml/kg IBW[#])
避免氧自由基损伤	FiO_2	<0.6

* P_{plat},plateau pressure,平台压;# IBW,ideal body weight,理想体重。

（五）机械通气的策略

对 H7N9 禽流感合并 ARDS 重症患者机械通气的具体实践需参照 ARDS 机械通气的原则。如何权衡四大参数(pH、SaO_2、平台压和 FiO_2)通常依赖于大家的理念、经验和临床判断。这四项参数的临床界值（表 10-2）哪个更为重要目前少有数据支持，所以对于临床情况已经恶化的极危重患者来说，如何权衡、治疗是一个巨大的挑战。

1. 气模式的选择　对严重呼吸衰竭的急性期患者进行通气支持时，通常选择辅助-控制（A-C）模式。这可以确保每次呼吸都给予正压支持来完成所有的呼吸做功，给过度负荷的呼吸肌减负。在 A-C 模式中选择容控还是压控进行通气支持在很大程度上依赖于临床经验的判断，因为这两种方式尽管有所差异，但其实质还是极其相似的（如他们都能提供相似的频率和潮气量），而临床上何者为优是缺乏相应证据的。以流速-容量为目标的 A-C 模式（容控）可以确保既定潮气量的输送，又保证分钟通气量和二氧化碳的清除。但气道和肺泡压力则随肺力学变化和患者努力的变化而变化。因而为维持分钟通气量，当患者突发顺应性和阻力恶化时，会引起气道和肺泡压力的骤然变化。当流速被设定后，患者强有力的吸气努力会造成不适和人机对抗。比较而言，压力目标通气支持方式（压控）虽无法确保潮气量，但可控制气道压力。因此，潮气量成了一个独立变量，随肺力学变化和患者努力的变化而变化。顺应性和阻力的变化会导致潮气量改变（例如，随着力学参数的好转和恶化，潮气量会相应增加或减少），但同时气道峰压会维持恒定。这一通气支持方式以可变的递减流速波形送气，有利于气体混合并使人机更为同步协调。

对于处于恢复阶段的严重肺损伤的病例，通常采用非 A-C 模式，如压力支持或压力辅助通气，这些模式的合理使用会促进呼吸肌肉活动，防止肌肉萎缩，并保证患者能很好地控制通气，以此减轻患者的不适感。

2. 吸频率和潮气量的设置　由于肺保护通气策略要求我们限制潮气量和减轻吸气末的牵张损伤，所以应尽可能减少潮气量。目前所推荐的起始潮气量设置为 6ml/kg（理想体重）。ARDS NET 的研究结果显示：6ml/kg 远较 12ml/kg 的生存率来得高。其他潮气量设置策略如下：①如气道平台压仍高于 $30cmH_2O$，可进一步减低潮气量；②如果气道平台压低于 $30cmH_2O$，而有严重的呼吸性酸中毒或是人机对抗时，进一步增加潮气量至 8ml/kg。我们在选取气道平台压作为衡量肺扩张程度的指标时，忽略了胸廓顺应性的潜在影响。在胸廓顺应性严重下降的病例中（如肥胖和腹水），我们就需要根据经验（认为胸膜压的增加会导致气道平台压的增加而进一步调高通气支持压力）或通过食管内压的监测来直接测定跨肺压（肺泡内外的压力差）来调节支持压力。

通气频率的设定主要针对二氧化碳的控制。合理的起始设置频率是每分钟 12~20 次。增加频率就意味着增加通气量和二氧化碳的清除量。但从某种角度来看，如果缺少足够的呼气时间会导致气体陷闭（内源性 PEEP 和 PEEPi）的产生，会引起在压控方式中出现分钟通气量下降或在容控方式中气道压力的上升。这类情况一般会在 ARDS 患者呼吸频率上升至每分钟 30~35 次时出现。

A-C 模式中的辅助方式可以允许患者自主触发通气。这有利于控制 CO_2 和提升患者的舒适性。但如果存在不恰当的通气驱动或是人机不协调，那么就必须使用镇静剂或肌松剂。尽管镇静或肌松的处理可能使患者每次呼吸很舒适，但通常只有在极严重的人机对抗时才采用，应尽量避免使用会削弱肌力的肌松药物。还要避免为了降低氧耗而常规使用控制通气和肌松药,因为氧耗的潜在下降是非常有限的,而神经肌肉阻滞剂的使用却可能导致肌肉长时间的萎缩,造成机械通气时间的延长。

在辅助通气模式下,吸气流速的设置要点在于保证同步,此外还可用来保证足够的呼气时间来防止 PEEPi 的产生。这种情况下,I∶E 设置为 1∶4~1∶1。但也有特例,如提供长充气时间,而同时间隔有极短的放气时间的气道压力释放通气模式(airway pressure release ventilation,APRV)。

3. PEEP 和吸入氧浓度 PEEP 治疗的目标:在已开放肺泡不过度扩张的前提下确保可复张肺泡的复张。PEEP 的复张作用主要是防止那些在吸气期开放的肺泡不在呼气期塌陷。为了优化该作用并使用最低的 PEEP,需要结合肺复张策略,因为该策略可以使肺泡充分充盈,并最大限度复张肺。临床上可遵循机械力学和气体交换这两项原则进行 PEEP 设置。

(1)机械力学标准

1)压力-容量曲线:该方法是将肺置于压力容量曲线中高位和低位拐点之间来考察,从而对 PEEP/VT 相互结合进行设置,目标是最大限度避免肺过度膨胀或由于反复开启塌陷而导致的肺损伤。

2)最佳顺应性:该方法是通过对 PEEP 的逐步调整来最终决定 PEEP 的水平,以取得最佳的肺顺应性。

经过压力-容量曲线法复张后将肺置于曲线放气支来选择最佳 PEEP。应用机械力学方法对 PEEP 进行设定后,FiO_2 是以 PO_2(通常 PO_2 值为 55~60mmHg)目标达到最低的氧暴露为原则来设置的。在临床实践中,重度 ARDS 以力学方式来决定 PEEP 时,病初第一日 PEEP 值多为 10~20cmH₂O,一般的治疗水平是 8~25cmH₂O。

(2)气体交换标准:该目标就是以尽可能低的 FiO_2 来保证足够的 PO_2。为了减少分流所需的高水平 PEEP 可能导致肺的过度扩张,也会由于胸膜腔内压升高而减低心排血量。以气体交换尺度的 PEEP 设定方法如下:

1)PEEP 滴定曲线。如上文通过机械力学选择最佳 PEEP 的方法那样,该方法经过复张手法后逐步提高 PEEP 水平从而以最低的 FiO_2 来达到 PO_2 目标。

2)PEEP-FiO_2 表。对 SO_2 目标、压力和 FiO_2 潜在损害进行权衡,经验性地设定 PEEP。在将 PEEP 和 FiO_2 结合的逐级调节方法中,临床关注的是压力和高 FiO_2 何者更为有害,与递增 FiO_2 相比较我们更愿意递增 PEEP;相对保守的 PEEP 策略可以先递增 FiO_2。ARDS 研究网(ARDS Network)所推荐的以 PO_2 55~80mmHg 为目标(即血氧饱和度 SPO_2 88%~95%)的简易 PEEP-FiO_2 调节方法见表10-3。

表 10-3　美国国立卫生研究院(NIH)ARDS 研究网研究中所采用的 PEEP/FiO_2 调节表

临床目标 PO_2 55~80mmHg(SPO_2 88%~95%),如患者低于此目标值,则据下表向右调整参数;如患者高于此目标值,则据下表向左调整参数

低 PEEP 方案															
FiO_2	0.3	0.4	0.4	0.5	0.5	0.6	0.7	0.7	0.7	0.8	0.9	0.9	0.9	1.0	1.0	1.0
PEEP	5	5	8	8	10	10	10	12	14	14	16	18	18	20	22	24

高 PEEP 方案													
FiO_2	0.3	0.3	0.4	0.4	0.5	0.5	0.6	0.6	0.7	0.8	0.8	0.9	1.0	1.0
PEEP	12	14	14	16	16	18	18	20	20	20	22	22	22	24

简而言之,我们在临床上应遵循 ARDS 的肺保护通气策略:小潮气量(6ml/kg,理想体重),限制平台压(30cmH₂O),中高水平的 PEEP(10~15cmH₂O),并尽可能减少高浓度氧的暴露;除非患者存在颅内高压、急性冠脉综合征等特殊情况,为减少 VILI,接受允许性高碳酸血症(pH>7.20)。

当然,限制平台压的目的是为了避免肺泡的过度膨胀,跨肺压才是肺泡扩张的决定因素。对于胸廓顺应性严重下降的患者,有条件者应该进行食管压的监测。Grasso 等学者建议使用跨肺压(通过在食管放置气囊来测定)作为床边工具来评估 PEEP 合适的水平。他们收治了预计需要 ECMO 支持的甲型流感 H1N1 相关的 ARDS 患者,最终研究表明有一半的病例不需要实施 ECMO,因为通过患者食管压的测定发现其跨肺压低于目标的气道压力。这些患者的胸壁顺应性很差,可以通过 PEEP 的增加来达到改善氧合的目的。临床上我们可以据此来选择哪些流感相关的 ARDS 患者真正适合使用 ECMO,哪些只需要呼吸机参数的合理调节即可达到治疗严重缺氧性呼吸衰竭的目的。

4. 策略新的实施方法 近 20 年来,对 ARDS 患者实施肺保护策略均试图以较高的气道平均压来实施肺复张,并同时限制气道峰压。

(1)俯卧位通气:作为一种非常规的机械通气方式在重度 ARDS 患者治疗中受到重视。它通过增加功能残气量,改变膈肌的运动方式和位置,改善肺重力依赖区的通气血流灌注,减少纵隔和心脏对肺的压迫,改变胸壁的顺应性,并有利于分泌物的引流来改善氧合、治疗难治性低氧血症。

最近的一个多中心、前瞻性、随机、对照试验选取了 466 名严重 ARDS 患者进行研究。严重 ARDS 的定义为在 FiO₂ ≥ 0.6,PEEP≥5cmH₂O,潮气量为 6ml/kg IBW 的通气条件下,患者的氧合分数(PaO₂/FiO₂)<150mmHg。研究的主要结果:俯卧位通气组 28 日内任何原因死亡的比例(16.0%)低于仰卧位组(32.8%)(P<0.001);90 日的死亡率为 23.6%,低于仰卧位组 41.0%(P<0.001)。这提示对于严重 ARDS 的患者早期(机械通气 12~24 小时内)应用较长时间的俯卧位通气(每日 16 小时以上),这组患者 28 日和 90 日的死亡率明显降低。这一结果使得人们相信早期俯卧位通气的应用能够给重度 ARDS 患者带来好的转归和希望。

我们在 H7N9 重症患者的临床实践中发现俯卧位通气在改善 ARDS 患者的氧合方面有积极的作用,但是否可以改善患者的预后仍需要进一步的经验积累。危重患者体位的改变是一个挑战,需要训练有素的医护团队合作,才能减少管道意外滑落、心律失常等并发症的发生,保证患者安全。

(2)肺复张:目的是使可复张的萎陷肺泡重新开放,使已通气的肺泡、再通气的肺泡及它们之间的气道保持开放,增加 ARDS 患者的功能残气量,纠正肺通气/血流比例失调,改善氧合和肺顺应性。目前临床常用的肺复张手法包括控制性肺膨胀、PEEP 递增法及压力控制法(PCV 法)。控制性肺膨胀法采用恒压通气方式,推荐吸气压力为 30~45cmH₂O、持续时间为 30~40 秒。RCT 研究结果提示与常规潮气量通气比较,采用肺复张手法合并小潮气量通气,可改善 ARDS 患者的预后。但 ARDSnet 对肺复张手法的研究显示,肺复张手法不能改善氧合,试验也因此而中断。肺复张的效应受很多因素影响。肺复张的压力和时间设定对肺复张的效应有明显的影响,不同肺复张手法效应也不尽相同。另外,ARDS 病因不同,对肺复张手法的反应也不同。

在我们的救治过程中发现人感染 H7N9 禽流感合并 ARDS 的重症病例对肺复张手法

的反应不如肺外源性的 ARDS(如重症胰腺炎)。肺复张手法会影响患者的循环状态,实施过程中需要密切监测,避免造成血流动力学的恶化,并且需警惕气压伤的发生,以免加重病情,影响预后。

(3)气道压力释放通气(APRV):是以压力为目标的通气机支持模式,与 PACV 类似,都是患者或机器触发,时间切换。APRV 与 PACV 的区别在于 APRV 具备压力释放这一特质,同时在肺充气阶段仍允许自主呼吸的出现,在允许自主呼吸存在的同时还能在较长的肺充气阶段始终维持肺泡开放。并且在间断的放气阶段依然可以获得通气支持。总而言之,在较长的肺送气阶段(通常会招致 PEEPi)可以视为在不增加潮气量和 PEEP 的同时,通过气道平均压的提高来维持肺复张,而且在 APRV 的工作过程中允许自主呼吸的出现也有助于改善通气血流比和心功能。事实上,APRV 随着自主呼吸的增强可以通过减低送气压力而逐渐被撤除。

相较于传统的肺复张策略,APRV 在相似的气道峰压下可以获得更好的肺复张效果。但是,在肺充气阶段允许自主呼吸的出现会增加肺在呼吸末所承受的牵张压,因此和传统的通气支持方式不同,APRV 中预设的送气压对跨肺压的影响是不容低估的。而且较长的肺送气阶段和周期性的快速放气送气本身也会带来潜在的肺损害。目前针对 APRV 的研究发现在气体交换和预后方面并未获得优势,因此 APRV 在 ARDS 的作用仍有待考证。

(4)高频通气(HFV):是升高气道平均压(可以维持较好的复张)但同时可以避免过大潮气压力摆动的策略,因而可以从理论上减少膨胀过度所致的损伤。HFV 的呼吸频率可达每分钟 100~300 次(有时甚至达 900 次),所提供的潮气量明显少于解剖无效腔量。气道与肺泡间的气体传输有别于对流,是通过目前尚未明了的机制实现的。但最为重要的一点是,自肺泡层面看潮气量和压力的变化如此之小以至于 HFV 被称为"摆动的 CPAP"。在许多婴儿的呼衰治疗中,HFV 显现了明显的优势。但有关成人 HFV 的应用文献非常少,HFV 似乎可以提供安全的气体交换。HFV 通常在传统肺保护策略无效时考虑采用。

(5)体外膜肺氧合(extra corporeal membrane oxygenation,ECMO):经过积极的机械通气治疗,包括采用挽救性治疗措施后,重症患者仍未能达到满意的氧合,在有条件的医院可以考虑使用体外呼吸支持。这种呼吸支持手段从某种意义上讲能够让肺得到休息,避免正压通气导致的 VILI。ECMO 的指证存在争议,一般在 PEEP 15~20cmH$_2$O 条件下,氧合指数(OI)<80mmHg 和(或)pH≤7.20(呼吸性酸中毒引起),持续 6 小时以上可考虑进行 ECMO,详见 ECMO 章节。

(六)ECMO 应用时的机械通气设置

通常认为,具有严重肺损伤的患者对机械通气相关性肺损伤特别易感,因此即使已接受 ECMO 的患者仍然需要通过限制容量和压力的保护性通气策略使得肺本身的应激状态得到控制,肺泡不过分扩张才能够使患者在 ECMO 支持下额外获益。虽然还没有大型的随机研究来关注严重急性呼吸衰竭患者接受 ECMO 时的机械通气设置,专家仍推荐接受"超保护"的通气策略(ultra-protective ventilation):减少 VT(即<4ml/kg,IBW)和降低平台压(即≤25cmH$_2$O),设置足够的 PEEP 以保持肺的复张。

1. 气目标 到目前为止,动物实验的数据、观察性研究和以前的随机试验都为 ECMO 时采用"超保护"的通气策略提供了生理学方面的依据。图 10-6 总结了严重 ARDS 患者 ECMO 时机械通气的主要目标。大部分的方案在临床上都可以接受。

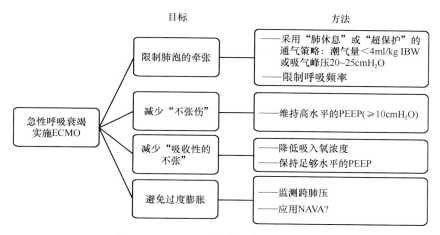

图 10-6　ECMO 时机械通气的主要目标

2. 通气参数设置

（1）潮气量与平台压的高限：由于 ECMO 可以去除 CO_2，故没有足够的通气也无需担心会产生高碳酸血症。建议 ECMO 使用下潮气量<4ml/kg 理想体重，被称为"肺休息"或"超保护性通气"。在酸中毒引起肺损伤的鼠模型中，潮气量从 12ml/kg 减至 6ml/kg，再减至 3ml/kg，发现同一 PEEP（10 cmH_2O）水平下，肺水肿和肺损伤的发生率随潮气量下降而降低，推测是由于小潮气量增加了对肺泡上皮的保护作用。有报道潮气量下降直至 1.9ml/kg 理想体重联用体外 CO_2 去除装置可以改善使用 ECMO 的 ARDS 患者的预后。然而，对于肺"超保护性通气"到底能否获益目前尚无定论。

Pham 教授等研究发现 123 例甲型流感（H1N1）引起 ARDS 患者，因急性呼吸衰竭行 VV-ECMO 治疗，第一日的高平台压与 ICU 的死亡相关（OR=1.33，95% CI 1.14~1.59，P<0.01）。建议压力控制模式下严格控制吸气峰压为 20~25cmH_2O。需要注意的是，超保护通气策略在所有情况下都需使用高 PEEP。

（2）PEEP：低潮气量<4 ml/kg 理想体重无疑会增加肺不张，导致更加严重的通气血流比例失调，所以需要合适的高 PEEP。体外生命支持组织（ELSO）指南中建议折中 PEEP 为 10cmH_2O 左右，但其他研究认为可能需要更高水平。当患者采用 V-VECMO 模式时，高 PEEP 可能通过减少静脉回流对血流动力学有不利影响。

（3）吸入氧浓度与呼吸频率：为尽可能减少氧中毒，以使动脉血氧饱和度在 85% 以上为目标，尽量降低呼吸机吸入氧浓度。呼吸频率设定还有争议，过快的呼吸频率会增加肺的机械应力。现有的专家意见推荐呼吸频率范围为 4~30 次/min。根据潮气量和 ECMO 气流量来调整血液中 PCO_2 水平。

（4）模式选择：到目前为止还没有研究比较 ECMO 时不同机械通气模式的优劣。模式的选择往往从医师的使用习惯和可获得的资源来考虑。压力控制模式是最受欢迎也是最常用的模式。在压控模式下，肺顺应性的改善可以从潮气量的变化得以体现。长时间的控制通气，如果没有膈肌的收缩会导致严重肌萎缩，增加机械通气支持时间。有学者建议采用允许自主呼吸的让膈肌收缩的模式。结合自主呼吸，APRV 可以增加重力依赖区域肺的通气，减少呼吸肌的做功，增加严重 ARDS 患者的全身血流量。在 APRV 中，通气周期的任何时相都允许患者自主呼吸,这种压力释放通气模式周期性地在两个水平的持续气道正压间切换。因此,对于实施 ECMO 的 ARDS 患者而言,APRV 可能成为传统压控模式的一种替代。应该尽可能考虑使用伴随膈肌收缩的压力辅助模式。最近有报道在严重肺功能受损患者的恢复阶段,神经调节通气辅助模式(neurally adjusted ventilatory assist,NAVA)与 ECMO 结合取得了成功。这种闭环的自动保护的通气模式可以在 ARDS 患者中改善人机同步。

(5)通气设置的推荐:目前实施 ECMO 时将潮气量和平台压控制到什么程度才能保证让肺得到休息仍然未知,大家也在尝试不同的通气模式,但是对于急性呼吸衰竭患者而言,"超保护"的通气策略应该是最佳的推荐(表 10-4)。

表 10-4　重症 ARDS 患者 ECMO 时机械通气的专家意见

来源	机械通气的设置	备注
体外生命支持组织(ELSO)指南	ECMO 时起始的呼吸机设置	这些建议安全有用,但未被广泛接受,并非标准指南
	递减流速(压控)	一旦患者稳定,减少镇静与肌松,采用 PSV 模式呼吸锻炼
	中等 PEEP(如 10cmH$_2$O)	
	低吸气压(如 PEEP 上 10cmH$_2$O)	
欧洲 MV 网络	容控模式	这些建议专用于甲型 H1N1 流感患者 ARDS 时
(REVA)	PEEP≥10cmH$_2$O	
	降低潮气量以维持平台压≤20~25 cmH$_2$O	
	呼吸频率 6~20 次/min	
	FiO$_2$:30%~50%	
CESAR 试验	让肺休息的设置	
	低吸气峰压 20~25cmH$_2$O	
	PEEP10~15cmH$_2$O	
	呼吸频率 10 次/min	
	FiO$_2$ 30%	
EOLIA 试验	辅助控制模式	国际多中心、随机、开放的试验将评估 ECMO 早期应用对 ARDS 发病率和死亡率的影响,目前尽管 ARDS 早期诊断后采用合理的机械通气和内科治疗,3~6 小时后患者预后仍不理想,试验仍在进行中
	PEEP≥10cmH$_2$O	
	降低潮气量以维持平台压≤20cmH$_2$O	
	呼吸频率 10~30 次/min	
	或 APRV:	
	高压≤20 cmH$_2$O	
	PEEP≥10cmH$_2$O	

（6）实施 ECMO 前及过程中机械通气设置的监测：ECMO 时可以通过床旁的工具来进行监测。血气分析结果反映的是 ECMO 和肺氧合作用之和。首先，每日监测平台压和顺应性来评估肺功能。其次，如果使用压力模式，监测潮气量可以获得有价值的信息。连续呼气末二氧化碳监测是评价 ECMO 过程中肺功能改善的指标之一。

在严重 ARDS 患者 ECMO 之前或期间评估肺局部的力学很困难。出于安全的考虑，不建议常规行肺部 CT 检查。有学者建议在 ECMO 之前或期间采用电阻抗断层扫描（electrical impedance tomography，EIT）作为监测工具。这是一项床边监测的工具，可用来判断患者的缺氧状态能否通过 MV 的调节和肺复张手法来改善（是否需要接受 ECMO 的支持）。

如前所述，跨肺压（通过置入食管囊来评估）也是床边用来调节 PEEP 水平的工具。事实上，通过监测可以发现其跨肺压低于允许的气道峰压或平台压。过低的胸壁顺应性允许 PEEP 增高到相对高的水平来改善患者的氧合。

（七）机械通气的并发症

1. 肺泡外气体

（1）肺间质气肿：机械通气时高肺泡压成高容量使得肺泡和周围间质的压力梯度过度增大，导致肺泡壁破裂，气体沿支气管血管鞘的分切进入血管鞘周围的间质。

（2）胸膜下气囊肿：难以鉴别，往往见于肺基底部的薄壁空洞，可自发吸收成继发感染，也可类似于局限性气胸，发展到很大以产生张力，引起胸肌下移和纵隔移位。

（3）皮下气肿：常见体征，可单独存在，但往往与气胸有关。来源于破裂气泡的气体进入皮下组织，对治疗和患者生命并无大碍，但可影响伤口愈合，引起缺血性皮肤损伤，同时有警示作用。

（4）纵隔气肿：纵隔内平均压比周围肺间质低，气体可以沿支气管血管鞘进入纵隔，存在纵隔气肿，颈部气肿而无气胸提示气管或近端左主支气管的撕裂。临床症状：疼痛。体征：皮下气肿、Hamman 征（与心跳同步的咔嗒声，在心前区最响，左侧气胸患者也可以听见）。X 线检查：诊断依据，可见到纵隔胸膜。意义：常是气胸发生的预兆。纵隔气肿可能影响静脉回流。

（5）肺过度充气：气道分泌物积累，阻碍了吸入气的完全排出。当肺损伤引起肺内顺应性差异时，试图让病变区域通气时会引起顺应好的区域过度充气。X 线检查：受累区域透光度增加，心脏纵隔移位，肋间隙增宽，单侧膈肌低（图 10-7）。处理：纤维支气管镜清除黏液栓，支气管舒张剂；避免高吸气峰压。

（6）气胸：最常见、最严重的并发症，是膈内的肺泡外气体通过纵隔胸膜破裂来减压引起的。早期难以诊断，患者临床状况突然恶化，要怀疑气胸的可能。X 线检查：气体易积聚于前胸；床旁胸部 X 线难以判断，CT 对明确诊断很有价值。张力性气胸：紧急情况下可以用粗针头，第二肋间穿刺放气，及时进行胸腔闭式引流。

（7）心包积气：可引起心脏压塞。

（8）气腹：气体进入腹膜后，引起腹痛。

2. 系统性气体栓塞　如果存在支气管静脉的交通和适当的压力梯度，肺泡外气体可以进入系统性循环。当肺血管结构受剪切力的损伤而破坏，肺泡破裂进入支气管管鞘的气体，就优先进入肺静脉系统，多个器官可被栓塞，临床表现各异。ARDS 患者发生肺泡外气体，

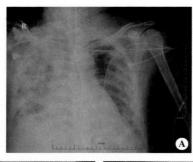

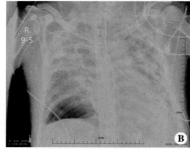
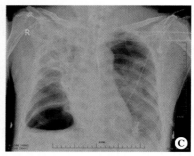

图 10-7　1 例接受 ECMO 的重症 H7N9 患者先后出现不同部位的局部
过度充气,最后发生了双侧气胸,进行胸腔闭式引流

并同时发生不能解释的心肌或脑损伤时要考虑系统性气体栓塞的可能性。食管超声心动图检查有助于诊断。肺静脉气体栓塞可以导致 V/Q 失调、肺高压及肺水肿;脑气体栓塞会出现偏瘫、失语、抽筋及意识障碍;冠脉气体栓塞则导致心肌缺血、坏死、心律失常及心衰。

　　3. 弥漫性肺损伤　MV 时高肺泡压和(或)高容量使得肺组织过度牵拉或因终末小气道和肺泡随 MV 周期性地开放与关闭,导致肺泡上皮和血管内皮的机械损伤,并进一步引起肺泡毛细血管膜通透性增加,肺水肿、出血、透明等形成和炎性的细胞浸润等类似于 ARDS 的病理改变。MV 还通过灭活肺表面活性物质和增加肺微血管的滤过压等途径参与上述病理改变的形成。

　　4. 氧中毒　机械通气可使已受损的肺损伤加重,并可对正常肺造成损伤。文献报道 ARDS 患者气压伤的发生率与 10～15 年前相比要低得多。呼吸机设置的不同是一个重要原因。DiRusso 等学者的回顾性研究表明发生气压伤的患者中有 80% 的 PEEP 设置超过 $20cmH_2O$,85% 的患者平台压超过 $35cmH_2O$。由于引起气体泄漏的关键因素是局部肺组织的过度膨胀,而非增高的气道压力本身,因此气压伤的说法并不准确,应该改称为容积伤。在低肺容积(绝对值)时进行机械通气也会造成损伤,造成这种损伤的机制很多,包括气道和肺单位反复开闭,表面活性物质功能改变,以及局部缺氧。这类损伤被称为"肺萎陷伤"。其特征为气道上皮脱落、透明膜形成和肺水肿。各种生理损伤因素会直接(损伤各种细胞)或间接(激活上皮细胞、内皮细胞或炎症细胞的细胞信号通路)造成各种细胞内介质的释放。某些介质能直接损伤肺组织;某些介质会使肺逐渐形成肺纤维化。其他的介质则使得细胞(如中性粒细胞)向肺部聚集,向肺部聚集的细胞所释放出的分子可对肺部造成更大的伤害。这个过程被称为生物伤。从含气空腔进入循环系统的炎症介质、病毒、细菌或脂多糖可进入肺,从而造成肺泡-毛细血管通透性增加,这种移位可以引起多器官功能障碍和患者死亡。

（八）机械通气时的镇静镇痛肌松

ICU 中危重患者的镇静镇痛策略一直饱受争议。为缓解焦虑、躁动和疼痛，减少过度的氧耗，机械通气患者应考虑使用镇静镇痛剂。合适的镇静状态、适当的镇痛是保证患者安全和舒适的基本环节。机械通气时应制订镇静方案，包括镇静目标和评估镇静效果的标准，根据镇静目标水平来调整镇静剂的剂量。临床研究中常用 RASS 和 Ramsay 评分来评估镇静深度、制订镇静计划，以 Ramsay 评分 3～4 分或 RASS 0～-3 作为镇静目标。

指南建议机械通气的 ARDS 患者宜先制定镇静方案，并实施每日唤醒，为减少机械通气时间和 VAP 的发生，多采用浅镇静的方案。H7N9 禽流感患者一旦发生 ARDS，往往进展迅速。因为呼吸极度困难，常出现"人机对抗"，这种情况会加重呼吸机相关性损伤。对于重度 ARDS 患者，采用限制平台压、小潮气量、中高水平 PEEP 的肺保护策略，实施俯卧位通气和 ECMO 的患者需要较深的镇静。因此，在重症患者病情发展的极期宜增加镇静深度，不建议进行常规的每日唤醒计划。

危重患者肌松药的应用可能延长机械通气时间、导致肺泡塌陷和增加 VAP 发生率，并可能延长住院时间。既往的指南建议机械通气的 ARDS 患者应尽量避免使用肌松药物。

H7N9 禽流感相关的重症 ARDS 患者非常容易出现呼吸机相关性损伤。应用神经肌肉阻断剂来确保人机同步和便于限定压力、潮气量是重要的辅助治疗方法之一。在最近的一项共有 340 例氧合分数 <150mmHg 的 ARDS 患者参与的多中心、安慰剂对照的随机研究中，Papazian 等发现持续采用神经肌肉阻断剂 48 小时的患者校正后的 90 日内死亡率低于安慰剂对照组，且不增加呼吸肌无力的发生。但其降低死亡率的确切机制尚不清楚，根据既往的研究推测可能与接受神经肌肉阻断剂治疗的患者血清细胞因子水平的下降有关。他们的研究发现，两组的死亡率差异出现较晚（约在治疗后 16 日出现），可能是与生物伤所造成的多器官功能障碍的比例减少有关。

肌松药物使用的原则：在氧合分数 <150mmHg 的重症 ARDS 患者中有选择地使用，必须先给予充分的镇静药和镇痛药，调整呼吸机通气模式和参数，如仍有自主呼吸与机械通气不同步才考虑使用肌松药。短期使用，尽早撤离。

副作用：长期使用肌松药可产生耐药性，并可引起肌肉萎缩和肌纤维溶解等严重肌肉并发症，特别是复合大剂量糖皮质激素时，以致脱机困难。因此，应监测肌松水平以指导用药剂量，以预防膈肌功能不全和 VAP 的发生。阿曲库铵等非去极化肌松药大剂量及快速静脉注射时，引起组胺释放，可诱发支气管痉挛、心率增快及血压下降，应分次、缓慢静脉注射。应关注肌松药引起的过敏反应。

（九）机械通气时的液体管理

高通透性肺水肿是 ALI/ARDS 的病理生理特征，肺水肿的程度与 ALI/ARDS 的预后呈正相关。

ARDSnet 完成的不同 ARDS 液体管理策略的研究显示，限制性液体管理（利尿和限制补液）组患者第一周的液体平衡为负平衡（-136ml 比 +6992ml），氧合指数明显改善，肺损伤评分明显降低，而且明显缩短 ICU 住院时间。限制性液体管理组的休克和低血压的发生率没有增加。因此，通过积极的液体管理，改善 ALI/ARDS 患者的肺水肿具有重要的临床意义。

在 H7N9 患者的液体管理中我们体会到在重症 ARDS 的早期,大部分患者循环稳定,适当的限液和利尿对改善氧合有利,对于基础有肾功能不全或出现急性肾损伤的患者在利尿剂反应不佳时可早期行 CRRT 治疗,以维持机体的水、电解质和酸碱平衡。

(十) 气管切开

长时间的气管插管会使患者不适,甚至引起心理上的障碍,常规需要较深的镇静和镇痛,会延长机械通气支持时间,对于需要长时间呼吸支持的患者,气管切开是一个可以减少镇静药物、易于沟通、降低呼吸阻力而减少呼吸做功、有利于气道分泌物清除的方法。

1. 时机的选择 由于缺乏充分的资料,临床上没有统一的切开时间。一项 Meta 分析涉及 5 个研究、400 多例患者,发现早期(≤7 日)和延迟(≥8 日)气管切开之间在死亡率和肺炎上无相关性,但早期气管切开机械通气时间少于 9 日,入住 ICU 时间少于 15 日。最近发布的随机临床试验也显示早期气管切开与死亡率和院内感染率的下降并不相关。但从增加舒适性、减少镇静镇痛药物的使用及易于气道管理的角度出发,在病情允许的前提下,我们倾向于给重症 H7N9 禽流感患者早期行气管切开。

2. 切开的方式 我们收治的重症 H7N9 禽流感患者气管切开术都在床边进行,采用传统的外科气管切开术。近年来,经皮扩张技术的应用使床边气管切开术得到迅速发展,因为经皮扩张气管切开术(percutaneous dilatational tracheostomy, PDT)相对简单,不需要经过正式外科培训。而且 PDT 费用低、不需要转运患者、术后并发症小,对于患者来说是一个比较好的选择。但是解剖异常或肥胖的患者还是适合于行传统的外科气管切开术。有研究评价了接受 ECMO 支持的危重患者中 PDT 的安全性,他们对 118 例患者进行了回顾性观察研究。结果显示 5 例患者(4.2%)出现了严重并发症(2 例操作相关性出血、2 例操作中气胸、1 例低血压和短暂的心肺复苏)。除此之外,37 例患者出现少量出血。研究认为,在调整了凝血功能后,有经验的医生对 ECMO 的患者进行 PDT 是可行的,而且并发症少,操作过程安全。

(十一) 机械通气的撤离

当患者呼吸衰竭的状态趋于稳定且有所逆转时,临床上即进入撤机程序。在这些患者中导致通气机依赖的基本因素主要有两方面:①疾病的原因——气体交换存在的问题仍需要持续的正压通气;②临床医生的原因——对患者可以停用机械通气的识别延迟,以及不适当的通气设置导致呼吸肌的疲劳,阻碍了呼吸功能恢复。

机械通气的目的是使患者尽可能快地脱离通气机的支持。延迟脱机会使患者暴露在不必要的感染、牵张损伤、对镇静药物需求的增加、气道损伤及较高的医疗花费风险中。撤离过程需谨慎并进行连续的监测,因为过早地撤机也存在自身的风险:失去气道保护、增加心血管负担、气体交换不足、呼吸肌肉超负荷和呼吸肌疲劳。只要满足下列条件的患者就可以考虑撤机:

(1)肺部疾病已稳定或在好转中。

(2)呼气末正压水平(PEEP)较低和氧浓度(FiO_2)要求不高时气体交换仍满意的情况下(PEEP 低于 $5\sim8cmH_2O$,FiO_2 低于 $0.4\sim0.5$)。

(3)血流动力学稳定不需要血管活性药物。

（4）有进行自主呼吸的能力。

生命体征稳定后每日进行自主呼吸试验（SBT）来评估是否能脱机。SBT 采用的一套评估方案是在低水平支持或不用通气支持下的自主呼吸过程中进行［如 T 管试验或 1～5cmH$_2$O 持续气道内正压（CPAP）或 5～7cmH$_2$O 压力支持］。评价方法包括了呼吸形态（呼吸急促加重）、血流动力学状态（心动过速、过缓或血压不稳定）、气体交换（SPO$_2$ 降低）及患者的舒适度（焦虑或出汗）。该试验必须持续至少 30 分钟，但不能超过 120 分钟。如果患者在 120 分钟时仍判断不明，则应考虑 SBT 失败。

能成功完成 SBT 的患者大都能最终耐受呼吸机的停用，而停用呼吸机需要考虑两步程序。第一步需要完成正压通气的撤离，第二步则是撤除人工气道。

人工气道的撤除与呼吸机的撤除是不同的。首先，撤除人工气道的患者必须具有气道保护能力，表现为咳嗽有力，并且很少需要人工吸痰（间隔 2 小时以上）。其次，患者的清醒程度及依从指令的能力可以大幅提高拔管成功率。最后，对一些特殊的病例，撤除人工气道需要考虑如果撤除失败重置人工气道的难度。

即使临床经验很丰富的医师也不可避免地存在一定比例的复插率，一般为 10%～15%。明显高于或低于这一范围就需寻找原因，是否存在过于积极的（高复插率）或过于消极的（低复插率）撤机。部分人工气道撤除后的患者需要无创通气的辅助。

（十二）总结

在重症 H7N9 禽流感患者的治疗中我们应该给予合理的氧疗，并及时进行有创通气，遵循肺保护的通气策略：采用小潮气量，限制平台压，中高水平的 PEEP，尽量减少高浓度氧的暴露。对合并轻中度 ARDS 的患者采用浅镇静，每日唤醒的程序性镇静方案；对重度 ARDS 的患者可考虑较深的镇静镇痛方案，避免每日唤醒以减少氧合的波动，早期可尝试短期肌松剂的使用，以抑制过强的自主呼吸，减少 VILI 的发生。

机械通气的参数设置需要个体化，对于胸壁顺应性差的患者可以增加平台压和 PEEP，有条件的可以考虑食管压的监测。肺复张对属于肺源性 ARDS 的 H7N9 禽流感患者效果不佳，需仔细评估，警惕造成气胸等并发症，增加治疗的难度。俯卧位通气可以改善患者的氧合，但在目前条件下难以常规开展。由于重症患者病情变化快，需定期行床旁胸部 X 线检查以了解肺部病变的进展情况，及时发现肺泡外气体，采取有效的措施加以预防和控制。

机械通气的支持效果不佳时，在有条件的医疗单位可考虑实施 ECMO 作为挽救性的呼吸支持手段。合并重度 ARDS 的患者往往需要长时间的机械通气支持，宜早期行气管切开，并可考虑 PDT 的方法。

机械通气是一把"双刃剑"，既能帮助患者度过呼吸衰竭的难关，本身又是反生理的过程，会对机体造成附加的伤害。如何趋利避害需要大家的不懈努力。

（方 强 章云涛）

二、人 工 肝

"细胞因子风暴"、过强的炎症反应是 H7N9 禽流感病毒导致急性肺损伤及低氧血症的重要原因。作为血液净化方法之一的人工肝,可以清除炎症介质,清除过多的水分及代谢产物,保持内环境稳定,从而阻断病程进展,减轻机体的损伤,可用于 H7N9 禽流感患者的救治。

(一) 人工肝的概念和原理

人工肝是指借助一个体外的机械、理化或生物反应装置,清除因肝衰竭产生或增加的各种有害物质,补充需肝脏合成或代谢的蛋白质等必需物质,改善患者水、电解质、酸碱平衡等内环境,暂时辅助或替代肝脏相应的主要功能,直至自体肝细胞再生、肝功能得以恢复,从而提高患者的生存率。而对肝细胞再生不良的晚期肝病患者,人工肝则能改善症状,成为肝移植的"桥梁"。人工肝有三个主要类型:非生物型人工肝、生物型人工肝和混合型人工肝。其中,非生物型人工肝已是当前临床上非常有效、实用的治疗手段,生物型人工肝和混合型人工肝尚在临床试验阶段。以下介绍的人工肝内容特指非生物型人工肝。

浙江大学医学院附属第一医院的李兰娟团队于 1986 年开始潜心研究人工肝支持系统,在对肝衰竭病理生理和病情特点研究的基础上,突破了人工肝的关键核心技术,将现有血液净化技术有机整合,形成了李氏人工肝系统(Li's artificial liver system, Li-ALS)(图 10-8)。李兰娟团队创建了肝衰竭个体化治疗策略:肝衰竭伴有肝肾综合征时,可选用血浆置换联合血液透析或滤过;肝衰竭伴有肝性脑病时,可选用血浆置换联合血浆灌流,以高胆红素血症为主的肝衰竭倾向患者,可选用血浆胆红素吸附或血浆置换,以减轻胆红素的毒性,改善瘙痒症状。随着李氏人工肝系统的不断完善,对其疗效机制的认识也不断加深,其临床应用范围已超出了肝脏替代的范畴,开始用于其他多种危重疾病的治疗中。

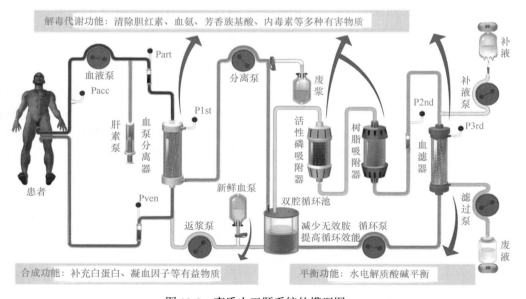

图 10-8 李氏人工肝系统的模型图

(二) 人工肝技术的临床应用

1. 人工肝在肝衰竭患者中的应用 人工肝在肝衰竭患者中应用的适应证:①各种原因

引起的早、中期肝衰竭,INR 为 1.5~2.6 和血小板>50×10⁹/L 的患者;晚期肝衰竭患者亦可进行治疗,但并发症多见,治疗风险大,临床医师应评估风险及利益后做出治疗决定,未达到肝衰竭诊断标准,但有肝衰竭倾向者,亦可考虑早期干预。②晚期肝衰竭肝移植术前等待供体、肝移植术后排异反应、移植肝无功能期的患者。

李兰娟团队分析了 1995~2003 年在该医院人工肝治疗中心接受李氏人工肝治疗的 400 例病毒性肝炎肝衰竭患者,对照组取自 1986~1994 年 400 例仅接受了传统单纯内科治疗的肝衰竭患者。分析发现,400 位肝衰竭患者在经过不同类型及不同次数的人工肝治疗后,肝细胞损伤情况及肝细胞合成功能、代谢功能、排泄功能等指标均较治疗前有了明显改善,血清丙氨酸氨基转移酶、总胆红素、胆汁酸、凝血酶原时间、内毒素水平明显下降,支链氨基酸/芳香氨基酸值明显升高。肝功能的改善、有毒代谢物质的有效清除等,最终使肝衰竭患者的临床治愈好转率得到显著提高,急性、亚急性肝衰竭人工肝治疗组的治愈率为 78.9%(30/38),对照组仅为 11.9%(5/42);慢性肝衰竭的治愈率(43.4%)较对照组(15.4%)提高近 30%。对不同期肝衰竭患者进行人工肝治疗的疗效分析发现,早、中、晚期肝衰竭的治愈好转率分别为 90.0%、68.4% 和 19.5%,早、中期患者的治愈好转率明显高于晚期患者。这可能因为李氏人工肝治疗更容易降低早、中期患者血液中的总胆红素、胆汁酸及内毒素水平,改善患者内环境,较好地阻断毒性物质聚积加重肝损伤的恶性循环,为肝细胞再生创造了积极条件。

由于各种人工肝具体方法的作用原理不同,因此在临床应用时根据患者的具体情况选择不同的治疗方案。如在肝衰竭合并肝肾综合征时,可选用血浆置换联合血液灌流;肝衰竭合并肝性脑病、药物性肝衰竭时,选用血浆置换联合血浆灌流。叶卫江等研究了联合治疗的疗效,将 94 例肝衰竭患者随机分为 A、B、C 三组,A 组 29 例患者为内科治疗+血浆置换+血液滤过治疗,B 组为内科治疗+单纯血浆置换治疗,C 组不使用人工肝支持治疗。研究结果发现,A 组患者在肝性脑病意识转清率、促炎因子 IL-8、抗炎因子 IL-10 及低钠血症的改善方面均优于 B 组患者,且近期生存率亦存在明显差异(48.3% 比 22.6%)。

2. 人工肝在非肝衰竭患者中的应用 随着人工肝技术的不断更新和完善,对其疗效机制的认识也不断加深,其临床应用范围有所扩大,人工肝技术已开始被应用于非肝衰竭患者的救治中。

血浆滤过透析(plasma diafiltration,PDF)治疗的实质是血浆置换联合血液透析。在一项单中心研究中,24 名感染性休克患者收住 ICU,(37.7±30.0)小时后,7 名患者接受了 PDF治疗。患者的 SOFA 评分从入 ICU 时的(14.9±3.6)分上升至 PDF 治疗前的(17.1±3.0)分。每位患者接受了(7.4±4.4)次的 PDF 治疗(以 8 小时的 PDF 治疗作为 1 次,如根据病情需要连续进行 24 小时的 PDF 治疗被认为 3 次)。28 日后,5 名患者存活,因此 28 日的病死率为 29%。在多中心的研究中,33 名同时合并肝功能不全的严重败血症患者接受了 PDF治疗,这些患者的 28 日病死率是 36.4%,而他们的预期死亡率是 68.0%±17.1%。这些研究提示:PDF 可能是治疗合并多器官衰竭败血症患者的有用治疗策略。

Nakae 等报道了应用血浆置换联合持续血液透析滤过(CHDF)除了治疗 26 例急性肝衰竭患者以外,还治疗了 5 例进展性自身免疫性疾病、2 例出血性休克脑病综合征和 3 例血栓性微血管病患者。其中一位是 28 岁的产后发生的进展性系统性红斑狼疮患者,进行了机械通气,并出现多器官衰竭,她接受了血浆置换+CHDF 治疗,TNF-α、IL-6、IL-8 和 IL-18 水平下降(表 10-5),最后撤除呼吸机,并转至普通病房。另一例是 3 岁的流感脑病发展为出血性休克脑病综合征患者,经血浆置换联合 CHDF 治疗后,细胞因子显著下降(表 10-6),病情改善,但存在意识障碍的后遗症。

表 10-5　28 岁系统性红斑狼疮患者血浆置换前后细胞因子的变化　　　（单位:pg/ml）

	TNF-α	IL-6	IL-8	IL-18
第一次血浆置换				
置换前	94.6	31.7	27.8	199.5
置换后	70.6	25.9	25.6	186.5
第二次血浆置换				
置换前	82.6	89.0	31.3	258
置换后	33.4	19.1	23.6	189.5
第三次血浆置换				
置换前	41.1	30.3	17.5	150.5
置换后	38.2	28.3	25.0	199.5

表 10-6　3 岁的出血性休克脑病综合征患者血浆置换前后细胞因子的变化

（单位:pg/ml）

	TNF-α	IL-6	IL-8	IL-18
第一次血浆置换				
置换前	68.4	1168.8	540	417.5
置换后	56.8	642.1	512	208
第二次血浆置换				
置换前	25.6	66.1	60.8	317
置换后	19.9	48.2	31.6	385
第三次血浆置换				
置换前	15.2	66.1	40.8	709
置换后	18.6	100.8	35.3	579.5
第四次血浆置换				
置换前	22.4	11.1	17.5	301
置换后	19	5.5	13.7	192

（三）李氏人工肝在人感染 H7N9 禽流感救治中的作用

H7N9 禽流感的病情特点是:①"细胞因子风暴"是引起急性肺损伤、启动多器官衰竭和导致患者死亡的主要原因之一;②发病以老年人为主,中位年龄在 60 岁以上,多有基础疾病,如糖尿病、COPD、高血压等;③绝大部分患者有严重并发症,其中并发肺炎(97.3%)、急性呼吸窘迫综合征(71.2%)、休克(26.1%)、急性肾损伤(16.2%)及横纹肌溶解(9.9%)。76.6%的患者入住重症监护室,58.6%的患者使用呼吸机治疗。

李兰娟团队根据禽流感患者的病情特点,将李氏人工肝方法之一——血浆置换联合血液滤过,应用于其中最危重的 H7N9 禽流感患者的救治中。人工肝治疗的指征是:疾病快速进展,同时检测到"细胞因子风暴"。实践证明,人工肝在抢救 H7N9 禽流感患者中可起到以下作用:①清除炎症介质,重建机体免疫内稳状态;②有利于对机体容量的精准管理,并纠正酸碱电解质失衡;③稳定血流动力学;④对于其中肝、肾功能受损的患者,起到肝、肾功能支持的作用。

1. 清除细胞因子 流感病毒感染机体后,一方面,细胞因子参与机体抗流感病毒的免疫应答,发挥免疫调节作用,最终清除流感病毒;另一方面,炎性细胞因子的过度表达会引发细胞因子表达失调,对机体造成严重的病理损伤。细胞因子风暴导致包括呼吸衰竭在内的多脏器衰竭,甚至死亡。因此,降低血液循环中过量的炎症因子水平,是降低重症禽流感死亡率的一个重要方面。

近 20 多年来,血液净化技术,包括血液滤过、血浆置换、吸附技术及各种组合装置,一直被研究用来清除血液中的炎症介质,用于败血症、MODS 及其他危重症患者。细胞因子的清除机制包括置换、对流、吸附,炎症介质的清除受介质本身因素和血液净化方式的影响。一般认为,细胞因子的分子质量为 5~60kDa,但有些细胞因子是以多聚体形式存在的,TNF-α 通常以三聚体的形式存在于血浆中,实际分子质量为 51 kDa。也有研究者认为,细胞因子是一种蛋白结合物质,以与白蛋白、α2-巨球蛋白及其可溶性的特异性受体结合的形式存在(表 10-7)。

表 10-7 常见细胞因子的分子质量

细胞因子	分子质量(kDa)	细胞因子	分子质量(kDa)	细胞因子	分子质量(kDa)
Basic-FGF	16	IL-13	17	MCP-1	8.7
β-NGF	13.2	IL-15	14~18	MCP-3	0.9
CTACK	10.3	IL-16	14~17	M-CSF	45
Eotaxin	8.4	IL-17A	15	MIF	12.5
G-CSF	19	IL-18	18.3	MIG	16
GM-CSF	22	IL-2	15.5	MIP-1α	7.8
GRO-α	7.8	IL-2Rα	55	MIP-1β	10
HGF	82	IL-3	15.1	PDGF-bb	31
IFN-α2	18	IL-4	15~19	RANTES	7.8
IFN-γ	40	IL-5	45	SCF	31
IL-1α	17.5	IL-6	19~28	SCGF-β	29
IL-1β	17.3	IL-7	25	SDF-1α	8
IL-1ra	25	IL-8	8.3	TNF-α	17
IL-10	17	IL-9	14~25	TNF-β	25
IL-12p40	40	IP-10	10	TRAIL	32.5
IL-12p70	70	LIF	38~64	VEGF	34-42

血液滤过曾经是最常用到的清除炎症介质的方法,但多项关于细胞因子清除的研究结果不同。有关动物脓毒症模型研究表明,血液滤过不能清除 TNF-α,但细胞因子可以吸附在滤过膜上。Koperna 等用血液滤过方法研究 MOF 患者体内细胞因子清除情况时发现,该法能有效清除 IL-5 和 IL-8,且患者临床症状的改善与这两种细胞因子的清除相关,但同时发

现经血液滤过治疗后,TNF-α 显著升高。总之,越来越多的研究认为,标准的血液滤过(截留分子质量为 30~40 kDa)对循环中细胞因子水平影响有限。更高通量的血液滤过技术(high cut-off hemofiltration,HCO/HF)仍在研究中,但同时发现,新技术可能会带来白蛋白丢失的问题(白蛋白的分子质量为 69kDa)。

血浆置换是将患者的血浆分离,并置换以新鲜冰冻血浆,从理论上讲可以显著清除体内的由于异常免疫反应产生的过量的细胞因子。Iwai 等用血浆置换方法,治疗 8 例肝衰竭患者,发现经过一次血浆置换后,TNF-α 和 IL-6 就显著下降,分别从 30.5pg/ml 下降至 17.0pg/ml,从 9.7pg/ml 下降至 7.9pg/ml。2009 年,Petel 等曾用血浆置换治疗 3 例 H1N1 流感病毒所致的急性肺损伤、严重循环不稳定的儿童患者,最终 3 位患儿均存活。但 Nakae 等研究发现,经新鲜冰冻血浆置换后,TNF-α、IL-6 及 IL-8 变化不大,故认为单纯血浆置换不能去除细胞因子。因此,由于病情、血浆分离置换装置材料(如血浆分离膜)等原因,血浆置换能否有效地清除细胞因子,亦尚未形成完全一致的见解。

2013 年,Atan 等系统分析了不同的血液净化技术对细胞因子的清除能力,其结论是:高通量的血液滤过、血浆置换、体外人工肝支持技术比标准的血液滤过能更有效地清除细胞因子。

2013 年春天,李兰娟团队应用人工肝方法之一的血浆置换联合血液滤过方法抢救了 16 例危重症的 H7N9 禽流感患者。血浆置换联合血液滤过治疗的具体方法是:起始治疗时先进行一次血浆置换,48 小时后再进行一次血浆置换,其他治疗时间内进行持续的静脉-静脉血液滤过(CVVH),这样的治疗过程共持续 96 小时,作为一个人工肝疗程。后续如果患者有肾功能不全或容量负荷过重情况,则继续进行血液滤过,直至患者的情况改善为止。图 10-9 显示了这 16 位患者人工肝治疗前后的血浆细胞因子(中位值)的变化。从图中可见,人工肝治疗 3 小时后,细胞因子水平就显著下降,并在此后一直保持在较低的水平。我们目前正在进行一项关于人工肝治疗 H7N9 禽流感的随机对照研究,以进一步评价人工肝对禽流感患者病死率的影响。

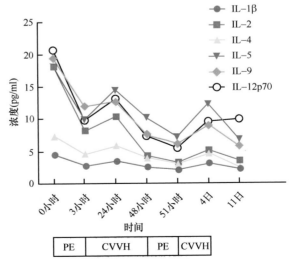

图 10-9　人感染 H7N9 禽流感患者在人工肝治疗期间的细胞因子变化曲线

PE. 血浆置换;CVVH. 持续静脉-静脉血液滤过

2. 容量管理　容量管理对重症患者来说意义重大。容量不足,可造成组织低灌注,导致全身器官功能的损害;容量超负荷,可引起心力衰竭、肺水肿,加重低氧血症,阻碍组织利用氧。由于 H7N9 禽流感多发生于老年人或有基础疾病的人群,精准的容量管理对患者的治疗和康复意义尤为重要。

包含有血液滤过的人工肝治疗可实现精准的容量管理,及时纠正液体的超负荷状态,减少间质水肿,改善低氧血症;纠正乳酸性酸中毒,预防病理生理紊乱进一步恶化,减少MODS 的发生,从而降低病死率。这种结合了预防理念的治疗策略,比在病情进展成为既成事实之后再设法纠正更为合理。

3. 稳定血流动力学　既往的研究发现,血浆置换在治疗危重病患者时,发现其有稳定血流动力学的作用。浙江大学医学院附属第一医院收治了一名 86 岁的危重型禽流感患者,入院时需要 0.5mg/h 去甲肾上腺素和 1mg/h 的肾上腺素来维持血压稳定,在人工肝(血浆置换阶段)治疗 2 小时后,他的血流动力学得到了改善,去甲肾上腺素用量开始减少。在用人工肝治疗其他有血压不稳症状的禽流感患者的过程中,均不同程度地发现对患者的血流动力学有所改善。

4. 肝、肾功能的替代作用　如前所述,禽流感患者病情危重,易发展为 MODS。对其中的肝、肾功能不全的患者来说,由血浆置换和血液滤过组成的人工肝治疗,能很好地起到肝、肾功能的替代作用。

浙江大学医学院附属第一医院除了在 H7N9 禽流感疾病的早期进行人工肝治疗以清除炎症介质、稳定内环境之外,在该疾病中晚期的诊治中也继续秉承李氏人工肝的核心理念,即在临床实践中要根据患者的具体病情采用不同的血液净化技术方案。例如,当人工肝支持的患者出现 DIC 时,对其采用血浆置换方法进行治疗;出现容量超负荷或肾衰竭时,单纯采用血液滤过的治疗等。

禽流感的出现,是对人类现有医疗技术的挑战。在尚无特效药的情况下,我们对该疾病的发病机制和病情进展进行了深入研究,根据血液净化的基本机制,运用人工肝技术抢救H7N9 禽流感患者,旨在提高 H7N9 禽流感的存活率,取得了一定的疗效,为今后彻底攻克该疾病积累了经验。

(李兰娟　刘小丽)

三、体外膜肺氧合

(一) 体外膜肺氧合的定义、原理及应用

体外膜肺氧合(ECMO)是以体外循环系统为其基本设备,采用体外循环技术进行操作和管理的一种体外生命支持手段。ECMO 主要有两种类型,即 venovenous(VV)-ECMO 和venoarterial(VA)-ECMO。VV-ECMO 是将静脉血从体内引流到体外,经膜式氧合器氧合后再用驱动泵将血液灌入体内,临床上主要用于呼吸功能不全。VV-ECMO 能使肺得到充分休息,进行有效的二氧化碳排出和氧的摄取,改善低氧血症,避免了长期高氧吸入所致的氧

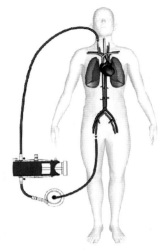

中毒,以及机械通气所致的气道损伤(图10-10)。VA-ECMO主要用于心脏功能不全的治疗,可使心脏功能得到暂时的辅助支持,增加心排血量,改善全身循环灌注,保证循环的稳定,为心功能的恢复赢得了时间(图10-11)。

浙江大学医学院附属第一医院 ECMO 团队在抢救 2013 年春季发生的人感染 H7N9 禽流感患者中主要使用 VV-ECMO 技术。2013 年 4 月至 2014 年 1 月,对 20 例危重症患者实施了 VV-ECMO 支持,共脱机 12 例。在同期救治 H7N9 患者中创下多个全国记录:①同一时段 ECMO 患者数国内最多(8 台/日);②均通过穿刺置管,使建立 ECMO 时间大大缩短(<30 分钟);③ECMO 持续时间长(1830 小时);④多例多次转运;⑤同期病死率最低(病死率为 20%)。在此主要介绍有关 VV-ECMO 的经验及注意事项。

图 10-10　VV-ECMO 模拟图

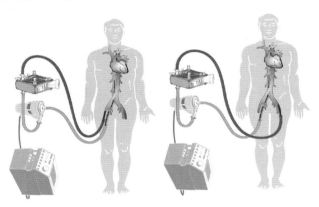

图 10-11　VA-ECMO 模拟图

(二) H7N9 危重症患者氧代谢、ECMO 支持的原理评估及介入标准讨论

人感染 H7N9 禽流感损害的主要靶器官是肺,导致二氧化碳排出困难和氧障碍。氧障碍(dysoxidative)是指氧水平降低至不能维持正常线粒体呼吸的组织氧合不足情况,是氧供和氧需求关系失常的结果,是危重症患者发生器官功能障碍的重要因素。

组织的供氧量=动脉血氧含量×组织血流量

组织的耗氧量=(动脉血氧含量 − 静脉血氧含量)×组织血流量

组织氧代谢障碍是危重症患者病理生理的重要特点,各种危重症患者均易发生以氧供不足及氧摄取利用受限为特征的氧代谢障碍,并成为危重症患者病情发展的共同基础。危重症患者氧代谢障碍与以下因素有关:

(1) 呼吸功能不全:主要是呼吸疾病造成的通气及换气功能障碍。

(2) 循环衰竭:主要造成循环性缺氧,由于组织血流量减少使组织供氧量下降所致。

(3) 血液氧转运能力下降:由于血红蛋白(Hb)数量下降或性质改变,以致血氧含量下降或 Hb 结合的氧不易释出所引起的组织缺氧。

（4）组织细胞氧利用障碍：组织细胞利用氧异常所引起的缺氧，称为组织性缺氧。

（5）组织氧耗增加：全身或局部严重感染、营养不良、手术的再打击及创伤修复本身对氧的需求增加，患者可能处于代谢过盛状态。

（6）氧中毒性缺氧：抢救垂危患者时医源性并发症，长时间吸入高浓度纯氧，有研究称数小时即可发生肺的病变。

H7N9 危重症患者氧代谢的特点如下：

（1）肺泡功能下降，通气和换气功能障碍，氧供效率降低。

（2）烦躁、严重感染导致的氧消耗量大。

（3）呼吸频率加快，机体做功增加。

（4）全身组织缺氧，内环境紊乱，微循环灌注差，组织细胞氧利用率下降。

ECMO 的实施对患者的肺有支持功能，经氧合器氧合后的动脉血泵入患者静脉系统，与体循环回流的静脉血混合，提高右心房血液的氧分压，降低二氧化碳分压。有一部分混合后的血液又进入体外循环管路，称为再循环；另一部分进入右心室，经过肺进入体循环。因为静脉回流的血液量与进入静脉系统的血液量相等，故对中心静脉压、左右心室充盈度和血流动力学没有影响。患者动脉血的氧含量和二氧化碳含量是右心室血液经过可能存在一部分功能的肺气体交换后的综合结果。体循环灌注血流是心脏自身的排出量，与体外循环的血流没有关系。在传统治疗手段效果不理想的情况下，VV-ECMO 是有效的支持手段。

关于 ECMO 介入的最佳时机，国际上有不同标准，与目前各 ECMO 中心技术的成熟及临床应用经验不同有关，也与使用 ECMO 的原发疾病复杂多样化有一定关系，目前 ELSO 推荐各 ECMO 中心结合自己的临床使用经验制订符合实际情况的指南。

在介绍不同标准前先介绍各个标准中用到的 Murray 评分标准（表 10-8）。

表 10-8　Murray 肺损伤评分

项目	参数	评分
胸部 X 线	无肺泡不张现象	0
	肺泡不张局限在 1/4 象限	1
	肺泡不张局限在 2/4 象限	2
	肺泡不张局限在 3/4 象限	3
	肺泡不张局限在 4/4 象限	4
PaO_2/FiO_2（mmHg）	> 300	0
	225~299	1
	175~224	2
	100~174	3
	< 100	4
PEEP（cmH_2O）	≤5	0
	6~8	1
	9~11	2
	12~14	3
	≥15	4

续表

项目	参数	评分
肺顺应性(ml/cmH$_2$O)	≥80	0
	60~79	1
	40~59	2
	20~39	3
	≤19	4

总评分= 各参数评分之和/所采用参数数目之和,最高分为 4 分,最低分为 0 分;总评分 0 分为无肺损伤;0.25~2.5 分为有轻微到中度肺损伤;2.5 分以上为严重肺损伤,即 ARDS。

(1)《柳叶刀》杂志研究的入选标准

1)年龄为 18~65 岁。

2)病情可逆的严重呼吸衰竭。

3)Murray 评分≥3 分。

4)高碳酸血症。

(2)体外生命支持组织(extracorporeal life support organization,ELSO)标准

1)缺氧性呼吸衰竭,死亡率≥50%。

2)PaO$_2$/FiO$_2$ <150mmHg(Murray 评分 2~3 分,FiO$_2$ >90%)。

3)PaO$_2$/FiO$_2$ <80mmHg(Murray 评分 3~4 分,FiO$_2$ >90%)。

(3)澳大利亚新南威尔士标准

1)顽固性低氧血症(PaO$_2$/FiO$_2$ <60mmHg)。

2)高碳酸血症(PaCO$_2$ >100mmHg)。

(4)德国雷根斯堡标准

1)有可治疗潜能的基础疾病或近期有肺移植可能的。

2)抢救指征:威胁生命的低氧性肺损伤(PaO$_2$/FiO$_2$ <65mmHg,PIP>35cmH$_2$O,动脉血 pH<7.25)以及进行性的血流动力学不稳定。

3)无抢救指征(早期治疗中考虑 ECMO):即使采用最优化的传统治疗,仍然只有激进、非保护性通气(PIP>32cmH$_2$O,FiO$_2$ >90% ,TV>6ml/kg 预测体重)才能维持血气交换,在 12~24 小时内无改善。

(5)针对 H7N9 危重症患者浙江大学医学院附属第一医院 ECMO 介入标准

1)病情进展迅速(病情加重后早期介入)。

2)肺部影像证据。

3)满足下列任何一条标准时,积极予以 ECMO 辅助:①PaO$_2$/FiO$_2$ <150mmHg(Murray 评分 2~3 分,FiO$_2$ >90%);②PaO$_2$/FiO$_2$ <80mmHg(Murray 评分 3~4 分,FiO$_2$ >90%);③低氧血症(PaO$_2$/FiO$_2$ <60mmHg),高碳酸血症(PaCO$_2$ >100mmHg);④PaO$_2$/FiO$_2$ <50mmHg,且 PIP>35cmH$_2$O 超过 2 小时。

(三) ECMO 设备与装置

ECMO 装置包括驱动泵、氧合器、插管、变温水箱、空/氧混合调节器、监测系统和其他

附加装置。

1. 驱动泵　驱动泵又称血液泵,可分为滚轴泵(roller pump)与离心泵(centrigual,radial pump)。滚轴泵包括泵头、血囊支架和泵管路。Bladder 有两种品牌:①OriGen bladder controller(bladder box);②Better-Bladder(circulatory technology Inc,oystrer bay,NY)。离心泵包括驱动部分(电机和泵头)和控制部分。常用离心泵有 Medtronic 和 Jostra(图 10-12 和图 10-13)。

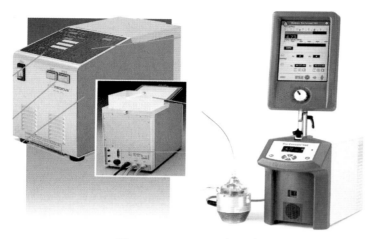

图 10-12　Medtronic 离心泵

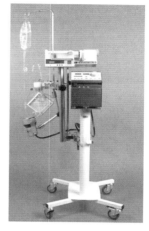

图 10-13　Jostra 离心泵

2. 氧合器　ECMO 的气体交换装置分为硅胶膜氧合器和中空纤维氧合器。硅胶膜氧合器目前只有一种,由美敦力公司(Medtronic)生产。中空纤维氧合器有两大类:聚丙烯微孔型氧合器;聚甲基戊烯 Plasma Tight 与 Diffusion Type 无孔型氧合器。微孔型以 Medtronic 公司的 Carmeda 涂层型为代表,无孔型有 Jostra Quadrox D 涂层氧合器(图 10-14 和图 10-15)。

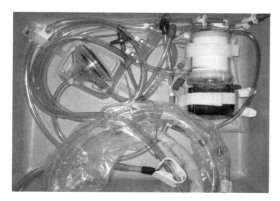

图 10-14　Medtronic 氧合器

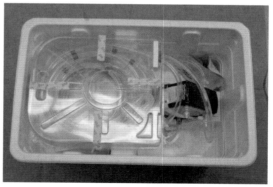

图 10-15　Jostra Quadrox D 氧合器

3. 插管　插管由 PVC 管组成,最常用为 Carmeda 涂层。单根双腔静脉插管为 VV-ECMO 提供了一个简便的方法,静脉引流分别从上腔静脉和下腔静脉开口引出体外,经氧合后,通过插管中间的开口(正对三尖瓣口)而注入右心室,大大减少了心房内的无效循环,提高 ECMO 气体交换能力(图 10-16 和图 10-17)。

4. 变温水箱　Medtronic 和 Gish 生产最常用的热交换器,置于氧合器后或整合于氧合器中。

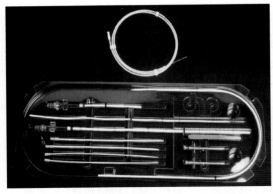
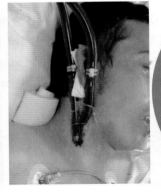
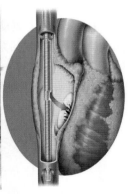

图 10-16　经皮双静脉插管　　　　　　　图 10-17　单根双腔静脉插管

5. 空/氧混合调节器　目前有机械式和电子式空/氧混合调节器。

6. 监测系统　监测系统包括 ECMO 管路上持续性血气分析与氧饱和度监测器、流量测定装置、气泡探测器、ACT 测定、持续动态血气监测。

7. 其他　其他如压力监测器(负压、正压)、血液温度监测器、血液逆流监测器、游离血红素监测器和 TEG 监测器。

(四) ECMO 团队组成

ECMO 是一项系统而综合的复杂技术。要开展 ECMO 工作,必须组建一支包括 ECMO 涉及的所有相关专业技术人员在内的团队。ECMO 小组应该由体外循环医师、外科医师、ICU 医师和 ICU 护士等组成。外科医师负责建立和撤除 ECMO,适应证的选择,以及处理辅助期间的活动性出血等。体外循环医师负责 ECMO 前期系统调试和运行期间的管理,并对支持期间的紧急情况进行处理。ICU 医师负责 ECMO 期间的常规治疗工作,ICU 护士负责日常 ICU 护理工作,协助监测体外循环中的异常情况。

(五) VV-ECMO 的建立

(1) 插管部位的选择:体重>30kg 的儿童或成人,首选右侧颈内静脉插管和右侧股静脉插管。

(2) 插管方法

1) 双静脉插管首选右侧颈内静脉插管和股静脉插管。经皮穿刺法:分别用穿刺针、导丝、血管扩张器等,将插管分别送入右颈内静脉和下腔静脉右心房入口处(经右股静脉穿刺)。

2) 双腔单静脉插管:经右颈内静脉穿刺扩张后,在超声引导下,将插管送入右心房,静脉插管尖端需要置于右心房中部,并使双腔管的动脉连接口(红色)指向患者的耳朵,这个方向有利于 ECMO 氧合后的血液优先进入三尖瓣并参与有效循环,从而减少 VV-ECMO 期间的再循环。双腔静脉插管如果置于右心房上部甚至仅到达上腔静脉入口,将导致 ECMO 系统血液动脉化,即动脉血进入静脉引流管所导致的再循环量增加。

(3) 插管选择见表 10-9。

表 10-9　插管选择

体重（kg）	2～4	4～15	15～20	20～30	30～50	>50
引流插管（F）	12～15 *	不建议采用 VV 模式	14～19	17～21	19～23	21～23
灌注插管（F）			14～19	17～21	19～23	21～23

* 2～4kg 使用双腔静脉插管,灌注和引流使用同一根插管。

（4）插管注意事项:经皮穿刺置管的风险和并发症相对较高,需要有丰富临床经验的高年资医师担任,并在床旁超声引导下完成。有条件的在数字减影血管造影（DSA）下完成。无论是双静脉插管,还是双腔单静脉插管,再循环是 VV 模式一个突出的问题,可以通过调整静脉插管的位置来尽量减少,经颈内静脉向头侧朝颈静脉窦方向置入一根静脉引流管,增加静脉引流而减少静脉系统内的氧合血再循环。两根静脉引流管通过 Y 形接头连接至 EC-MO 管路中的静脉引流口,朝向头侧的插管可以在患者的体位固定后缝在胸壁上以充分固定,避免无意间的位置移动及插管脱离。

（六）ECMO 中的抗凝与凝血

1. ECMO 对机体的影响　ECMO 对机体的影响主要体现在对出凝血方面的影响。因 ECMO 的运用使血液与非内皮化的人工材料接触,大大改变了凝血的生理过程,打破了促凝与抗凝的动态平衡。

（1）ECMO 对血小板的影响:ECMO 对血小板的影响体现在三个方面。①ECMO 中血小板计数随时间延长而减少。一般转流后 18～24 小时,循环中血小板数量明显减少,原因为血液的稀释以及血小板与异物表面发生接触后大量血小板黏附到人工装置,进而血小板聚集在肝脏等器官的微血管床内。②血小板功能降低。③肝素诱发血小板减少,常发生于再次使用肝素的患者,其发生主要与免疫有关。

（2）ECMO 中出凝血异常:现有 ECMO 系统虽然大多数采用内膜肝素涂抹,理论上的优点仅为减少肝素的用量,仍为非生理内皮细胞化人工材料,血液与这些异物表面接触,同样有血液成分被激活导致全身广泛的炎性反应综合征,激活凝血瀑布系统、激肽释放酶-激肽系统、补体系统、凝血和纤溶系统。

（3）ECMO 引发出血:出血是 ECMO 的最大挑战,出血部位多变,部分可威胁生命。引发出血的常见原因包括:①肝素量过大;②血小板功能低下;③血小板数量减少;④凝血因子缺乏;⑤鱼精蛋白过量;⑥弥散性血管内凝血;⑦纤维蛋白溶解亢进等。

2. ECMO 抗凝策略

（1）抗凝剂

1）常用抗凝剂:肝素是主要抗凝物质,虽然不是最理想的抗凝剂,其好处在于容易被鱼精蛋白拮抗中和。标准肝素可加快 AT-Ⅲ 抗凝血反应 1000 倍,肝素是抑制凝血瀑布的末期而非开始,并不能抑制体外循环中凝血酶的形成及活性。肝素的全部作用发生在内源性和共同通路上,故其临床效果最好用 APTT、ACT 及 TT 检测。

2）其他抗凝剂:其他抗凝剂还有低分子肝素（LWMH）、阿库曲班（Argatroban）复合物、重组水蛭素（Hirudin）和凝血因子抑制剂等。

（2）抗凝检测与维持

1）血小板计数:当血小板低于 $50×10^9/L$ 时应及时补充,ECMO 转流中应每 24 小时检测 1 次。

2）ACT 检测：实用、简便，是目前 ECMO 期间检测抗凝的最好手段，ACT 生理值一般为 60~140 秒，ECMO 中 ACT 维持在 160~200 秒。检测结果与仪器相关，建议使用新型精确度高的 ACT 仪，根据结果及时调整肝素泵入速度。

3）凝血酶时间（TT）：正常为 16~18 秒，超过正常对照 3 秒以上，提示血液含肝素或类肝素物质。

4）APTT 检测：正常值<31 秒，它检测内源性凝血通路和共同通路，对是否补充凝血因子有指导意义。

5）血栓弹力图（TEG）：可检测整个血凝块动力学，可识别血小板、凝血蛋白和纤溶系统的功能紊乱，具有定性指导作用。

6）纤维蛋白降解产物（FDP）：正常值为 1~6mg/L，增高（>10mg/L）见于纤溶亢进。

7）二聚体：正常<100ng/L，而 DIC 患者一般>1000ng/L。

肝素抗凝不足时，可导致血液凝固、凝血因子消耗过多、纤溶增加和血小板破坏；而抗凝过度时，凝血机制紊乱，容易发生颅内出血。在抢救 H7N9 禽流感患者中，ECMO 插管前首次给予肝素剂量 100U/kg，ECMO 建立运转平稳后，持续微泵输注肝素维持 ACT 在 160~200 秒。一般肝素输注的速度为 25~100U/（kg·h）。早期 ACT 每隔 1 小时检测 1 次，ACT 稳定后可间隔 2~3 小时测 1 次。

调整肝素剂量时要参考具体情况（病种、温度、流量等）而定。在输注血小板或尿量较多时，低流量、泵低转速时，应加大肝素的剂量；在肾功能不全或凝血功能下降时则应降低肝素用量。在肝素用量极低的情况下，若 ACT 仍然超出 200 秒以上，原则上不主张撤除肝素，此时应考虑其他导致 ACT 延长的原因（如感染、肝素诱发血小板较少、DIC 等）。ECMO 期间肝素剂量的维持一定要用微量泵精确注入，禁止静脉滴注，否则 ACT 难以控制在有效范围内。

3. ECMO 中的血液保护

（1）肝素涂抹技术：肝素涂抹技术具有两方面的优点。①通过减少血液与异物表面接触引起的炎症反应，减少补体激活，抑制粒细胞激活，减少血小板黏附，改善血小板功能，抑制促炎细胞因子的释放，包括 TNF-α、IL-6/IL-8 和可溶性 TNF 受体。从而改善生物相容性。②避免大剂量全身肝素化。肝素涂抹系统上的肝素和血液接触时，一端的功能基团立即和血液的 AT-Ⅲ 结合，后者催化 AT-Ⅲ 和凝血酶形成无活性的复合体。肝素另一端牢固地固定植入在膜内，AT-Ⅲ 和凝血复合物随血流而去，进入体内可逆分解。管道上的肝素继续和新接触血液产生作用。这样在没有全身肝素化时避免了血液凝集，同时防止了血液和高分子化合物接触。

（2）抗纤溶药：6-氨基己酸（EACA）、氨甲环酸（TA）和氨甲苯酸（PAMBA）可降低循环中 FDP 的水平，防止结合在纤维蛋白上的组织激活物将纤溶酶原激活成纤溶酶，阻碍纤溶酶与纤维蛋白结合，并将纤溶酶从纤维蛋白表面置换下来。EACA 和 TA 的半衰期为 1~2 小时，并以活性形式迅速从尿中排出，Wilson 等推荐 EACA 用法为：插管前首次剂量 100mg/kg 一次给予，转流后维持 30mg/（kg·h），直到停用 ECMO。

（3）酶抑制剂：应用抑肽酶可减少 ECMO 中的失血量和输血量。ECMO 中推荐用法：首次给予 $2×10^6$kIU，然后 ECMO 中持续 $5×10^6$kIU/h 泵入，直到 ECMO 终止。因其肾功能不全及过敏等不良反应，已停用。目前有报道使用一种光谱抑制剂乌司他丁可减少血液破坏。

（4）ECMO 系统：ECMO 为长期体外支持系统，对材料的要求较高。除整个系统的肝素涂抹技术外，良好的膜肺和驱动系统（离心泵）往往能减少对血液的破坏，减少出血、溶血及血浆渗漏。

（5）插管技术：根据体重选择大小合适的插管，减少接头的使用，减低血流剪切力等都可减少血液破坏。

（七）ECMO 中血流动力学稳定

详见本章第二节"抗休克：各脏器功能的监测"。

（八）ECMO 中水、电解质及酸碱平衡

详见本章第六节"维持水、电解质平衡"。

（九）ECMO 中镇静镇痛

ECMO 支持治疗的患者疼痛或不适刺激来自多方面，包括 ECMO 本身的各种插管、胸腔引流管、外科切开、气管插管及气管吸引等。ECMO 期间充分的镇静、镇痛及肌肉松弛是 ECMO 支持治疗的关键要素。目的是缓解疼痛、解除焦虑、产生遗忘、降低机体的氧耗及减少 CO_2 的生成，进而降低机体蛋白质及脂肪的消耗，促进机体重要脏器功能的恢复及各种伤口的愈合，防止因患者躁动导致体内各种插管移位或脱出，预防或避免机械通气期间的人机对抗等。

镇静主要是通过持续静脉注射足够量的阿片类、苯二氮䓬类强效镇静剂及麻醉药品，以保持患者意识消失或睡眠状态。在抢救 H7N9 患者期间，发现 ECMO 过程中强效镇静会带来以下不足：①持续镇静可能延长呼吸机通气时间；②高气道压的机械通气可以直接导致肺损伤；③深度镇静肌肉松弛状态导致患者长期卧床，容易发生肺部感染；④压疮；⑤肠道菌易位等。

为避免镇静与镇痛过深对心血管、呼吸及机体其他重要器官功能的影响，ECMO 辅助治疗时应定期、客观地对患者镇痛、镇静深度进行评估，并根据镇痛、镇静深度及临床具体情况相应调整药物输注速度。临床疼痛评估方法较多，如口述描绘法、数字分级法及视觉模拟评分等，但对于无言语表达能力的患者，准确判断疼痛程度进而进行相应的治疗是非常困难的。根据体动（身体移动躲避疼痛刺激、面部表情等）、生理表现（心率增加、呼吸改变、手掌出汗等）可以初步判断患者的疼痛程度；应用肌松药的患者，心率增加是临床上最直接反映疼痛的指标。镇静深度的监测同样方法很多，如言语反应、脑电图指标等。虽然临床上有关镇痛与镇静深度的监测方法很多，但由于缺乏可靠的方法准备测定疼痛程度与镇静深度，特别是对于 ECMO 辅助治疗的患者；因此，ECMO 患者的适宜镇痛与镇静方面的深入研究，包括药物的选择、镇静与镇痛的可靠测定等是非常有意义的。

（十）ECMO 中常用药物

1. 扩血管药物

（1）硝普钠（Nitroprusside）

1）用法与用量：静脉滴注，$1 \sim 3 \mu g/(kg \cdot min)$，并根据患者血压水平做出调整。

2）不良反应：常见不良反应有呕吐、出汗、不安、头痛、心悸等。

（2）硝酸甘油

1）用法与用量：常用 0.01% 溶液静脉滴注，开始滴注速度为 0.2～0.4μg/（kg·min），根据降压反应调节滴速至所需血压水平。

2）不良反应：面部潮红，灼热感，搏动性头痛，眼胀痛，因此脑出血、颅内高压、青光眼患者慎用。

（3）依前列醇（Epoprostenol）

1）用法与用量：静脉滴注，2～16μg/（kg·min），一般不超过 30μg/（kg·min）。

2）不良反应：滴速超过 10μg/（kg·min）时可出现头痛、腹部不适，超过 20μg/（kg·min）时，可出现血压下降、心率减慢，甚至晕厥。

2. 正性肌力药

（1）多巴胺

1）用法与用量：静脉输注 5～10μg/（kg·min），心脏每搏量增加，心排血量增加，收缩压增加，心率可能增加或无明显变化。静脉输注 10μg/（kg·min）或更大，α1 受体作用占优势，且触发大量去甲肾上腺素释放，收缩压上升，中心静脉压及肺动脉压升高，舒张压升高；心率增快，心排血量则下降，甚至出现快速型心律失常。对肾脏，小剂量的多巴胺［0.5～2μg/（kg·min）］激动多巴胺受体，肾血管扩张，肾血流增加，肾小球率过滤增加，具有排钠利尿的作用。大剂量时，肾血管收缩，肾血流减少。

2）不良反应：偶有呕心、呕吐。剂量过大、滴速过快时可致心律失常。

（2）多巴酚丁胺

1）用法与用量：静脉滴注，常用量为 2～10μg/（kg·min）。

2）不良反应：发生率低，偶有恶心、头痛、心悸，甚至心律失常，也可引起高血压和心绞痛。

（3）肾上腺素

1）用法与用量：静脉注射 10μg/min，心排血量增加，外周阻力上升不明显，收缩压上升，而舒张压并不升高，脉压增加。大剂量时，皮肤、黏膜及肾血管等强烈收缩，外周阻力增加，收缩压和舒张压均上升。

2）不良反应：主要不良反应包括心悸、烦躁、头痛及血压升高。

（4）去甲肾上腺素

1）用法与用量：静脉输注 10μg/（kg·min），心排血量增加，收缩压上升，而舒张压升高幅度不大，平均动脉压升高，脉压增加。大剂量时，收缩压和舒张压均明显上升，平均动脉压升高，脉压减少。

2）不良反应：剂量过大或输注时间过长时可致肾血管强烈收缩，肾血流减少，产生少尿、尿闭及肾实质损伤。静脉高浓度滴注漏出时可导致局部缺血坏死。

（5）氨力农（Amrinione，又名氨基双吡酮）

1）用法与用量：负荷量为 0.5～1.0mg/kg，5～10 分钟缓慢静脉注射，继续以 5～10μg/（kg·min）静脉滴注，单次剂量最大不超过 2.5mg/kg，每日最大量<10mg/kg。疗程不超过 2 周。

2）不良反应：可有胃肠道反应、血小板减少（用药后 2～4 周）、室性心律失常、低血压及肝肾功能损害。

（6）米力农（Milrinone）

1）用法与用量：静脉注射负荷量 25～75μg/kg，5～10 分钟缓慢静脉注射，以后每分钟 0.25～1.0μg/kg 维持。每日最大剂量不超过 1.13mg/kg。口服时一次 2.5～7.5mg，每日 4 次。

2）不良反应：较氨力农少见，少数有头痛、室性心律失常、无力、血小板减少等。

3. 抗心律失常药物

（1）利多卡因

1）用法与用量：抗心律失常时，①静脉注射 1～1.5mg/kg 作首次负荷量静脉注射 2～3 分钟，必要时每 5 分钟后重复静脉注射 1～2 次，但 1 小时内总量不超过 300mg。②静脉注射一般以 5% 葡萄糖注射液配成 1～4mg/ml 药液滴注或用输液泵给药。在负荷量后，可继续以每分钟 1～4mg 速度静脉滴注维持，或以每分钟 0.015～0.03mg/kg 速度静脉滴注。老年人、心力衰竭、心源性休克、肝血流量减少、肝或肾功能障碍时应减少用量，以每分钟 0.5～1mg 静脉滴注。

2）不良反应：可有嗜睡、感觉异常、肌肉震颤、惊厥昏迷及呼吸抑制等不良反应。

（2）胺碘酮（Amiodarone）

1）用法与用量：静脉滴注负荷量按体重 3mg/kg，然后以 1～1.5mg/min 维持，6 小时后减至 0.5～1mg/min，每日总量为 1200mg，以后逐渐减量，静脉滴注胺碘酮最好不超过 3～4 日。

2）不良反应：主要包括窦性心动过缓、一过性窦性停搏或窦房阻滞；房室传导阻滞；偶有 Q-T 间期延长伴扭转型室性心动过速；促心律失常作用；低血压；甲状腺功能异常；胃肠道功能异常；震颤；肤色改变；肝炎；过敏性肺炎等。

4. 麻醉药物

（1）芬太尼（Fentenyl）

1）用法与用量：①麻醉前给药，0.05～0.1mg，于手术前 30～60 分钟肌内注射。②麻醉诱导，静脉注射 0.05～0.1mg，间隔 2～3 分钟重复注射。③麻醉维持，患者出现苏醒时，静脉注射或肌内注射 0.025～0.05mg。④镇痛，肌内注射 0.05～0.1mg。

2）不良反应：静脉注射时可能出现胸壁肌肉强直。静脉注射太快还能出现呼吸抑制。

（2）地西泮不良反应：嗜睡、轻微头痛、乏力及运动失调，与计量有关。致死量为 100～500mg/kg。青光眼、重症肌无力等患者慎用。

（3）咪达唑仑不良反应：较常见的为嗜睡、镇静过度、头痛、幻觉、共济失调、呃逆和喉痉挛等。

（4）吗啡不良反应：连用 3～5 日可产生耐药性，1 周以上可成瘾，需慎用。其他不良反应包括恶心、呕吐、呼吸抑制、嗜睡、眩晕、便秘等，急性中毒的主要症状为昏迷。

5. 抗凝药与止血药物

（1）肝素

1）用法与用量：具体可参见本节"ECMO 中的抗凝与凝血"部分。

2）不良反应：毒性低，主要不良反应是用药过多可致自发性出血。

（2）维生素 K₁

1）用法与用量:肌内或深部皮下注射,每次 10mg,每日 1~2 次,24 小时内总量不超过 40mg。本品用于重症患者静脉注射时,给药速度不应超过 1mg/min。

2）不良反应:偶见过敏反应。静脉注射过快,超过 5mg/min,可引起面部潮红、出汗、支气管痉挛等。

（3）氨甲环酸

1）用法与用量:静脉注射每次 0.1~0.3g,用 5% 葡萄糖注射液或 0.9% 氯化钠注射液 10~20ml 稀释后缓慢注射,每日最大量为 0.6g。

2）不良反应:用量过大可促进血栓形成。

（4）巴曲酶（Batroxobin）

用法与用量:急性出血时,可静脉注射,一次 2KU（克氏单位）,5~10 分钟生效,持续 24 小时。非急性出血或防止出血时,可肌内注射或皮下注射,1 次 1~2KU,20~30 分钟生效,持续 48 小时,1 日总量不超过 8KU。

6. 利尿剂和脱水剂 目前常用利尿剂包括呋塞米和甘露醇,具体内容可详见本章第六节"维持水、电解质平衡"。

7. 抗生素

（1）β-内酰胺类:临床上常用的 β-内酰胺类抗生素有氨苄西林+舒巴坦和头孢哌酮+舒巴坦等,这里以前者为例做简单阐述。

1）用法与用量:肌内注射,每日 2~4g,分 4 次;静脉注射,每日 4~12g,分 2~4 次。

2）不良反应:可发生氨苄西林的各种不良反应;舒巴坦每次剂量不得超过 1g,每日剂量不得超过 4g,静脉滴注未见与氨苄西林静脉滴注不同的反应;肌内注射局部有疼痛,偶见消化道反应、皮疹等反应。

（2）万古霉素

1）用法与用量:常用盐酸万古霉素。每日 2g,可分为每 6 小时 500mg 或每 12 小时 1g,每次静脉滴注在 60 分钟以上。老年人每 12 小时 500mg 或每 24 小时 1g,每次静脉滴注在 60 分钟以上。

2）不良反应:静脉滴注时偶可发生休克、过敏样症状;急性肾功能不全;多种血细胞减少、无粒细胞血症、血小板减少等。较大剂量时,严重者可致耳聋、耳鸣及听力损害。

（3）抗真菌类:抗真菌类药物主要有两性霉素 B 及咪唑类抗真菌药,具体可参见本章第五节。

（4）抗病毒治疗:是 H7N9 治疗的关键点之一。

（十一）ECMO 管理要点

在抢救 H7N9 患者中,我们中心运用最多的是 VV-ECMO,因此这里讲述的主要是 VV-ECMO 的管理。

1. ECMO 的早期管理 ECMO 早期界定为从 ECMO 建立到血流动力学平稳这个时间阶段,这段时期 ECMO 刚刚开始运行,机体心肺功能得到了辅助,减轻了负荷,血液系统及内环境状况又发生了巨大的改变,通常表现为血流动力学不稳的状态,如何将 ECMO 早期的管理控制好,对于全身各个系统的早期恢复具有重要意义。

（1）ECMO 系统建立：将 ECMO 管道系统无菌连接好，并加入乳酸林格液进行循环排气，排气完成后进行预充。预充血液时应在肝素化的同时补充钙剂，避免 ECMO 开始后因低血钙而影响心功能。ECMO 开始后应逐渐提升流量，并注意观察整个系统的运行情况。ECMO 开始阶段，在允许的情况下，尽可能维持高流量辅助，使机体尽快改善缺氧状况。

（2）麻醉：一般情况下，ECMO 期间始终保持患者处于麻醉状态，应用镇静、镇痛及肌松药，以保证患者安静地接受治疗。但对于部分意识清楚、肺功能明显改善、血流动力学稳定的患者也可在清醒状态下进行 ECMO 支持，必要时可用少量镇静止痛剂。

（3）插管：VV-ECMO 的插管应大小适中，能提供 3～5L/min 流量或插管直径小于血管直径的 75% 即可。双腔插管的 VV-ECMO 早期，为确保回血口正好对着右心房三尖瓣口，需要在 ECMO 启动后对双腔管位置做调整。

（4）氧合状况：ECMO 开始时应严密监测氧合器的氧合性能。先启动驱动泵，后开通气体，而停机时则步骤相反，应先关闭气、后停机，始终保持转流过程中膜肺的血相压力大于气相压力。要严密观察 SvO_2，判断氧合器的工作情况。如为氧合器质量问题，在排除气源和气体通路的问题后，应及时更换氧合器。

（5）质量管理：ECMO 开始后应逐渐提升流量，并注意观察整个系统的运行情况。EC-MO 开始阶段，在允许的情况下尽可能维持高流量辅助，使机体尽快改善缺氧状况；之后迅速根据心率、血压、中心静脉压调整到适当的流量，并根据血气结果调整酸碱、电解质平衡。VV 模式 ECMO 支持呼吸功能，流量可比 VA 模式高 20%～50%。

（6）血流动力学：由于多方面的原因，ECMO 初期血压可偏低。由于严重的内环境紊乱尚未纠正，血流动力学波动较大，血压很难维持在理想状态。ECMO 中平均动脉压一般维持在 70mmHg 左右，如患者有高血压等基础疾病者，平均动脉压可适当上调。ECMO 期间，静脉管路的负压应小于 $-30mmHg$，如超过 $-30mmHg$ 则提示静脉引流差，需查找原因。

（7）温度管理：ECMO 期间应根据患者具体病情维持合适的温度，一般保持体温在35～37℃。ECMO 支持早期温度可稍低，以利于偿还氧债，缩短纠正内环境紊乱的时间。

（8）血气和电解质管理：维持酸碱平衡，保持水、电解质的平稳，维持内环境稳定是 EC-MO 管理的关键工作。ECMO 期间要注意监测水、电解质，尽量保持其在正常范围。详见本章第六节。

（9）抗凝管理：ECMO 期间的管理详见本书"ECMO 中的抗凝与凝血"部分。

（10）肝、肾功能及血糖监测：ECMO 期间，应注意监测肝、肾功能的变化，出现异常时，应采取有效措施积极处理，避免多器官衰竭的发生。ECMO 支持引发的强烈应激反应容易导致血糖异常，应及时处理高血糖相关症状。

（11）呼吸机管理：ECMO 提供的是部分流量的心肺支持，当单独使用 ECMO 效果不佳时，可联合应用呼吸机进行辅助呼吸：呼吸频率为 5～10 次/min，通气量为 7～10ml/kg，氧浓度<50%。如采用低频正压通气，PEEP 为 20cmH_2O，气道峰压为 20～30cmH_2O，平均气道压为 20～28cmH_2O，呼吸频率为 4～6 次/min，潮气量为 100～200ml，定期膨肺，以防止发生肺不张或肺炎。

（12）ECMO 系统检测管理：静脉管路的负压监测反映引流是否通畅，要注意及时监测。还需监测氧合器前、后压力（跨膜压），当跨膜压差显著增高时，应怀疑其血栓形成的可能。离心泵长时间使用底部易发热，容易出现血栓，当转数与流量不相符、出现血红蛋白尿时,提示血栓。当氧合器发生血浆渗漏时可导致氧合功能下降,血浆渗漏量大时,可造成低蛋白血症而加重肺水肿。

（13）营养支持:ECMO 期间由于患者处于高分解代谢状态,热量消耗极度增加,因此营养支持必不可少。早期应尽量通过肠外营养进行支持,通过 CO_2 的产生量计算出能量的消耗,同时应维持正氮平衡。

（14）常规监测:条件允许时,应常规每日监测心脏超声、X 线表现、游离血红蛋白和胶体渗透压等,为了解病情和防治并发症提供依据。

2. ECMO 的中期管理　ECMO 中期是指血流动力学平稳到心肺功能恢复的阶段。经过 ECMO 开始阶段的高流量辅助,机体缺氧状况会得到改善。此后在维持血流动力学平稳和内环境稳定的情况下,逐步减少正性肌力药物和血管活性药物的用量。当血流动力学和内环境相对稳定后,即进入 ECMO 支持阶段。由于 ECMO 侵入性的治疗特点,建议 ECMO 支持应该"见好就收",中期治疗是心肺功能恢复的主要时期,当心肺功能逐渐恢复并获得适度储备后,即可采用功能训练的治疗策略,再逐渐让心肺适应自身做功的条件,而向 ECMO 后期管理过渡。

（1）氧代谢:ECMO 期间氧供和氧耗的平衡是维持这一阶段内环境稳定的关键环节。如果氧合器氧合满意、机体代谢正常,静脉氧饱和度维持在 70% 左右为最佳。当 ECMO 支持时间过长,膜肺出现血浆渗漏、栓塞时,氧合器会表现为气体交换不良、氧合效果差,应及时更换氧合器。

（2）血流动力学:可比较容易地维持在正常状态,此时 ECMO 辅助的主要作用是使心肺充分休息,为 ECMO 进入后期阶段做准备。ECMO 中期,静脉管路的通畅引流仍是 ECMO 成功支持的重要保证,但对静脉管路负压的监测不应过于绝对,还应结合中心静脉压和静脉管路是否存在摆动或摆动幅度来综合判断静脉管路的引流状况。

（3）血气电解质

1）血气管理对于 VV-ECMO,由于再循环的原因,SaO_2 维持在 85% ～95% ,PaO_2 维持在 60～80mmHg 即可。ECMO 开始 8 小时内,每小时进行 1 次动脉血气监测,待病情稳定后,适当延长间隔时间。

2）水电解质:ECMO 期间应定期采血样监测水与电解质的变化,并及时调整使之维持在正常范围。条件具备还应注意监测胶体渗透压,维持胶体渗透压在 15mmHg 以上。

（4）呼吸机管理:ECMO 提供的是部分心肺功能支持,因此仍然需要使用呼吸机,通过高肺泡氧分压降低肺血管阻力,维持低压、低频率呼吸治疗,使肺得到休息。一般呼吸频率为 5～10 次/min,通气量为 7～10ml/kg,氧浓度 <50% ,峰值压为 20～25cmH$_2$O,具体视实际情况调整。

（5）抗凝与凝血:ECMO 期间血小板消耗较为严重,辅助时间过长时,注意补充新鲜血浆、凝血因子及血小板,血小板应维持 >5×10^9/L,低于该水平应及时补充。纤维蛋白原水平应维持在 100mg/dl 以上。

（6）温度管理:应根据具体病情维持合适温度,一般保持体温在 35～36℃,为防止 ECMO 期间体温下降,可在病房放置变温毯,也可利用膜式氧合器中的血液变温装置保持体温。

（7）肝、肾功能及血糖监测:基本同 ECMO 早期管理。

（8）常规监测：如条件允许，应常规每日监测心脏超声、X 线表现、游离血红蛋白和胶体渗透压等，为了解病情和防治并发症提供依据。

（9）营养支持：在 ECMO 支持中期，该患者仍处于高分解代谢状态，热量消耗依旧明显，因此营养支持更加重要。此时，患者除肠外营养之外，还应根据患者具体情况同时给予肠内营养。具体包括：①给予瑞先、百普力等肠内营养制剂鼻饲。②患者拔除气管插管后，清醒的患者给予安素与蛋白粉等混合冲服。

（10）护理：ECMO 要求清洁的环境，定时空气消毒，常规强效抗生素预防感染。长期的肝素化、气管插管易使口腔、鼻腔出血，要经常对上述部位进行清洁。患者长期卧床，应经常翻身，防止压疮。

（11）心理支持：ECMO 期间，各种抢救操作的刺激和镇痛镇静不足，往往可造成患者焦虑，发热感染也可加重焦虑和抑郁。ECMO 小组成员应采取各种干预措施，减轻患者的心理压力。

（12）ECMO 系统监测：此期间的 ECMO 系统监测基本同 ECMO 早期系统监测。

（13）ECMO 系统意外处理：ECMO 期间出现特殊情况，需停止循环紧急处理。此时应钳夹管路，开放管路桥；接着将呼吸机设置增加到全支持；排除或更换故障部位；快速评估是否需要重新开始 ECMO 支持。如管路中出现气栓，应立即钳夹靠近患者一侧管路，防止气栓进入患者体内。

（14）并发症防治：详见本节"ECMO 并发症"部分。

3. ECMO 的后期管理 ECMO 后期系指心肺功能恢复到 ECMO 停止这个阶段。一旦确定心肺功能恢复，ECMO 可以逐渐减低流量进入撤机程序。此期 ECMO 管理仍然延续 ECMO 中期管理理念，通过减少 ECMO 流量，逐渐增加心肺负担，同时密切观察血流动力学及内环境变化，逐步顺利完成 ECMO 撤离。

（十二）ECMO 撤离

1. 指征 经过一段时间的 ECMO 支持后，患者各项指标符合下列情况可考虑试行停止 ECMO——①心电图恢复正常；②氧饱和度恢复正常；③血流动力学参数恢复正常；④气道峰压下降，肺顺应性改善；⑤胸部 X 线改善；⑥血气和电解质正常。

在抢救 H7N9 禽流感患者的过程中，我们总结并归纳出了浙江大学医学院附属第一医院 ECMO 的撤机标准，此标准经过实践验证在 H7N9 禽流感抢救中十分实用。

（1）$SaO_2 \geqslant 95\%$，$PaO_2 \geqslant 80mmHg$，>3 日。

（2）影像提示肺渗出较前吸收，>3 日。

（3）氧合指数≥150，>3 日。

（4）PSV 模式，潮气量≥8ml×体重（kg）。

（5）血流动力学稳定。

对于 VV-ECMO，撤除前可以通过减低流量[最小流量 40ml/（kg·min）或 200ml/min]和降低膜肺氧浓度的方法评价患者自体肺功能。加大通气氧浓度到 1.0，观察患者 PaO_2，如果患者随 FiO_2 的提高 PaO_2 也迅速增高，证明患者肺功能良好。调节通气参数到预计停 ECMO 后可接受的状态，低流量下血气指标较好，可以关闭膜肺气源，封闭膜肺气体进出口，观察 1~2 小时再查血气，如果血气指标可以接受，可考虑停 ECMO。

2. 撤除步骤　在符合停机指征的情况下,与外科医师、ICU 医师协商决定撤除 ECMO。在 ECMO 终止后,应该继续观察患者情况 1~3 小时,病情稳定则拔除插管,修复血管缝合切口,撤离机器。

VV-ECMO 相对于 VA 方式撤除较为简单,停机后在无菌条件下拔除静脉管,认真清理创口,修复血管。

(十三) ECMO 并发症

ECMO 过程中发生的并发症主要表现为 ECMO 系统机械性相关并发症和患者相关并发症两个方面。

1. ECMO 系统机械性并发症　根据 ELSO 报道,在 ECMO 过程中约 1/2 的患者可出现 ECMO 系统机械性的异常。ECMO 系统异常导致的机械性并发症的发生情况在不同使用对象中的发生率存在较大差异,常见机械性并发症主要包括以下几方面:

(1) 血栓形成:ECMO 系统内的血栓形成是呼吸及循环支持过程中最常见的机械性并发症之一。大量的血栓形成一方面可导致 ECMO 系统失功;另一方面可引起凝血因子的大量消耗,导致患者凝血功能严重障碍,或血栓进入患者血管系统,导致循环栓塞(图 10-18)。其发生原因主要有:①抗凝不充分及 ECMO 非生物表面;②全血活化凝血时间监测不及时;③血流过缓。主要的预防措施也可根据成因而制订:①完善抗凝治疗方案;②定期监测 ACT;③维持 ECMO 系统一定的血流量;④更换局部或整套 ECMO 装置;⑤肝素涂层 ECMO 系统。

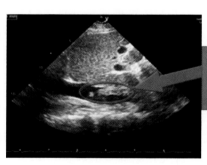

5.15 B超提示:右侧颈内静脉置管周边血栓形成,厚度0.3cm,部分与静脉壁附着,未见漂动成分;下腔静脉置管头端见血栓,部分与下腔静脉前壁附着,范围2.6cm×1.0cm,漂动部分2.2cm×1.0cm

图 10-18　转流中静脉附壁血栓形成

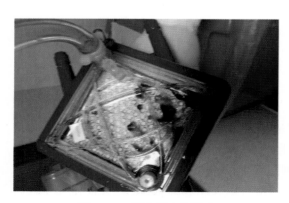

图 10-19　氧合器血栓形成

(2) 插管问题:可因操作或患者的原因发生意外状况。

常见原因:①插管位置异常;②插管松脱;③插管处血管受损。

相应的预防措施:①插管时进行超声定位确认;②插管有效固定;③修复损伤血管。

(3) 氧合器功能异常:是 ECMO 过程中常见的机械性并发症,主要表现为血浆渗漏、气体交换功能下降、血栓形成等(图 10-19)。在长时间辅助的 ECMO 过程中,氧合器失功是 ECMO 系统无法避免的并发症之一。主要的预防措施有:①密切观察氧合器的状态,在氧合器不能维持正常的工作状态及暂时不允许终止 ECMO 辅助时,即需要考虑更换氧合器或整套 ECMO 装置。②选用安全工作时限长的氧合器。③对达到或接近 ECMO 撤离条件的患者可考虑试停 ECMO 辅助,必要时可配合使用血管活性药物、调高呼吸机通气参数等方法,帮助 ECMO 撤离。

(4) 空气栓塞:ECMO 为一密闭系统,ECMO 系统的空气栓塞不仅可能中断 ECMO 的正常运转,影响循环或呼吸辅助效果;进入 ECMO 系统的空气更可能导致患者循环栓塞,危及生命。避免 ECMO 系统空气栓塞的方法主要在于预防和尽早发现可能出现问题的迹象,并做出迅速反应。具体措施如下:①控制动脉血氧分压水平,避免过度供氧,保持 PaO_2 在 600mmHg 以下;②避免静脉端过度负压;③及时驱除进入的气体;④氧合器气道压力监测;⑤避免空气进入体内和减轻空气栓塞损伤;⑥采用离心泵作为动力装置,可避免大量气体泵入 ECMO。

2. ECMO 过程中患者发生的并发症　据 ELSO 报道,ECMO 过程中超过 2/3 的患者可出现不同类型和程度的各类并发症。ECMO 支持患者并发症常为相伴出现,发生并发症的患者平均每例 2.2 次;无 ECMO 并发症发生的支持患者生存率高达 94%。ECMO 过程中并发症包括出血、感染、肾功能不全、中枢神经系统并发症、溶血、高胆红素血症、循环系统并发症、肺部并发症、末端肢体缺血、水电解质和酸碱平衡紊乱、多器官衰竭等。这个根据抢救 H7N9 患者的经验及教训,主要讨论以下三个最常见的并发症:

(1) 出血:不仅是 ECMO 过程中最常见的并发症之一,也是对 ECMO 患者最具威胁和最难处理的并发症之一。出血最常发生的部位为插管位置;如果患者为外科手术后,出血也可出现在手术野;此外,出血还可以发生在颅内、胃肠道、尿道、气管内等部位。出血原因有:①局部止血困难;②全身肝素化和凝血机制受损;③其他原因如低氧血症、高碳酸血症、组织缺氧、应激反应等。具体的预防和处理措施包括:①避免不必要的穿刺操作;②加强外科止血,ECMO 插管后可用电烙止血或使用局部止血剂对手术创面进行止血;③定期监测凝血功能;④消化道出血的预防与处理。

(2) 肾功能不全:少尿是 ECMO 过程中的常见现象,特别是在 ECMO 开始后的 24~48 小时。肾功能不全是 ECMO 除出血外最常见的并发症,主要表现为血浆肌酐水平上升、氮质血症、尿量减少及电解质紊乱和酸碱平衡失调等。积极的预防及处理措施包括:①维持肾脏的血液循环和组织供氧;②减轻术中肾损害;③肾脏替代治疗。

(3) 感染:脓毒血症既是 ECMO 的使用指征,也是 ECMO 术中的并发症之一。尽管 ECMO 过程中常规使用抗生素,但感染仍是其常见并发症之一,特别是长时间 ECMO 支持的患者。感染的原因可分为:①长期血管插管及护理不当;②大量非生物表面激活内皮细胞及炎性介质释放;③异物与血液循环频繁接触;④肺不张;⑤肠源性感染;⑥机体抗感染能力下降。积极的预防及处理措施包括:①局部无菌操作;②加强肺部护理;③选用有效抗生素抗感染;④改善患者全身状态以增强抵抗力;⑤尽可能缩短 ECMO 时间。

(十四) ECMO 转运

1. 急诊 ECMO 建立　ECMO 建立需要多部门的团队协作及密切配合,确定 ECMO 适应证后,及时通知外科医师及麻醉医师到位,体外循环医师要求在最短的时间内做好系统预充工作,并迅速将相关设备耗材转运到患者床旁,根据插管部位选择合适的动静脉插管及末梢注管。系统预充完毕,在床旁连接好气源、电源及水源后对预充液实施循环保温,低体重患者根据血红蛋白水平适当预充库存血液及血浆,并对预充液内环境适当调整,避免低温偏酸的预充液对本已脆弱的患儿内环境产生不利影响。全身肝素化后待外科医师插管完成,与 ECMO 系统建立连接,在核对管道无误、确保管路没有气泡的情况下缓慢开始 ECMO 辅助支持,观察动、静脉血氧变化情况,确保氧供流量稳定,而后根据血流动力学变化及血气电解质指标调整内环境,维持有效循环。

2. 院内 ECMO 转运 ECMO 患者院内转运主要是由于常规诊断和治疗的需要,可能涉及各个科室,主要包括病房、急诊、ICU、CCU、手术室、重症病房等之间的运送,以及到功能科室(如导管室、影像室)进行检查和治疗患者的运送。

(1)转运目的

1)病房间的转运:由于手术室、导管室、普通病房等不具备长期监护的必需条件,需要转移到监护病房或 ECMO 中心接受治疗,以便于看护管理,一般搬动患者 1~2 次,每次在30 分钟之内即可完成。在有条件的医院能够实现无障碍转运,最好能够直接推动病床,ECMO 转运车在病床侧行,这样可以减少很多不必要的风险。另外,这样的重症患者一般都不宜直接搬动患者身体。

2)进一步诊断:院内 ECMO 患者转运的一个最为普遍的原因,大部分为了确定可疑的还未确定的病变。

3)ECMO 评估:长时间 ECMO 患者为了进一步评价其效果,寻找可能存在的隐患,如怀疑有颅内或其他各种并发症,需要进行 CT 扫描、血管造影或超声检查来明确,以指导未来治疗方案。

(2)操作流程:院内 ECMO 转运一般不需要特殊设备,使用现有 ECMO 设备即可。首先明确转运目的,联系对方安排接诊。检查 ECMO 必需物品、备用电源,观察离心泵的工作状况。一切准备就绪后,当 ECMO 患者需要搬动至平车上时,注意 ECMO 系统管道不要扭曲、挤压、拉扯,固定好管道、插管,防止意外滑脱。搬运途中,尽量减少搬动次数,减少转运时间,保持平稳移动,最终安全到达。

(3)途中监测:为安全起见,途中应该同时保持必要的监测。如静脉管路的负压监测反映引流是否通畅,血氧饱和度监测以反映气源及氧合器情况,氧合器前后压力,氧合器是否有渗漏,离心泵或者滚压泵运作是否正常,ACT 情况,生命体征等。转运途中的监测不容忽视,能够避免一些风险和及时发现情况。

(4)成功条件:及早决定在无条件看护 ECMO 患者的病房先行建立 ECMO,还是先运送患者到监护室或手术室,再建立 ECMO,这取决于患者疾病的严重程度,以及能否经历搬动和运送。ECMO 患者从手术室转移到监护室,或需要到功能科室进行检查,或再次到手术室手术,都要以患者安全转运为主要着眼点,多部门配合,共同完成。

(十五)思考和启示

(1)H7N9 患者是否需要 ECMO 介入仍存在争议。毋庸置疑,VV-ECMO 能部分或完全替代肺功能、改善全身氧供、维持机体及脏器功能稳定,从而为治疗原发病赢得了时间。应根据本地区本单位和患者本身的实际情况量力而行。

（2）妥善平衡两个方面是取得 H7N9 患者 VV-ECMO 成功的要素：一是管路与流量的平衡，选择相对大一号的插管和合适的转流方式，保证足够的流量才能维持患者的氧供与氧需平衡；二是抗凝与凝血的平衡，VV-ECMO 两者之间的间隙很小，需要根据相关的监测指标及时调整，迅速制订每例患者的个性化抗凝方案，抗凝剂的个性化差异在该类患者中非常明显。

（3）对于 VV-ECMO 中的再循环问题，双腔静脉插管的置管位置是关键。在超声引导下，股静脉引流管应在肝上下腔右心房入口处，在保证流量和心功能的前提下，与颈静脉氧合血输入管之间的位置越远，再循环的发生率越低。

（4）H7N9 VV-ECMO 患者以老年人居多，常伴有多个基础疾病，ECMO 并发症发生率相对较高，一旦发生均可致命，需努力防治，积极应对。ECMO 转流时间与并发症的发生率成正比，需要有足够的信心与耐心。部分患者 ECMO 支持后肺氧合功能尚能恢复，但肺纤维化后的低通气量与高碳酸血症是困扰 ECMO 脱机的主要原因，需要在今后的临床工作中进一步研究以找到切实可行的解决办法。

（施丽萍　姜建杰　徐鸿飞）

第四节　H7N9 禽流感合并细菌感染治疗

合并细菌感染是导致季节性流感、H1N1 流感疾病进展、病死率增加的重要因素之一。H7N9 禽流感病毒主要侵犯人类下呼吸道，肺部损害重，合并细菌感染风险同样存在。由细菌感染导致的流感患者肺炎为流感病毒相关细菌性肺炎，临床可表现为咳脓性痰，外周血白细胞明显增多，以中性粒细胞增多为主，胸部影像学可表现为支气管肺炎或大叶性肺炎。流感病毒相关细菌性肺炎和社区获得性肺炎的病原谱存在差异，以金黄色葡萄球菌、肺炎链球菌及流感嗜血杆菌常见。同时，H7N9 禽流感患者病情多危重，76.6% 患者需入住监护室接受机械通气等侵入性操作治疗，院内获得性感染如呼吸机相关性肺炎（ventilator associated pneumonia，VAP）、导管相关血流感染（catheter related bloodstream infection，CRBSI）机会显著增加，并影响整体预后。因此，恰当的抗感染治疗在 H7N9 禽流感的救治中是不可或缺的一部分。

一、H7N9 禽流感合并感染流行病学和病原谱

按照感染的特点，H7N9 禽流感合并感染可以分成早期和中后期两个时期。早期主要指感染 H7N9 禽流感的同时或在流感起病后 2~7 日合并细菌感染，因病毒导致肺部或支气管受损后继发的细菌感染，此期病原体多以社区感染病原体为主。而中后期感染是指随着病情进展，部分危重症患者需入住 ICU，给予多种侵入性操作，容易继发 VAP 等医院获得性感染。

目前 H7N9 禽流感病毒早期合并细菌感染流行病学和病原谱等方面的数据较为有限。结合既往流感病毒感染数据分析发现，流感病毒感染容易合并细菌感染。一项针对 1918~1919 年流感大流行期间 8398 例死亡病例的尸检分析发现，当时几乎所有死亡病例都合并

有细菌感染。当时认为大部分死亡病例均死于合并细菌感染,但分离自患者痰液、肺组织及血的细菌,大部分都为正常人上呼吸道的定植菌,如流感嗜血杆菌、肺炎链球菌、化脓性链球菌、金黄色葡萄球菌等。1957~1958 年流感流行时发现住院或死亡患者中 70%~80% 合并细菌性肺炎。但针对 2009 年源自墨西哥的全球 H1N1 流感大流行临床病例分析发现,此次流感合并细菌感染的概率比 1918~1919 年流感及 1957~1958 年流感合并细菌感染概率要低得多。来自西班牙、美国、阿根廷的多个研究对 H1N1 流感患者前期合并细菌感染情况进行了分析,虽然对合并感染的定义及时机略有差别,但基本能反映 H1N1 流感早期合并感染的情况(表 10-10)。研究认为住院或入住 ICU 48~72 小时之前合并感染概率为 32% 左右(17.5%~76.0%),常见病原体包括肺炎链球菌、金黄色葡萄球菌(其中部分为耐甲氧西林的金黄色葡萄球菌,MRSA)和流感嗜血杆菌等上呼吸道常驻菌,其余如化脓性链球菌、卡他莫拉菌、铜绿假单胞菌、支原体及曲霉菌均有发现。而通过尸检分析发现,29%~55% 的死亡患者合并细菌感染,常见细菌和以上研究结果类似。结合预后进行分析发现早期合并细菌感染明显增加疾病严重程度、休克以及需要机械通气的风险,并增加死亡风险。合并金黄色葡萄球菌或肺炎链球菌感染是增加死亡率的独立危险因素。这提示早期识别来自社区的细菌感染是非常必要的,及早对合并的细菌感染进行恰当的抗感染治疗可能会阻止病情的进展,提高预后。因此,疑似合并感染患者和重症患者应常规进行血、痰或下呼吸道标本的采集,进行合并感染病原学检测。

由于本次 H7N9 禽流感疫情病情危重者居多,76.6% 患者需入住 ICU,接受机械通气、血液净化、体外膜肺等脏器功能支持治疗,需植入各种导管。因此,中后期继发细菌感染风险高,可导致 VAP、CRBSI、泌尿道感染等多部位感染,严重感染导致多脏器衰竭,死亡率高,应引起重视。在 2013 年疫情初期,我们对 6 名死亡病例和 6 名存活病例进行基于病理的分析,其中继发细菌感染率高达 67%,死亡患者继发细菌感染率明显高于存活组(83% 比 50%)。继发细菌感染是造成此类患者病情加重、恶化甚至死亡的重要原因,而能否及时、有效地应用恰当的抗感染治疗,是治疗成功的关键。

呼吸机相关肺炎病原谱与患者基础疾病、抗菌药物使用史和住院时间有关。2009 年美国 APIC 发布的《呼吸机相关肺炎消除指南》指出早发型 VAP(常发生在入院前 4 日),病原体常为肺炎链球菌、流感嗜血杆菌、卡他莫拉菌等社区来源的细菌。而晚发型 VAP 病原体常为铜绿假单胞菌、不动杆菌、肠道杆菌和 MRSA。并认为 50% 以上 VAP 由需氧革兰阴性杆菌引起,近年来革兰阳性杆菌的比例有所上升,主要为 MRSA。多种病原体混合感染在 VAP 中也非常突出。VAP 病原谱的分布还与地域以及不同医院之间有区别,因此应参照本地区、本医院的病原谱分布情况和药敏情况进行经验性治疗。中心静脉导管相关血流感染常见病原体为凝固酶阴性葡萄球菌和金黄色葡萄球菌,近年来,阴性菌比例有所上升,念珠菌也不少见。我国一项 3189 例次深静脉导管的病原学监测显示,表皮葡萄球菌(15.6%)、金黄色葡萄球菌(13.8%)、铜绿假单胞菌(13.2%)、肺炎克雷伯杆菌(7.6%)和鲍曼不动杆菌(6.2%)是 5 种最常见的病原菌。金黄色葡萄球菌中 MRSA 占 60%~91%,凝固酶阴性葡萄球菌中耐甲氧西林的菌株也达 80% 以上。导尿管的使用可诱发肠杆菌科细菌、铜绿假单胞菌、肠球菌等感染,严重者可入血导致败血症。

表 10-10 2009年全球H1N1流感大流行期间合并细菌感染情况研究

国家和地区机构	研究类型	患者类型	合并感染发病例数	合并感染定义	合并感染排名前三位的病原体	合并感染对预后的影响
阿根廷	单中心	确诊H1N1流感患者	152/199(76%)	第一次检测到H1N1病毒阳性的咽拭子	①流感嗜血杆菌(68.4%) ②肺炎链球菌(40.1%) ③金黄色葡萄球菌(23.0%)	合并感染肺炎链球菌病情重
阿根廷35家成人ICU	多中心、回顾性结合前瞻性结合	377例需机械通气的成人,确诊或疑似H1N1流感肺炎	入住ICU时合并感染率80/325(25%)	进入ICU时采集的呼吸道标本	入住ICU时合并感染肺炎链球菌(9%)最常见	入住ICU时合并感染肺炎链球菌是预测死亡的独立因素
西班牙	前瞻性、观察性、多中心	入住ICU,大于15岁,确诊H1N1感染	113/645(17.5%)	住院前两日诊断为合并感染,同时分离出其他病原体	①肺炎链球菌(54.8%) ②曲霉菌(8.8%) ③金黄色葡萄球菌(8.0%)、化脓性链球菌(8.0%)	合并感染增加休克和机械通气的风险,延长入住ICU的时间
美国35个PICU	多中心	21岁以下确诊或疑似甲流患者	274/838(33%)	入住PICU 72小时内临床诊断或实验室证实合并细菌感染	①金黄色葡萄球菌(26%,其中48例为MRSA) ②铜绿假单胞菌(11%) ③肺炎链球菌(5.5%)	合并感染金黄色葡萄球菌使死亡率增加
美国	单中心,观察性,回顾性	儿童,确诊或疑似H1N1感染	34/66(51.5%)	住院72小时内分离到其他病原体	①MSSA/MRSA(35.3%) ②卡他莫拉菌(17.6%) ③铜绿假单胞菌(17.6%)	合并感染葡萄球菌的儿童具有重症化和DIC的高风险
西班牙	前瞻性、观察性研究	住院的成年H1N1患者	42/128(33.0%)	住院24小时内分离到其他病原体或肺炎链球菌,军团菌尿抗原阳性	①肺炎链球菌(62%) ②铜绿假单胞菌(14%) ③肺炎支原体(7%)	合并细菌感染者具有高肺炎严重程度评分,死亡率无区别
美国35个成人监护室	回顾性和前瞻性结合,多中心	危重甲流确诊可疑患者,大于13岁	207/683(30.3%)	入住ICU 72小时内诊断为合并细菌感染,包括细菌学阴性患者,其中74.4%细菌学阳性	①MSSA/MRSA(23%) ②肺炎链球菌(8%) ③化脓性链球菌(2%)	合并细菌感染者休克、机械通气风险大,ICU滞留时间长,死亡率高。金黄色葡萄球菌感染是增加死亡率的独立因素

二、H7N9 禽流感病毒合并感染的预防

(一) 早期合并感染的预防

由于美国等有关流感合并细菌感染的研究,早期合并细菌感染均指向肺炎链球菌等呼吸道常驻菌,因此,接种肺炎链球菌疫苗有助于减少流感流行期间的合并肺炎链球菌感染。美国推荐对于 6 月龄以上的人群均应接种肺炎链球菌疫苗。65 岁及以上老年人和 2~64 岁具有感染肺炎链球菌风险基础疾病的人群应接种 23 价肺炎链球菌荚膜多糖疫苗,2~59 月龄的儿童接种 13 价肺炎球菌疫苗。因此,建议对高危人群可进行相应疫苗的接种。

同时,对具有典型流感症状的患者尤其是重症患者应及早进行抗病毒治疗,而不应等待病毒核酸结果。一个包含 10 个随机对照试验(RCT)研究的 Meta 分析表明,在流感症状出现后 36 小时内使用奥司他韦抗病毒治疗,和安慰剂相比,能减少 55% 左右需使用抗生素治疗的下呼吸道并发症的发生,减少 26.7% 的抗生素总体使用率。同时,早期使用抗病毒药物能减少入住 ICU 的概率。因此,早期进行抗病毒治疗能减少合并感染的发生。

(二) 中后期继发感染的预防

中后期继发感染主要和患者本身病情危重、接受机械通气等多种侵入性操作、留置导管、广谱抗生素的使用、营养状态低下、糖尿病等多种因素有关。因此,积极治疗 H7N9 禽流感原发病是预防中后期继发感染的主要措施。同时应严格把握各种侵入性操作的指征,严格遵守操作规范。对实施各种操作和护理各种导管的医务人员加强教育和培训,工作人员严格执行手卫生,针对不同的器械实施预防措施,如 VAP 的预防,应关注如何减少误吸,减少消化道、呼吸道菌定植、避免设备污染等,同时应每日评估机械通气的必要性,尽早拔管。严格掌握血管内导管的使用指征,血管内导管置管及其护理的规范化操作,是防止血管内导管相关感染的最佳感染预防措施。怀疑患者发生导管相关感染时应当及时拔除导管。要确保导尿系统的密闭性,确保尿液排出通畅。医务人员应每日对各种保留导管的必要性进行评估,不需要时应当尽早拔除导管。同时应严格掌握抗菌药物的使用适应证。不能盲目预防性地使用广谱抗生素。应根据患者感染表现、感染部位及感染程度,同时结合本地区、本单位病原菌流行情况等推断可能的致病菌和耐药性进行经验性治疗。应当及早确立病原诊断,力争在使用抗生素治疗前,正确采集标本,及时送病原学检查及药敏试验,一旦获得培养结果,则应转换为目标治疗。

三、H7N9 禽流感合并感染治疗

(一) 早期合并感染的治疗

对具有流感样症状的轻症患者,如无合并细菌感染的依据,没有必要常规应用抗生素。但对于考虑存在合并感染的流感患者,应及时采取经验性抗生素治疗,尤其是年老体弱、有基础疾病的患者,或病情危重、出现感染性休克者,较多合并细菌性肺炎,根据最常见的合并细菌感染类型,起始经验性抗生素治疗应针对流感时常见合并感染的细菌,如金黄色葡萄球

菌、肺炎链球菌等。β-内酰胺酶类抗生素联合 β-内酰胺酶抑制剂常作为首选,也可选用喹诺酮类或 β-内酰胺类抗生素联合大环内酯类。对于高度怀疑 MRSA 感染的患者,尤其是具有坏死性肺炎表现者,起始抗生素治疗还应具有 MRSA 抗菌活性。同时对重症患者应及时采取合格的呼吸道标本和血培养进行病原学检查。根据微生物学结果及时将经验性治疗转为目标治疗。而对于缺乏细菌感染临床表现和(或)微生物检验证据的 H7N9 确诊病例,避免盲目或不恰当使用抗菌药物,因过多的抗生素治疗会增加中后期继发感染的风险,并增加抗生素的耐药性。

(二) 中后期继发感染的治疗

中后期继发感染都相对危重,初始抗菌治疗尤其重要。根据病史、症状、体征及实验室检查,得出初步诊断,评估可能病原体和耐药性后,病情评估后使用抗菌药物为经验性治疗。而目标治疗是感染部位、病原菌及药敏已明确,针对性地使用抗菌药物。对怀疑有继发感染的患者应尽早开始经验治疗,因为延迟恰当抗菌治疗会导致死亡率明显增加。进行经验治疗时,应结合感染时间、感染部位和感染来源,同时参照本地区、本医院的病原谱分布情况和药敏情况进行经验性治疗。在经验性治疗的同时力求从可能的感染源取得阳性标本,尽一切可能将经验治疗转为目标治疗。开始选用能够覆盖可能病原体的药物或者联合治疗,细菌学结果阳性后改用窄谱抗菌药物。除了应选用对病原菌敏感的抗菌药物以外,还应考虑给药的正确时机、剂量和给药途径,以确保感染部位达到有效浓度。对于怀疑器械相关的感染、导管相关血流感染同时去除置管也极为重要。中后期继发细菌感染常见病原体和抗菌药物选择可参照表 10-11。

表 10-11 中后期继发细菌感染常见病原体和抗菌药物选择

病原体	抗菌药物选择	辅助治疗或补充说明
金黄色葡萄球菌	MSSA:耐酶的青霉素或头孢菌素,危重患者也可选用万古霉素	去除人工置管,充分引流
	MRSA:万古霉素、利奈唑胺、替考拉宁	
鲍曼不动杆菌	非多重耐药:敏感的 β-内酰胺类或其他抗生素	去除人工材料或留置管极为重要
	多重耐药(MDR):根据药敏选用含舒巴坦及含舒巴坦的 β-内酰胺类抗生素或碳青霉烯类等敏感抗生素,可以联合使用氨基糖苷类或者氟喹诺酮类	
	XDR/PDR:含舒巴坦合剂或舒巴坦、多黏菌素或替加环素为基础的联合治疗	可选用联合氨基糖苷类、喹诺酮类或碳青霉烯类
产 ESBLs 的肠杆菌科细菌	碳青霉烯类、四代头孢菌素	复合制剂如头孢哌酮/舒巴坦、哌拉西林/他唑巴坦也可选用,但常需加大剂量
耐碳青霉烯类肠杆菌科细菌(CRE)	推荐联合治疗	可联合氨基糖苷类或磷霉素、利福平
	碳青霉烯类为主的联合治疗	
	替加环素和(或)多黏菌素为主的联合治疗	

续表

病原体	抗菌药物选择	辅助治疗或补充说明
铜绿假单胞菌	抗假单胞菌活性的头孢菌素(头孢他啶、头孢吡肟) 或抗假单胞菌活性的青霉素类(哌拉西林) 或抗假单胞菌活性的碳青霉烯类抗菌药物 (亚胺培南、美洛培南)	可联合应用氨基糖苷类
凝固酶阴性葡萄球菌	万古霉素 替考拉宁	常为导管相关血流感染,需拔除相关置管

注:MDR(multidrug-resistant,多重耐药)指细菌同时对三种以上结构不同、作用机制不同的抗菌药物耐药,如头孢菌素、氟喹诺酮类、氨基糖苷类、碳青霉烯类和 β-内酰胺酶抑制剂等。

PDR(pandrug resistant,泛耐药)指细菌不仅对头孢菌素类、碳青霉烯类、β-内酰胺酶(metallc β-tactamases,MBLs)抑制剂复方制剂耐药,同时也对氟喹诺酮类和氨基糖苷类等抗菌药物产生耐药。目前常见的 MDR 或 PDR 菌有鲍曼不动杆菌、铜绿假单胞菌、产碳青霉烯类水解酶肺炎克雷伯菌等肠杆菌科细菌,需要临床医师加以关注。

XDR(extreme-drug resistant,超级耐药)一般指 PDR 和部分 MDR 细菌,包括耐甲氧西林葡萄球菌/耐万古霉素金葡菌(MRSA/VRSA)、耐万古霉素肠球菌(VRE)、耐多药铜绿假单胞菌(MDR-PA)、PDR 鲍曼不动杆菌(PDR-AB)、同时产 ESBL 和 AmpC 酶的肠杆菌、产金属碳氢霉烯酶肠杆菌(包括产 NDM-1 细菌)等。

(李兰娟　杨美芳)

第五节　维持水、电解质平衡

H7N9 患者病情危重而复杂多变,虽严密监护并频繁监测血电解质,但电解质紊乱的发生率仍很高。纠正水、电解质紊乱需要医生掌握其病理生理变化,早期发现并进行合理的个体化治疗。

体内水与电解质的动态平衡取决于摄入和排出之间的平衡。水是体内一切生化反应的场所,转运营养物质及代谢产物,维持产热和散热的平衡,从而起到调节体温的作用。水、电解质及其他组成机体组织的成分共同构成了体液。体液组成的相对稳定是机体细胞生存和代谢的基本前提(表 10-12)。

表 10-12　体液中主要电解质含量

		血浆(mmol/L)	组织间液(mmol/L)	细胞内液(mmol/L)
阴离子	Cl^-	103	115	2
	HCO_3^-	27	30	8
	HPO_4^{2-}	1	1	70
	SO_4^{2-}	0.5	0.5	
	有机酸		5	
	蛋白质		1	55
阳离子	Na^+	142	145	10
	K^+	4	4	160
	Ca^{2+}	2.5	1.5	极微
	Mg^{2+}	1.5	1	极微

H7N9 重症患者发展至 ALI/ARDS,肺毛细血管内皮细胞和肺泡上皮细胞损伤造成弥漫性肺间质及肺泡水肿,导致的急性低氧性呼吸功能不全或衰竭,以肺容积减少、肺顺应性降低、严重的通气/血流比例失调为病理生理特征。临床表现为进行性低氧血症和呼吸窘迫,肺部影像学表现为非均一性的渗出性病变。维持水、电解质平衡在提高救治成功率中起着不可忽视的作用。

一、补　　液

补液量的多少应考虑减轻肺水肿并稳定循环功能。在血容量足够、血压稳定的前提下,一般要求出入量呈轻度负平衡,即入量较出量少 500~1000ml/d。但若患者有感染性休克等表现时补液量必须较充分,以维持一定的心排血量,保证重要脏器灌注。目前认为 ARDS可监测血流动力学变化来指导补液量,理想的补液量应维持肺毛细血管楔压尽量低,但心脏指数应保持在正常范围,可根据 PICCO 监测,观察各项指数,注意监测患者精神状态、尿量、血气分析等以评估补液量是否适当。在血流动力学稳定的前提下,可使用利尿剂如呋塞米,促进肺水的消退。保守的液体管理有利于提高氧合,改善肺功能,缩短机械通气时间,且不增加肺外器官的衰竭。早期补液选用晶体液或胶体液仍有争议。两项前瞻性、随机双盲、安慰剂对照的多中心研究显示,ALI/ARDS 行机械通气并有低蛋白血症患者接受呋塞米和白蛋白治疗组与接受呋塞米和安慰剂治疗组,或单纯的安慰剂组相比,前组的氧合指数改善和血浆总蛋白提升更大,液体负平衡更明显,血流动力学稳定性更好。重症患者长期住院易发生医源性贫血,输血需输注新鲜血,速度不宜过快,输注量不宜过大,库存血因血液中含有微型颗粒,可发生微栓塞,损害肺毛细血管内皮细胞,本身可导致 ARDS,应尽量避免使用。

二、电解质失衡的治疗

1. 高钠血症　除病因治疗外,主要是纠正失水,失水量可按下列公式计算:男性缺水量 =0.6×体重×(1-正常血钠浓度/患者所测得的血钠浓度)。女性缺水量 =0.5×体重×(1-正常血钠浓度/患者所测得的血钠浓度)。公式内的体重是指发病前原来的体重。计算所得的缺水量是粗略估计,不包括等渗液的欠缺、每日生理需要补充的液体(每日约 1500ml)和继续丢失的液体。首选等渗氧化钠溶液与 5% 葡萄糖液,按 1/4∶3/4 或 1∶1 的比例混合配制。葡萄糖进入体内后很快被代谢掉,故混合配制的溶液相当于低渗溶液。也可选用0.45% 盐水或 5% 葡萄糖溶液,经口饮入,不能自饮者可经鼻胃管注入,一般用于轻症患者。此途径安全可靠。症状较重,特别是有中枢神经系统临床表现者,则需采取静脉途径。在采取静脉补液时应当注意补液速度不宜过快,并密切监测血钠浓度,以每小时血钠浓度下降不超过 0.5mmol/L 为宜,否则会导致脑细胞渗透压不平衡而引起脑水肿。如果患者有肾衰竭,则可采用血液或腹膜透析治疗。透析液以含高渗葡萄糖为宜。同样应监测血钠下降速度,以免下降过快而引起脑水肿。

2. 低钠血症　应根据病因、低钠血症的类型、低钠血症发生的缓急及伴随症状而采取不同的处理方法,故低钠血症的治疗应强调个体化,一旦确诊低钠血症应立即静脉给予等张液体。总的原则是输注速度应先快后慢,总输入量应分次完成,严重低钠血症以每小时提高血清钠水平 1~2mmol/L 的速度为宜,在开始治疗时可给予 3% 氯化钠溶液以每小时 15~50ml 的速度输注。治疗过程中严密监测血钠水平,避免发生高钠血症。对于稀释性低钠血症患者在控制原发病的同时,应限制饮水和适当利尿。

3. 高钾血症 急性严重的高钾血症的治疗原则:①对抗钾对心肌的毒性;②降低血钾。紧急措施为立即静脉注射 10% 葡萄糖酸钙 10ml,于 5~10 分钟注射完,如果需要,可在 1~2 分钟后再静脉注射 1 次,可迅速消除室性心律不齐。因钙的作用维持时间短,故在静脉注射后,接着应持续静脉滴注。可在 500ml 生理盐水或 5% 葡萄糖液中加入 10% 葡萄糖酸钙 20~40ml 静脉滴注。钙对血钾浓度无影响。将血浆与细胞外钾暂时移入细胞内。可静脉滴注高渗葡萄糖及胰岛素,25%~50% 葡萄糖液 60~100ml,每 2~3g 糖加胰岛素 1U 静脉注射,接着静脉滴注 10% 葡萄糖液 500ml,内加胰岛素 15U。如遇心衰竭或肾衰竭患者,输注速度宜慢;如果要限制入水量,可将葡萄糖液浓度调高至 25%~50%。在滴注过程中密切监测血钾变化及低血糖反应。亦可静脉注射 5% 重碳酸氢钠溶液,继以 5% 碳酸氢钠 150~250ml 静脉滴注。此方法对有代谢性酸中毒患者更为适宜。既可使细胞外钾移入细胞内,又可纠正代谢性酸中毒。应当注意的是,碳酸氢钠不能与葡萄糖酸钙合用,合用会产生碳酸钙沉淀。上述方法对用透析维持生命的终末期肾衰竭患者效果则不理想。对终末期肾衰竭患者可用血液透析移除体内钾。

4. 低钾血症 治疗原则为积极处理原发病,对症处理,避免高钾血症,轻度患者可口服或鼻饲补钾。严重低钾应立即静脉补钾,补钾速度一般在 10~20mmol/h 是比较安全的,在严密监测的情况下速度可达 40mmol/h。注意监测血钾水平、防止高钾血症,经静脉补钾超过 120mmol/L 必须经中心静脉滴入,建议氯化钠溶液稀释含钾液体:引起低钾血症的原因中,有不少可以同时引起水和其他电解质如钠、镁等的丧失,因此应及时检查,一经发现就必须积极处理。如果低钾血症是由缺镁引起,则如不补镁,单纯补钾是无效的。

5. 高钙血症 急性高钙血症发作的治疗:①静脉补液以增加细胞外容积,随后用钠利尿药,如利尿酸钠、呋塞米,可增加尿钠排出,则尿钙排出亦相应增加,从而纠正高钙血症。但有肾功能不足、充血性心力衰竭的患者禁忌。②静脉磷酸盐治疗,使钙同磷酸盐结合,形成磷酸钙,并沉积在软组织中,这样可以很快使血浆钙下降;但可以引起肾衰竭,因此甚少应用。③降钙素及肾上腺皮质激素,降钙素可以抑制骨吸收,增加尿钙排出,但使用后有些患者很快失效,有些患者则效果不佳,皮质激素可以抑制肠钙吸收,并可以增强降钙素的作用。④细胞毒性药物,如普卡霉素,可使正在发生吸收的骨组织受到药物的直接毒性作用,因此对高钙血症有效。但可导致血小板减少、出血及肾衰竭,应慎用。⑤二磷酸盐,可以抑制骨吸收,抑制肠道钙吸收,因此可纠正高钙血症。血钙降低后,再针对病因治疗。

6. 低钙血症 首先治疗原发病,严重的低血钙可出现低钙血症危象,从而危及生命,需积极治疗。①10% 氯化钙或 10% 葡萄糖酸钙 10~20ml(10ml 葡萄糖酸钙含 90mg 元素钙),静脉缓慢注射,必要时可在 1~2 小时内重复一次。②若抽搐不止,可用 10% 氯化钙或 10% 葡萄糖酸钙 20~30ml,加入 5%~10% 的葡萄糖溶液 1000ml 中,持续静脉滴注。速度小于 4mg 元素钙/(h·kg),2~3 小时后查血钙,到 2.22mmol/L(9mg/dl)左右即可,不宜过高。③补钙效果不佳,应注意有无低镁血症,必要时可补充镁。④症状见好,可改为高钙饮食,口服钙剂加维生素 D(营养性维生素 D 或活性维生素 D)。需注意静脉补钙最大速度为 1.5mmol/min;氯化钙最好从中心静脉给予,避免外渗和局部组织坏死;注意监测血钙水平,防止高钙血症。

7. 高镁血症 对症处理:静脉注射 10% 葡萄糖酸钙或 10% 氯化钙常能缓解症状。根据需要可采用呼吸支持治疗、升压药治疗、抗心律失常治疗等。应用胆碱酯酶抑制剂可使乙酰胆碱破坏减少,从而减轻高镁血症引起的神经-肌肉接头兴奋性的降低。降低血镁浓度:在补充血容量的基础上,使用利尿药可增加尿镁排出,可将噻嗪类利尿药和襻利尿药合用。肾功能不全时发生高镁血症是应用透析疗法的指征,但注意透析时要使用无镁液。停用一切含镁药物。

8. 低镁血症 控制原发疾病是防止镁盐过多丢失的根本方法。补充镁盐:一般按每日 0.25mmol/kg 的剂量补镁。严重而肾功能正常者可增至每日 1mmol/kg,可为肌内注射或静脉滴注。低镁抽搐时,10% 硫酸镁 0.5ml/kg 缓慢静脉滴注。完全补足体内缺镁需时较长,需解除症状后持续补镁 1~3 周,常给 50% 硫酸镁 5~10ml 肌内注射或稀释后静脉滴注。

(梁伟峰)

第六节　维持肠道微生态平衡

肠道微生态作为机体不可缺少的"器官",最为显著的特征是其结构在一定时期内的稳定性,并影响着人体消化道的结构和功能,参与营养物质的吸收和代谢等,在维持肠道正常生理功能、调节机体免疫、抵御外来致病菌的侵入等方面发挥着重要的作用。肠道微生态与其宿主相互影响,和人体有着密不可分的互利共生关系,直接影响着人体的健康。H7N9 作为一种新发的感染性疾病,患者不仅出现急性呼吸窘迫综合征、感染性休克和多器官衰竭等症状,而且抗生素等药物干预、食欲减退、免疫力低下、细菌易位等因素也会破坏人体的微生态平衡。因此,治疗过程中需要密切关注患者的肠道微生物组成结构,尽可能地减小对正常菌群结构的破坏,提高肠道定植抗力,减少由肠道细菌易位引起的内源性感染,防止肠道耐药菌的形成与过度生长。

一、肠道微生态失衡判断的传统方法

(一)肠道微生物中的关键功能菌可成为疾病的新型生物标志物

肠道微生态结构与功能是相符的,这可以反映人群对某种疾病的易感性。国家自然科学基金委员会刘小伟主任指出肠道菌群标志物具有潜在的诊断作用。人体肠道菌群和代谢表型也是紧密相关的。运用多变量统计分析,与人体代谢显著相关的潜在的关键功能菌主要属于拟杆菌属和梭菌属。在正常情况下,成年人体内的有益菌群同有害菌群之间处于相对平衡状态。一旦平衡受到破坏,如服用抗生素、放疗、化疗等,就会导致双歧杆菌等有益菌的大量消亡,而有害细菌的大量繁殖,从而使人体对疾病的抵抗力降低。肠道六大优势菌属,包括肠杆菌、肠球菌、拟杆菌、双歧杆菌、乳酸菌和丁酸菌是目前所知的与疾病密切相关的几个属。

1. 肠杆菌 该菌科为人体肠道内正常菌群,参与人体的代谢及免疫,但该菌属,尤其是大肠杆菌,很大一部分菌为致病菌或条件致病菌。当人体免疫力低下时,细菌可侵入肠道以外部位,也可引起疾病。多脂饮食会造成该菌科条件致病菌菌群增加。

2. 肠球菌 该菌属是人及动物肠道中正常菌群的一部分,它不像乳酸菌一样被认为是安全可靠的,当抗生素大量使用或宿主免疫力低下时,宿主与肠球菌之间的共生状态打破,肠球菌离开正常寄居部位进入其他组织器官,它首先在宿主组织局部聚集达到阈值密度,然后在黏附素的作用下黏附于宿主细胞的胞外矩阵蛋白,分泌细胞溶解素、明胶酶等毒力因子侵袭破坏宿主组织细胞,并通过质粒接合转移使致病性在肠球菌种间扩散,并耐受宿主的非特异性免疫应答,引起感染性疾病的发生和发展。

3. 拟杆菌 拟杆菌参与人体多种代谢过程,部分菌株被报道具有条件致病性,易引起机体的机会性感染。该菌可调节营养吸收、黏膜免疫、外源物质代谢,以及肠黏膜血管的形成、发育等。

4. 双歧杆菌 双歧杆菌参与机体多种代谢过程,并产乳酸,双歧杆菌是有益菌的代表,促进肠道蠕动,改善便秘,减少吲哚、亚硝酸胺等致癌物质产生,促进矿物质、维生素 D 的吸收和利用等,以及增强机体免疫功能。同时可将人体无法吸收的胆固醇转变成粪甾醇,从粪便中排出,具有降血脂的功能等。

5. 乳酸菌 乳酸菌参与机体多种代谢过程,并产乳酸,为机体有益菌。

6. 产丁酸菌 产丁酸菌主要存在于盲肠和结肠,主要包括梭菌属(*Clostridium*)、真杆菌属(*Eubacterium*)和梭杆菌属(*Fusobacterium*)。梭菌属中重要的代表菌有:酪酸梭菌(属于梭菌聚类 I, *Clostridial* clusters I, CG1)、柔嫩梭菌(*C. leptum*);真杆菌属中重要代表菌为直肠真杆菌(*Eubacterium rectale*);梭杆菌属的代表菌为普拉梭菌(*F. prausnitzii*)。丁酸在肠道健康方面起着十分重要的作用,一方面为肠黏膜细胞的主要能量来源;另一方面抑制肠道中的致病菌,保持肠道菌群平衡,从而在预防和治疗肠道疾病方面起决定性作用。特别是普拉梭菌,其为肠道的一种抗炎细菌,国外有报道称其可以抵消克罗恩病(Crohn's disease)患者体内的异常免疫反应对消化道的损伤。同时它与 8 种人体的代谢物质有统计相关性;参与宿主多种代谢过程,并有着很重要的作用。

双歧杆菌等有益细菌则抑制人体有害细菌的生长繁殖,抵抗病原菌的感染,合成人体需要的维生素,促进人体对矿物质的吸收,产生乙酸、丙酸、丁酸和乳酸等有机酸,刺激肠道蠕动,抑制肠道有害菌的腐败作用,净化肠道环境,刺激机体免疫系统,从而提高抗病能力。因此,肠道中双歧杆菌的多少,是判断人体健康的晴雨表。

(二) 肠道微生态紊乱临床指征:B/E 值

人体肠道双歧杆菌菌群水平与肠杆菌菌群水平的比值,即肠道 B/E 值,它反映人体肠道的定植抗力,同时反映人体肠道微生态紊乱程度。Lu HF 等指出人体肠道 B/E 值在肝病发展过程中,能够用于跟踪肠道微生态失调的水平,可应用于临床肝病患者肠道微生态失衡的指征及临床微生态调节剂治疗效果的监测。

(三) 肠道 B/E 值实验室检测

粪便 DNA 抽提采用 QIAamp 粪便样品 DNA 提取试剂盒(QIAGEN,51504)和 Bead-beating 联合法提取粪便微生物总 DNA。参照粪便微生物总 DNA 抽提方法的操作流程进行粪便总 DNA 抽提,所有抽提获得的粪便微生物总 DNA 均进行琼脂糖凝胶电泳检测,判断 DNA 完整性;检测 DNA 纯度、浓度和提取率等,并置于−80℃保存备用。

采用 ABI ViiA7 定量 PCR 仪,使用 SYBR Premix EX Taq™ kit(TAKARA)定量试剂,结合双歧杆菌及肠杆菌特异性引物对分别对每份大便微生物总 DNA 中双歧杆菌及肠杆菌 DNA 进行绝对定量检测,并计算两者比值。当比值大于 1 时,则认为人体内的有益菌群同有害菌群之间处于相对平衡状态;反之,则人体肠道微生态失衡,即有害菌群水平大于有益菌群水平。

1. PCR 引物

(1) 双歧杆菌引物

1) 双歧杆菌引物-1:5′-GCG TCC GCT GTG GGC-3′。

2) 双歧杆菌引物-2:5′-CTT CTC CGG CAT GGT GTT G-3′。

(2) 肠杆菌引物

肠杆菌引物-1:5′-TGGGAGCGAAAATCCTG-3′。

肠杆菌引物-2:5′-CAGTACAGGTAGACTTCTG-3′。

2. PCR 体系　参考 TAKARASYBR Premix EX Taq™试剂盒说明书。

3. PCR 反应程序　95℃预变性 3 分钟。

$$40\ \text{个循环}\begin{cases}95℃\ 20\ \text{秒}\\60℃\ 1\ \text{分钟}\\80℃10\ \text{秒(高温扫描荧光信号,排除 PCR 中引物二聚体或异源双链的影响)}\end{cases}$$

(四) H7N9 禽流感患者肠道 B/E 值特征

绝大多数 H7N9 患者肠道中双歧杆菌水平极低,特别是重症患者,肠道内双歧杆菌/肠杆菌菌群水平的比值(B/E 值)远小于 1(图 10-20),说明这些患者肠道定值抗力低,肠道微生态紊乱程度严重。尤其是治疗过程中抗生素的使用,对患者肠道微生态的破坏力度最大,肠道内的优势菌菌群水平急剧下降。

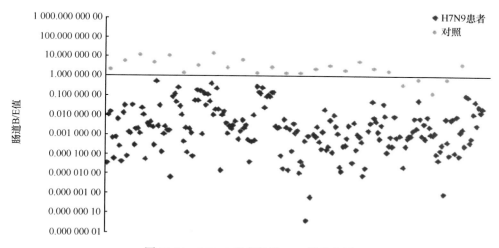

图 10-20　H7N9 患者肠道 B/E 值分布图

二、肠道微生态的高通量测序分析

人体肠道存有大量微生物,其数量超过人体自身细胞的 10 倍以上。这些微生物的基因组中蕴含大量的遗传信息,被称为是"人体的第二个基因组"。高通量测序技术的出现加快了肠道微生物菌群相关领域的研究。由美国国立卫生研究院(NIH)发起的人类微生物组计划(HMP),从 242 名健康人体的不同解剖位置提取微生物基因并测序,得到了目前为止最大的人类微生物组基因数据。欧洲委员会组织的人类肠道微生物基因组计划(MataHIT),得到了第一个人类肠道基因目录,并根据不同地域人群的肠道微生物区分得到了不同肠型。另外,深圳华大基因研究了 T2D(type-2 diabetes)项目,从 345 名中国 2 型糖尿病患者的肠道排泄物中提取微生物基因,发现了 60 000 个 T2D 相关基因,并得到一个基因组合用于准确诊断该疾病。显然,慢性复杂性疾病和肠道微生物菌群相关联。

2013 年 3 月至 6 月,40 名感染 H7N9 患者入住浙江大学医学院附属第一医院。采用高通量测序技术对患者肠道排泄物的 DNA 测序,针对样品中微生物多样性,肠型、功能性基因、元基因组种类进行了分析。受试者分为 3 组,即健康对照组(H)、感染 H7N9 经抗生素治疗的患者组(AB)和感染 H7N9 未经抗生素治疗的患者组(NAB)。通过对测序结果的生物信息学分析,发现感染 H7N9 病毒对人体肠道菌群的影响巨大,不仅降低肠道菌群的多样性,也导致一些致病菌如大肠杆菌(*Escherichia coli*)等的过度繁殖,肠型分析显示肠道菌群是不稳定的。使用抗病毒药物、益生菌和抗生素治疗帮助改善了肠道菌群的多样性,并使有益菌的比例上升(图 10-21)。

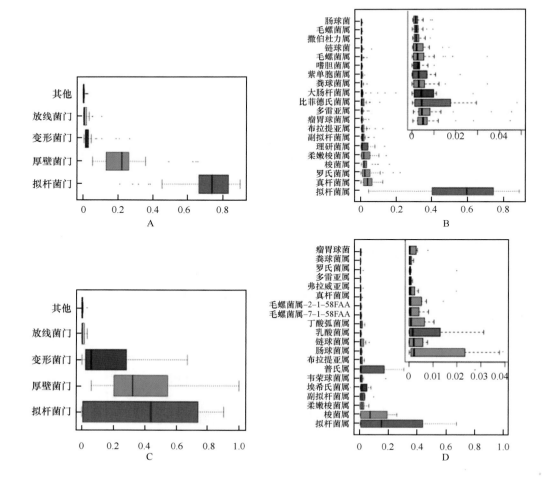

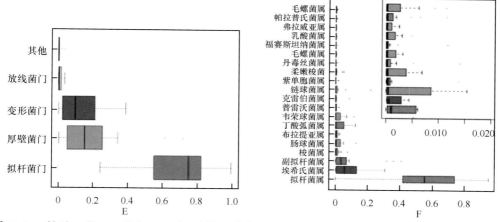

图 10-21　针对 H 组、AB 组和 NAB 组，人体肠道菌群多样性和系统发育谱图（门和属的水平上）对比

A. 健康组在门水平上的分布；B. 健康组在属水平上的分布；C. 无抗生素患者组在门水平上的分布；D. 无抗生素患者组在属水平上的分布；E. 使用抗生素患者组在门水平上的分布；F. 使用抗生素患者组在属水平上的分布

　　在门的水平上，比较分析 H 组、AB 组和 NAB 组中肠道菌群多样性的变化。各组中拟杆菌（Bacteroidetes）、厚壁菌（Firmicutes）和变形菌（Proteobacteria）均为主要菌株。与 H 组相比，其余两组中放线菌（Actinobacteria）、Bacteroidetes 和 Firmicutes 的数量较少，但 Proteobacteria 的数量多。在属的水平上，各组中优势菌均为 Bacteroides。含量排在二、三位的菌，在 AB 组中分别为埃及菌（Escherichia）和对拟杆菌（Parabacteroides），NAB 组中为梭菌（Clostridium）和 Parabacteroides，而在 H 组为真细菌（Eubacterium）和罗氏菌（Roseburia）（图 10-22 和图 10-23）。

　　在 AB 组和 NAB 组排名前二十的菌株中，数量分别排第一和第三的菌种为 Escherichiacoli，该菌被认为是潜在的致病菌，其含量与感染 H7N9 病毒的阶段和相关治疗情况有关。同时发现屎肠球菌（Enterococcusfaecium）和肺炎克雷伯菌（Klebsiellapneumoniae）在患病组的肠道菌群中含量也很高。同时值得注意的是，柔嫩梭菌（Faecalibacteriumprausnitzii）作为具有抗炎益生性的菌株，其含量在 AB 组中有明显下降趋势。这些都说明了感染 H7N9 的患者与正常人体的肠道菌群相比有明显变化。在属的水平上，与健康对照组相比，其余两组中 Eubacterium、瘤胃球菌（Ruminococcus）、双歧杆菌（Bifidobacterium）、Roseburia、Faecali bacterium 和流

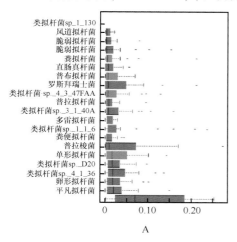

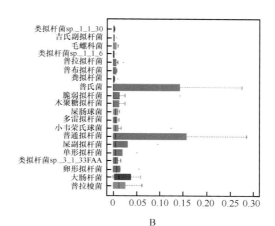

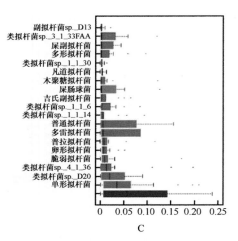

图 10-22　针对 H 组、AB 组和 NAB 组,其人体肠道菌群多样性和系统发育谱图(种的水平上)的对比

A. 健康组在种的水平上分布;B. 无抗生素患者组在种的水平上分布;C. 使用抗生素患者组在种的水平上分布

感嗜血杆菌(*Haemophilus*)的含量均明显下降;相反,*Escherichia*、沙门菌(*Salmonella*)、*Enterococcus* 和韦荣球菌属(*Veillonella*)的含量上升(图 10-24)。

　　流感病毒感染对肠道菌群的影响之前未有报道,然而我们已经知道抗生素的使用会明显降低肠道菌群的多样性。故在我们研究中,设置了 AB 组和 NAB 组,通过与 H 组的分别对照,发现病毒性感染明显降低了肠道菌群的多样性。虽然治疗过程中抗生素的使用能进一步破坏肠道菌群的多样性,但是 AB 组和 NAB 组之间没有明显差异。

　　对于所取得 93 个样品的肠型进行分析,在属的水平上,最好的分簇数为 3 个。其中两个肠型为 *Bacteroides* 和普雷沃菌属(*Prevotella*),这与之前对欧洲和中国人群的肠道菌群取样研究结果相似,第三种肠型为 *Klebsiella*,只包括感染 H7N9 的患者。我们推测是病毒性感染导致了肠型的变化。而且同一患者样品的肠型在短期内会发生波动,同时,经不同方法治疗的感染 H7N9 患者的肠道菌群有相似的变化,这说明感染 H7N9 患者较正常对照组肠道菌

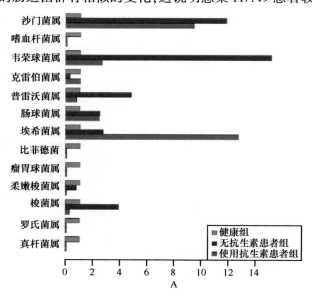

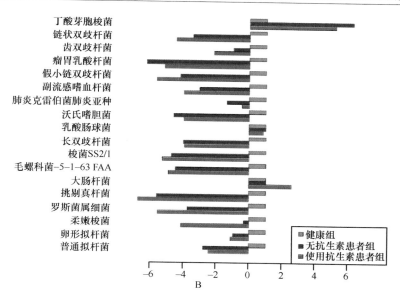

丁酸芽胞梭菌
链状双歧杆菌
齿双歧杆菌
瘤胃乳酸杆菌
假小链双歧杆菌
副流感嗜血杆菌
肺炎克雷伯菌肺炎亚种
沃氏嗜胆菌
乳酸肠球菌
长双歧杆菌
梭菌SS2/1
毛螺科菌-5-1-63 FAA
大肠杆菌
挑剔真杆菌
罗斯菌属细菌
柔嫩梭菌
卵形拟杆菌
普通拟杆菌

□ 健康组
■ 无抗生素患者组
■ 使用抗生素患者组

图 10-23 从属、种的水平上和生物多样性上,进行 H 组、AB 组和 NAB 组的系统多样性比较

A. 不同组在属水平上的对比;B. 不同组在种水平上的对比

群改变的原因主要是病毒性感染。感染 H7N9 患者的肠道菌群多样性有所下降,但是通过抗病毒药物、益生菌和抗生素的治疗,能够改善这一现象。

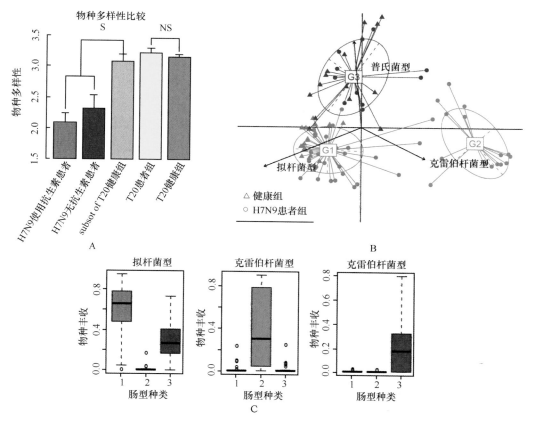

物种多样性比较

物种多样性

H7N9使用抗生素患者
H7N9无抗生素患者
subset of T20健康组
T20患者组
T20健康组

A

普氏菌型
G3

拟杆菌型
G1

克雷伯杆菌型
G2

△ 健康组
○ H7N9患者组

B

拟杆菌型

克雷伯杆菌型

克雷伯杆菌型

物种丰收

肠型种类

肠型种类

肠型种类

C

图 10-24 健康对照组与所有患者肠道菌群样品中生物多样性比较及肠型分类

三、肠道微生态制剂在人感染 H7N9 禽流感治疗中的作用

通过对肠道菌群结构和功能的研究,我们发现 H7N9 禽流感患者肠道内有益菌大量减少或灭绝,菌群重要功能基因缺失,内源性细菌易位造成的感染十分严重,甚至成为导致死亡的重要因素。因此,给患者服用益生菌等肠道微生态制剂,进而部分或全部恢复肠道菌群结构功能及维持其内环境的稳定,对于患者的及时挽救和康复都具有重要作用。

(一) 微生态制剂的补充有助于恢复肠道内物质代谢

通过微生态干预,恢复肠道菌群结构功能的多样性,对人感染 H7N9 禽流感患者的肠道内物质代谢十分重要。人体食用的多糖、蛋白质、脂类、矿物质中,部分需要肠道菌群的协助,才能分解和吸收。肠道菌群能产生人体不能合成的降解复杂碳水化合物的酶,如果胶酶、葡聚糖酶、纤维素酶等,帮助人体分解消化多糖类物质;而且,它们对单糖、寡糖、糖苷、糖醇等也有酵解作用,例如,乳糖不耐症可通过口服乳杆菌制剂得到缓解。肠道菌群能促进蛋白质降解,且能利用氨合成蛋白质。肠道菌群亦可直接作用于食物脂质和内源性脂类,或间接改变胆固醇和其主要衍生物——胆盐的代谢,对脂质与固醇类的代谢起着重要的作用。肠道菌群对于某些无机盐代谢也十分重要,例如,双歧杆菌等可通过大量产酸,促进各种矿物质如钙、铁、镁、锌、磷等的吸收利用。此外,肠道菌群,尤其是乳杆菌和双歧杆菌等有益菌,能够合成多种维生素如尼克酸、叶酸、烟酸、维生素 K、维生素 B_1、维生素 B_2、维生素 B_6、维生素 B_{12} 等,对人体健康具有重要作用。

(二) 微生态制剂的补充有助于抵御外源菌的侵袭

提高肠道益生菌比例,能够提高人感染 H7N9 禽流感患者的肠道定植抗力,抵御外源菌侵袭。1971 年,荷兰微生物学家 Waaij 等提出定植抗力学说,认为人或动物肠道内厌氧菌占绝对优势(95% 以上);肠道内源性专性厌氧菌抑制消化道中主要需氧的潜在致病菌群数量的能力即为定植抗力;厌氧菌的增减,直接影响定植抗力。定植于黏膜的正常菌群紧密地与上皮细胞相黏附,形成生物屏障,抵御过路菌或外袭菌的定植、占位、生长和繁殖。由于人感染 H7N9 禽流感患者肠道内环境遭到炎症、抗生素药物等破坏,专性厌氧菌不能生存下去,如果不能及时补充,就会招致外籍菌群的侵入。

(三) 微生态制剂的补充有助于增强肠道屏障功能

某些肠道有益菌,能调节各种信号通路,如肠上皮细胞肠黏膜蛋白和防御素的产生、增强紧密连接功能、防止凋亡等,从而有可能增强人感染 H7N9 禽流感患者肠道屏障功能。肠上皮层是肠道菌群与人体直接作用的第一站,由吸收细胞、杯状细胞及潘氏细胞等组成,具有营养吸收功能,且能阻止微生物和大分子直接进入。它虽然只有一个单细胞厚,但却能将肠腔内的菌群与肠黏膜另一部分(肠固有层)隔开;为维持肠上皮的选择性透过功能,相邻肠细胞形成紧密连接。肠上皮层潘氏细胞和杯状细胞的天然免疫防御功能对维护其屏障具有重要作用。潘氏细胞能分泌一系列抗菌物质,阻止微生物与隐窝内增殖细胞靠近接触;而杯状细胞分泌黏蛋白,在上皮形成一个保护层,阻止肠上皮与肠腔内微生物直接接触。肠上

皮屏障,包括天然免疫防御和富含抗菌肽的黏膜层,减少了位于肠腔和上皮层之间的细菌数目。人感染 H7N9 禽流感患者出现血清"细胞因子风暴",当其中的 TNF-α、IFN-γ 等炎症因子到达肠道时均可诱导肠上皮细胞的凋亡,而某些益生菌则可以通过激活丝氨酸-苏氨酸蛋白激酶(Akt/PKB)信号通路等,抑制 TNF 对细胞中 p38 丝裂原活化蛋白激酶(p38/MAKP)的活化,维持细胞稳态。

(四) 微生态制剂的补充有助于调节宿主局部和全身炎症反应

益生菌能够调节肠黏膜乃至全身的炎症反应,对人感染 H7N9 禽流感患者的免疫平衡具有重要意义。表皮层下的肠固有层,是肠黏膜的另一个组成和获得性免疫的来源。它是一种含多种免疫细胞的无菌特殊结缔组织,获得性免疫主要存在于其淋巴组织中,如小肠的皮氏斑等。M 细胞是黏膜免疫系统中一种特化的抗原转运细胞,散布于肠道黏膜上皮细胞间,能将病原体等颗粒性抗原从肠腔转运到上皮下的淋巴组织,从而诱导免疫黏膜的免疫应答或免疫耐受。皮氏斑和淋巴滤泡间的肠黏膜,由结缔组织和免疫细胞组成,主要为 B 细胞(产生 IgA 等抗体的抗原提呈细胞)、巨噬细胞、树突状细胞和 T 细胞。辅助性 T 细胞(T_H)和调节性 T 细胞(T_{Reg})是益生菌发挥功能所需的最重要的 T 细胞;T_{Reg} 细胞是抗炎症细胞因子 IL-10 的主要来源,同时在调节 T 细胞介导的免疫反应、压制自身免疫性 T 细胞、保持免疫耐受中具有重要作用。巨噬细胞主要吞噬细胞残骸和病原体,但同样可作为抗原提呈细胞引起获得性免疫。树突状细胞专一于抗原提呈,从而调节天然和获得性免疫;未成熟的树突状细胞分布于肠固有层和皮氏斑,当暴露于微生物相关的分子模式时,胞内 NF-κB 信号通路被激活,从而进一步成熟和活化,产生 TGF-β、维 A 酸和 IL-10 等,并可诱导 T 细胞活化。肠道菌群与上皮细胞、巨噬细胞及树突状细胞间的相互作用,以及由此引起的 T 细胞分化和比例,共同决定了肠道免疫稳态。达到内稳态的部分原因是上述细胞对共栖菌群的耐受,涉及微生物相关分子模式对细胞内众多模式识别受体(PRRs)及其信号通路的调控。益生菌可以通过抑制 NF-κB 活化,调节肠道固有层淋巴细胞(主要为 T 细胞)的数量、比例和活化程度,调控过氧化物酶体增殖物激活受体(PPARγ)通路等,来下调 TNF-α、INF-γ、IL-1β 等促炎症因子、诱导型一氧化氮合酶和基质金属蛋白酶活力,上调 IL-10、TGF-β 等抗炎症因子的表达,从而下调机体的炎症反应。

综上所述,人感染 H7N9 禽流感患者中,利用益生菌等肠道微生态调节剂,主要通过以下四种途径来辅助疾病的治疗。第一,肠道微生态调节剂可以通过恢复肠内物质代谢来改善患者营养,为生命提供能量物质支撑。第二,肠道有益菌可驱除或抑制病原体,降低患者感染风险。第三,某些有益菌能通过调节各种信号通路,如诱导肠上皮内细胞肠黏膜蛋白和防御素的产生、增强紧密连接功能、防止凋亡等,来增强屏障功能。第四,某些有益菌调节宿主局部和全身,尤其是小肠的免疫系统。小肠在人体免疫中发挥重要作用,且微生物含量相对较少,包括益生菌等食入微生物可在此短暂占主导优势并发挥作用。

(吕龙贤　秦　楠　鲁海峰)

四、H7N9 禽流感患者营养支持中值得探讨的问题

营养支持是禽流感治疗过程中的基础问题,以患者适应的方式提供合理的营养,对疾

病的转归起非常重要的作用。对于轻症禽流感患者,能够经口饮食,一般要注意选择清淡易消化和营养平衡的膳食,忌过饱,忌油煎、油炸、腌制品,忌油腻不消化的食物,忌容易导致上火和便秘的食物,注意维持胃肠道的正常功能,对疾病的好转会有积极的促进作用。我们这里重点讨论的是重症禽流感患者,随着病情的进展很多患者出现昏迷状态,需要气管插管或气管切开,以及药物维持镇静状态,同时易出现胃肠道功能紊乱,这种情况下自主经口饮食已经不可能,如何以患者适应的方式给予合理的营养,是营养医师的重点工作任务。

(一)肠内营养比静脉营养更有优势

重症禽流感患者的营养供给仍以胃肠道为首选途径,因为胃肠道功能正常的情况下,肠内营养较肠外营养更具优势。肠内营养是营养物质经门静脉系统吸收输送到肝脏,有利于肝脏的蛋白质合成和代谢,对营养物质的吸收和利用率高于肠外。同时,肠内营养更符合人体吸收利用营养物质的生理过程,特别是可以避免长期应用肠外营养造成的胃肠道黏膜萎缩和细菌易位引起的继发感染等问题。禽流感患者以呼吸道症状为主,胃肠道功能基本保留,尽早给予肠内营养支持有助于增强机体的抵御能力。

(二)使用肠内营养时应注意的问题

禽流感患者肠内营养管饲途径选择得较多的是鼻胃管和鼻空肠管。鼻胃管的优点是胃容量大,对渗透压不敏感,不会因为营养液的稠度过高而出现堵管,缺点是有可能反流导致吸入性肺炎。对于昏迷和胃排空障碍的患者应将喂养管放过十二指肠,即放置鼻肠管,鼻肠管对营养液的要求更高,如营养液的渗透压、预消化程度、稠度等。肠内营养管饲的过程中,采用肠内营养输注泵连续输注的方式,输注时头部抬高 30° 左右,可以减少吸入性肺炎的发生。输注时应注意输入的肠内营养制剂的容量、浓度与速度。应从低值开始,逐渐调至患者能够耐受的程度,其中营养制剂的选择和配伍非常关键,应根据患者胃肠道适应的情况做出调整。

(三)如何解决肠内应用过程中出现的腹胀、腹泻和便秘的问题

重症禽流感患者胃肠道常见的问题是腹胀、腹泻和便秘。当病情加重时,胃肠道功能减弱,肠壁蠕动减少,患者容易出现腹胀的情况,营养液浓度过大、渗透压过高也是常见原因,同时要减少膳食纤维的摄入。腹胀易引起胃排空下降,营养液容易反流而引起吸入性肺炎,加重肺部炎症,因此腹胀的情况需及时处理。

便秘的原因有胃肠道动力不足、津液缺少、膳食纤维缺乏导致粪便容积减少等,营养液中加谷氨酰胺和膳食纤维多糖以及增加短肽型营养液的比例是解决便秘的综合办法。

腹泻也是重症禽流感患者最常见的胃肠道并发症,腹泻的原因有使用广谱抗生素导致的肠道菌群紊乱,膳食纤维摄入减少导致短链脂肪酸的产生减少,从而导致钠水吸收减少引起渗透性腹泻。肠内营养液输注速度过快,营养液浓度过高或温度过低也是导致腹泻的原因,给予益生菌和膳食纤维是处理腹泻的常规措施。

浙江大学医学院附属第一医院营养科自行配制的肠内营养制剂配方基础型有短肽型、低脂型、高蛋白型、低蛋白型及糖尿病型,辅助添加剂有谷氨酰胺和纤维多糖等。根据患者

的胃肠道适应情况调整配方。例如,一例鼻空肠管饲百普力的患者出现腹泻,排除输注速率过快、温度过冷等因素,考虑主要是渗透压过高、浓度过高引起的,先给予低脂型的营养制剂,低浓度、低剂量开始,逐渐增加,患者腹泻情况缓解,低脂型营养制剂配方中含炒米粉,使用一段时间后,部分患者会出现便秘情况。如果发生便秘,可将低脂的配方改为低脂和短肽1∶1的配比或其他更适应胃肠道的配方,同时应用在营养液中添加纤维多糖、管喂益生菌改善肠道菌群等措施。

(四)纤维多糖的作用

临床使用的纤维多糖成分含燕麦纤维、魔芋精粉、水苏糖、瓜儿豆胶、低聚果糖等,结肠中细菌分泌多糖酶能够分解膳食纤维成终产物——短链脂肪酸,结肠黏膜细胞 70% 的能量由短链脂肪酸提供,短链脂肪酸同时有促进结肠血流、促进胃肠道激素产生等作用,但患者出现腹胀的情况要注意减少纤维多糖的使用。

(五)停肠内营养给予静脉营养支持的指征

在营养液剂量的掌握上,由少到多,给胃肠道逐渐适应的过程,同时考虑患者的心肺功能和静脉液体量,保证液体量出入的平衡。重症禽流感患者病情危重,而且变化迅速,经常出现胃肠道功能紊乱,给管饲肠内营养带来困难,如严重的腹泻、腹胀、胃排空差等情况,经过调整肠内营养的配方、浓度、速度等多种因素都不能改善,应该暂停肠内营养,同时给予静脉营养支持。

(六)影响液体平衡的因素

重症禽流感患者静脉营养支持首先要注意液体量的问题,液体量过大会加重心、肺、肾的负担,尤其是急性炎症期易引起肺水肿和胸腔积液等问题。静脉营养的液体量应减去静脉药物液体量,同时参考患者尿量,以及是否有发热、过度通气和腹泻等情况。高热使体表散发水分增加,通气过度使呼吸道水分丢失增加,腹泻使体液从消化道丢失增加,这些因素都需要增加液体的供给量。

(七)静脉营养的电解质平衡问题

静脉营养的内容包括葡萄糖、脂肪乳、氨基酸、氯化钾、氯化钠、甘油磷酸钠、硫酸镁、葡萄糖酸钙、复合脂溶性维生素、水溶性维生素、安达美等。进行静脉营养配方首先应该测定肝、肾血糖功能和电解质情况,并发脑部病变的患者容易出现钙磷异常,如高钙血症或高磷血症,如果没有了解患者当前电解质情况就按常规给予补磷、补钙,会使电解质紊乱更加严重。

一般情况下,应用全胃肠外营养时更容易发生低磷血症,尤其是静脉营养液中含高糖,却没有加入磷酸盐溶液,磷向细胞内转移,使原来正常的血磷水平迅速下降而出现低磷血症。补磷制剂临床上有有机磷甘油磷酸钠、无机磷磷酸氢钾和磷酸氢钠,由于有机磷和钙不易形成沉淀,更多建议使用有机磷甘油磷酸钠。补磷的同时应该补钙,因为血液中钙磷乘积是常数,血钙与血磷其中之一浓度异常,另一个必然会受影响。静脉营养补钙剂有 10% 葡萄糖酸钙,每升营养液中加 1~1.5mmol 的钙。

镁缺乏常和缺钾、缺钙同时存在,低钾患者补钾后仍有顽固性低钾血症,应考虑存在镁缺乏,常用 25% 硫酸镁溶液补镁。

在静脉营养的过程中,三大营养素合适的配比以及矿物质的增减应该根据病情及生化检查结果调整,因为重症禽流感患者病情变化非常迅速,及时改变是必需的。对于心肾功能不全的患者要注意液体量,钾、钠、镁、磷等矿物质的摄入,肾脏排钾、排磷的功能减退容易导致高钾血症或高磷血症。液体中含钠过高容易对心脏造成负担。对有肝功能不全的患者可以选择肝安和中长链脂肪乳,肾功能不全患者可以部分选择肾安。重症禽流感的患者处于应激状态,容易出现应激性高血糖,可以在三升袋中适当给予胰岛素,血糖值为 8~10mmol/L 时更符合机体的病理生理状态,过低或刻意要求正常值加大胰岛素用量反而会对机体不利。

(八) 静脉营养的配方要保证三升袋的稳定性

静脉营养的配方要注意一价阳离子和二价阳离子的浓度,避免磷酸钙的沉淀,以及 pH、渗透压、脂肪乳的稳定性等。阳离子浓度过高可能破坏乳化剂的完整性,一价阳离子:钠离子应小于 100mmol/L,钾离子小于 50mmol/L。二价阳离子:镁离子小于 3.4mmol/L,钙离子小于 1.7mmol/L。脂肪乳的稳定性由溶液的 pH 决定。当 pH 小于 5 时,脂肪乳稳定性明显下降,当 pH 大于 6.6 时,则产生沉淀物 $CaHPO_4$,静脉营养的 pH 应为 5~6。我们平常配的三升袋渗透压多在 700 或 1000mmol/L 以上,比正常渗透压高 2~4 倍,可经外周静脉给药,时间不超过 10 日,如果比正常血清渗透压高 5~6 倍,则由中心静脉或 PICC 插管输入。

(九) 谷氨酰胺的功用

这里要强调的是谷氨酰胺的应用。谷氨酰胺是人体内最丰富的氨基酸(肌肉里含有高浓度的谷氨酰胺),也是目前所知的最重要的氨基酸。谷氨酰胺的生理作用有:增加蛋白质合成,小肠和结肠细胞重要的能量来源,免疫细胞复制的必需原料,维持谷胱甘肽的功能等。重症禽流感因处于应激状态,属于分解代谢,肌肉分解出大量的谷氨酰胺供机体利用,这时血液里谷氨酰胺浓度下降至 50% 以下,及时补充谷氨酰胺对增强机体的抵御能力和改善机体各项功能有非常重要的作用。静脉营养中谷氨酰胺以丙氨酰谷氨酰胺的形式补充,100ml 的丙氨酰谷氨酰胺应至少与 500ml 的氨基酸液或含氨基酸的输液相混合,严重肝肾功能不全的患者应禁用。

静脉营养支持减轻胃肠道负担,使胃肠道得到休息调整,同时满足机体对营养的需要。如果胃肠道情况出现好转,应及时给予肠内营养。因为肠内营养更符合人体的生理过程,而长期的静脉营养容易出现一些并发症,如肝功能损害、高脂血症等。肠内营养的恢复是个循序渐进的过程,同时静脉营养逐渐减量,两个途径互相配合,保证液体量平衡和每日的营养供给满足机体的需要。

(十) 热量和营养素供给量应随病情变化而调整

无论肠内营养或静脉营养,营养供给量不应该过度,过多的营养会导致或加重感染的发生。尤其在疾病暴发初期,患者自身仍有营养储备,营养的供给少于机体需要而更有利于感染的控制。机体在不同时期对营养的需要是不同的,在营养支持过程中,观察患者情况和分析生化结果需做出及时调整。例如,应激期之后,机体各项指标稳定,分解代谢减少,合成代谢增加,应该逐渐增加营养的供给以帮助机体恢复。例如,一位重症禽流感患者,体重 60 kg,在应激状态时,百普力从 500ml 开始,逐渐加量,加至 1500ml 时,热量 1500kcal,虽然少于一般公式计算的热量需要量,但仍能帮助机体度过危险期,等病情稳定、应激指数下降时,可根据患者情况再增加 250~500ml,或逐渐尝试少许易消化的流质。

(十一)禽流感患者进入康复期的营养支持

重症禽流感患者病情好转,意识清楚,恢复自主呼吸,各项指标稳定,应该开始锻炼吞咽功能,逐渐恢复经口饮食。肠内营养制剂虽然营养齐全,含有人体需要的糖类、蛋白质或短肽类、脂类、各种矿物质、微量元素、脂溶性维生素、水溶性维生素、纤维多糖和特殊营养物质如谷氨酰胺、胆碱等,可以完全满足机体的需要,但是因为三大营养素已经预消化,长期应用会导致胃肠道黏膜萎缩和胃肠道功能的退化,所以患者进入康复期,建立合理的经口饮食非常重要,从流质过渡到半流质再到软食普食,清淡易消化是基本要求。禽流感患者的饮食注意事项已如上述,具体的食物选择要求营养丰富、搭配合理,海鲜、荔枝、芒果、桂圆、鸡肉、羊肉等应不予选用。同时,保证大便的通畅也非常重要,中医里肺和大肠互为表里,肠热会累及肺,肺热不利于炎症控制,所以油煎、油炸、油腻、不消化、易上火的食物都尽量不要选择。禽流感的病情凶险,经过这样艰难的病程,患者机体各个脏器受到很大的考验和创伤,所以康复期的细心调养非常重要,如选择营养合理、丰富且胃肠道适应的食物,中药调理如滋补肺阴、适当的锻炼和心理放松等,对良好的康复都非常有帮助。

总结禽流感患者的营养支持过程,原则上要把握以下几方面:①给予及时的营养支持介入。②疾病初期热量及营养素达到 1/2 生理需要量即可,随病情发展消耗增加,应逐渐增量,但不能过量。③肠内营养支持是首选,肠内营养物由营养医师配制,每日必须了解患者胃肠道情况,并及时做出调整。④胃肠道功能紊乱时肠内营养和肠外营养联合是非常有效的手段。⑤注意液体量的平衡,尤其是存在心肾功能不良时。⑥禽流感患者的经口饮食要选择易消化、不易上火的食物,保持大便正常非常重要。

(朱秋红)

第七节　其他治疗

一、恢复期血浆治疗的研究进展

恢复期血浆是指感染性疾病恢复后含有高滴度特异性抗体的血浆制品,用这种血浆制品来治疗疾病,称为恢复期血浆治疗。已经康复的人感染禽流感患者的血清中往往含有高水平的特异性中和抗体,可以中和体内病毒,阻断病毒继续感染新的细胞,减少复制,进而减少病毒载量,有助于患者临床症状和体征的改善,以及患者的康复。从理论上讲,在不可逆病变出现前采用恢复期血浆治疗都是有效的。

(一)恢复期血浆的发展历程

恢复期血浆治疗的产生和发展伴随着人类流感的演变。在谈及恢复期血浆治疗的研究进展时,我们不得不回顾流感发生、发展的历史。在过去的 100 多年间,世界上发生了四次流感大流行。每次大流行均有高发病率和高病死率这两个特征,流行时间常达 2~3 年。这四次流感大流行包括 1918~1919 年的"西班牙流感"、1957~1958 年的"亚洲流感"、1968~1969 年的"香港流感"和 1977~1978 年的"苏联流感"。在西班牙流感期间,世界上约 30% 的人感染,5000 多万人死亡。当时已经开始探索使用恢复期血浆治疗,但是由于历史条件所限,虽然一些研究报道能够降低患者的死亡率,但是没能发挥巨大作用。"亚洲流感"由 H2N2 亚型流感病毒引起,1957 年 2 月下旬在中国贵州发现,1957 年夏天蔓延到南半球,1957 年 6 月传至美国。全球约 100 万人死于这次灾难。"香港流感"由 H3N2 亚型流感病毒引起,1968 年 7 月此病毒在香港初次发现。全球有 150 万~200 万人死亡。"苏联流感" H1N1 亚型导致几千万人感染,几十万人丧生。这期间恢复期血浆治疗的研究中断,没能继续快速发展。

除了这四次流感大流行,1977 年再度出现 H1N1 亚型与 1968 年出现的 H3N2 一起流行了 30~40 年,成为季节性流感。每年季节性流感感染者为 6 亿~12 亿人,造成 25 万~30 万人死亡。1997 年香港出现 H5N1 禽流感,并证实可以直接从鸡传染人,当时就有 18 人感染,其中 6 人死亡。此后多种禽流感(H7N2、H7N3、H7N7、H9N2)陆续出现在人群中,对人类健康造成威胁。虽然这期间抗病毒药物不断涌现,但是没能有效降低患者的死亡率。这期间也零星报道了恢复期血浆治疗的个案,恢复期血浆治疗再次出现在人们的视野里。2009 年墨西哥暴发新型 H1N1,随后墨西哥流感蔓延全世界,全球近 50 万人感染,近万人死亡。此时人们开始重新思考恢复期血浆治疗的问题。

刚过去的 100 多年,是科技和文明快速发展的时期,也是和流感病毒不断做斗争的时期,也是不断探索新治疗方法的时期。2013 年 3 月,中国上海又出现新型禽流感 H7N9 人感染病例,截至 2014 年 3 月,已累计近 400 例,病死率超过 30%。新的治疗方法仍需探索。根据既往的研究,也许恢复期血浆治疗能够有效地降低患者的死亡率,实验方案和计划正在酝酿中。

(二) 恢复期血浆临床应用实例及存在的问题

在目前重症禽流感的治疗中,尽管奥司他韦等抗病毒药物的尽早使用能够显著降低病死率,但是对于部分高危人群来说,流感病毒的病死率仍然不尽如人意,且维持在较高水平。2009 年 H1N1 流感的病死率达 10%~17%,而 H5N1 禽流感的病死率高达 40%。此外,抗病毒药物的不合理使用已经导致部分耐药流感病毒株的出现,在治疗中逐渐形成的耐药的风险广泛存在,以及不断有报道奥司他韦和金刚烷胺双耐药的流感病毒株。因此,对于部分重症患者寻找新的更好的治疗方案显得尤其重要。而用恢复期血浆(包含各种抗体)这种流感病毒特异性的被动免疫治疗可能正是一种治疗流感重症患者的有效方法。

恢复期血浆治疗在治疗西班牙流感中就有报道。试验显示恢复期血浆治疗后对显著延长患者生存时间有好处,病死率较未用恢复期血浆治疗组明显下降。Hoffman 等分析了 1918~1919 年有关西班牙流感恢复期血浆治疗的 8 篇文章,认为西班牙流感患者在接受恢复期血浆治疗后临床死亡风险明显降低,临床症状和体征明显改善。而恢复期血浆之所以有效,正是因为血浆中包含患者体内所缺乏的用于抵抗流感病毒的抗体。血浆中的抗体迅速结合病毒并清除病毒,阻止了病毒的进一步复制,并抑制了导致重症呼吸衰竭的"细胞因子风暴"现象。他还提出,应用恢复期血浆治疗降低死亡率的原因可能是降低了细菌性肺炎、脓胸、败血症发生的机会,这也可能是其能够降低病死率的另一原因。很多动物实验和人体试验也证明了被动获得抗流感病毒抗体对人体的保护作用,这些实验也验证了Hoffman 的假说。但是,由于当时的试验条件有限,所得到的结论相对于现在的标准是缺乏说服力的。特别是当时没有好的血浆分离机,所以采集血浆非常困难,而且对于血浆采集对象没有统一标准,再加上输血条件和管路的限制,此外部分患者采用恢复期血浆治疗后出现了寒战等一系列的不良反应,部分患者甚至加重了病情。但是现代的血浆疗法将避免上述局限性,因为我们现在可以通过医院的血浆分离机或者血站获得大量的血浆,而且美国FDA 允许每个恢复期患者一周可以捐献 $1000\sim1200ml$ 血浆。所以一个恢复期患者提供的血浆可以治疗很多重症流感患者。捐献血浆更安全,对捐献者不良反应更小。恢复期血浆治疗可能是在流感流行期间有效的、及时的、可以广泛运用的治疗方法,但是仍需要在临床试验中得到验证。目前已经有动物模型的研究给临床试验提供了更多的数据和信息。

　　2007 年 6 月,钟南山等报道了深圳医院有一例人感染 H5N1 重症患者接受恢复期血浆治疗后康复的案例,这个病例报道描述了用恢复期血浆治疗带来了戏剧般的退热和阻止病毒释放的效果。该患者共接受了 3 次 200ml 恢复期血浆(抗体滴度 1∶80)的治疗,在治疗后,病毒载量下降明显,胸部 X 线片显示肺部体征明显好转,体温明显下降,症状明显改善,后治愈出院。这个病例给恢复期血浆治疗又提供了新的证据。同时,人源单克隆抗体或者多克隆抗体正在研究中。

　　在 2009 年墨西哥甲型流感 H1N1 大流行之后,袁国勇等在香港 H1N1 的重症患者中设计了一个前瞻性的队列研究,治疗组在标准治疗的基础上加用 500ml 血凝抑制效价大于1∶160 的恢复期血浆治疗,对照组只接受标准治疗。试验发现治疗组死亡率明显低于对照组。此外,在治疗的第 3、5、7 日呼吸道病毒载量和细胞因子水平都较对照组低($P<0.05$)。再次证实了恢复期血浆治疗的作用。

　　研究认为,恢复期血浆的使用对象是体内流感病毒水平高,且经过抗病毒治疗无效的重症患者。最适使用剂量为每次 200ml,每 $12\sim24$ 小时一次,连续 $2\sim3$ 次。若患者病毒血症期已经得到控制,病情稳定则可以停止使用。但研究人员同时也认为,恢复期血浆治疗还需慎重考虑,安全性和疗效有待进一步评估。

　　为了进一步验证有效性,Rockman 等利用一个致死感染动物模型,给雪貂注射凝集抑制效价 1∶128 的恢复期血清 10ml,用越南株 A/Vietnam/1203/2004 H5N1 $10\times6EID50$ 感染。在感染后 7 日内如体重下降 10% 或者出现多器官功能减弱表现则安乐处死。一组在感染前 24 小时给予恢复期血清,一组在感染后 24 小时给予,一组在感染后 72 小时给予,对照组给予 H3N2 血清或者感染前 24 小时给予 PBS 缓冲液。给予恢复期血清治疗的雪貂检测抗体滴度为 1∶8∼1∶4。对照组雪貂全部死亡,感染前 24 小时给予恢复期血清的全部存活,感染后 24 小时给予血清治疗的 75% 存活,感染后 72 小时给予血清治疗的 25% 存活。此外,鼻腔病毒载量实验组也明显低于对照组。这个报道为恢复期血浆被动免疫治疗高致病禽流感的有效性提供了重要依据。很多试验已经证明恢复期血浆治疗的有效性,但更多的安全性试验仍需进行。

(三)疫苗免疫后血浆治疗

　　恢复期血浆治疗流感的其中一个机制就是恢复期血浆中含有高滴度的特异性抗体,而这种抗体同样可以来自疫苗免疫后的正常人的血浆。利用新型的有效疫苗,可以大规模接种正常人,接种疫苗的正常人更愿意捐献血浆,通过发动接种后的人群捐献血浆,可以获得大量的血浆。通过筛选,可以制备各种血型的含有较高滴度的特异性抗体的血浆制品,在体外试验证实抗病毒效应后,可以大规模用于临床上突发流感的治疗。免疫正常人后采集血浆周期短,血浆来源丰富,适合在新型流感暴发时期推广使用。疫苗免疫后的抗体血浆研究是一种新的方向,在验证其可行性、有效性及安全性后,可能会在以后新发流感疾病的治疗中发挥重要作用。含有特异抗体的血浆治疗方法可以用于轻症患者,也可以用于体内流感病毒水平高,且经抗病毒治疗无效的重症患者。疫苗免疫后的血浆治疗需要在临床试验中得到验证。

(四) 问题和展望

恢复期血浆治疗是一个充满前景的研究方向,但是我们需要有更多的基础和临床试验来证明它的安全性和有效性。同时通过疫苗免疫正常人,我们可以获得大量含有高滴度特异性抗体的血浆,通过输注含有高滴度抗体的血浆来治疗流感患者将是一种新型的治疗方法,这将对以后新型流感的控制发挥更大的作用。随着全人源抗体研究的进展,全人源抗流感单克隆抗体在流感的治疗中也将发挥重要的作用。我们可以预测,抗体治疗流感病毒的时代即将来临。

(李兰娟)

二、H7N9 人源化抗体研发及应用前景

早在 19 世纪晚期,人们就用动物体内或人体内含有抗体的血清、血浆来治疗和预防已知与未知的传染性疾病。特别是单克隆抗体的发展为传染病的预防和治疗带来了希望。1982 年,当 Philip Karr 将第一株单抗应用于 B 细胞淋巴瘤的临床治疗并取得成功之后,治疗性抗体的研究很快成为生物医药的热点。然而随着单抗研究的广泛深入,越来越多的临床实验结果背离了人们的期望,许多单抗在临床应用中屡遭失败,治疗性抗体研究陷入低谷。究其原因是抗体的鼠源性,鼠单克隆抗体应用于人体后易引起人抗鼠单克隆抗体反应,具有很强的毒性作用,并且鼠单抗在人体内半衰期短,影响靶向性和疗效。人源化单克隆抗体或全人源抗体应运而生,弥补了鼠源单抗造成的不足,被誉为是抗体研究领域的第二个里程碑,它使沉寂多年的治疗性抗体再次成为生物医药研究的热点。

截至 2013 年,经美国 FDA 批准上市的单抗药物一共有 34 种,进入临床试验阶段的单抗则接近 350 种,其中绝大部分为人源化抗体或全人源抗体,治疗范围涵盖肿瘤、自身免疫病、心血管疾病,以及抗移植排斥反应和抗病毒感染等方面。单克隆抗体虽然药物数量不多,但其近乎占据了 2009 年世界十五大药物的 50%。全球治疗性单抗市场近几年保持快速增长,2008 年治疗性单抗规模为 330 亿美元,2009 年达到 400 亿美元,2010 年达到 500 亿美元,预计到 2015 年全球治疗性单抗药物市场将达到 680 亿美元。

人源化抗体或全人源抗体在抗病毒感染方面的研究比较广泛,其中在急性呼吸系统综合征冠状病毒(SARS-CoV)、流行性出血热、免疫缺陷病毒(HIV)、呼吸道合胞病毒(RSV)、埃博拉病毒(EBOV)、朊病毒、乙型肝炎病毒(HBV)、丙型肝炎病毒(HCV)等均有报道。目

前 FDA 批准的抗病毒的人源化单抗有帕利珠单抗（Palivizumab，Synagis）用于治疗婴幼儿严重下呼吸道合胞病毒感染。目前尚无针对流感病毒的人源化抗体上市。

（一）H7N9 禽流感病毒的疫情及危害

2013 年 3 月底，在中国上海和安徽两地率先发现人感染 H7N9 流感病例，这也是全球首次发现该亚型流感病毒感染人，随后在我国江苏、浙江、广东、北京、河南、山东、江西、福建、台湾等地相继出现散发的确诊病例，引起了我国和世界卫生组织的高度重视。基因组分析表明，该病毒来源于禽类，并且对患者的回溯研究发现，大部分 H7N9 患者都在家禽市场接触过活鸡或其他活家禽。于是暴发初期采取对禽类市场限制措施，疫情得到缓解，似乎已经得到控制。然而 H7N9 在去年冬季卷土重来，又处于比较活跃的状态，发病高峰再次出现。截止到 2014 年 2 月 18 日，全国累计报告人感染 H7N9 确诊病例已达 347 例，死亡 109 例，累计造成的经济损失超过 800 亿元。

（二）现有预防和治疗 H7N9 禽流感生物制品的现状

H7N9 禽流感病毒疫情的再次出现，势必要求我们加快对该病毒的防治，形势变得刻不容缓。众所周知，流感病毒治疗和预防的主要措施有抗病毒药物治疗和疫苗接种，两者均对流感防控起到积极的作用。通常流感暴发初期，由于常规的流感疫苗不能及时应对新发流感的暴发流行，抗病毒药物在防控初期具有十分重要的意义。然而目前临床上还没有针对 H7N9 禽流感病毒的特效生物药，只能采用市面上通行的抗流感药物。

现在通行的治疗流感病毒的药物主要有两类，分别为 M2 蛋白阻滞剂和神经氨酸酶（NA）抑制剂。金刚烷胺和金刚乙胺是临床上使用的 M2 蛋白阻滞剂，早在 20 世纪六七十年代就开始使用。遗憾的是这两种药物均极易诱导耐药株的出现，目前在临床上已很少使用，并且 H7N9 病毒对这两种药物也具有耐药性。奥司他韦、扎那米韦和帕拉米韦是目前较常用的抗流感的 NA 抑制剂类药物。早期临床治疗发现 H7N9 感染患者对 NA 抑制剂敏感。采用奥司他韦、扎那米韦治疗后可以降低病毒载量，有助于减轻疾病的症状。然而奥司他韦、扎那米韦均为口服或吸入药，对于一些病情危重患者而言增大了给药难度，并且一些患者在进行奥司他韦治疗后出现了耐药突变，限制了该药的使用。帕拉米韦注射液的出现暂时缓解了以上两个问题，它不仅能够有效对抗耐奥司他韦的流感病毒，并且适用于无法接受吸入或口服药品治疗的流感危重症患者，提供了新的治疗选择。然而随着药物的长期使用，流感病毒的频繁变异，必然导致新的耐药性病毒株的产生，新药的开发需要几年、十几年甚至几十年的时间，可见抗病毒药物治疗仍任重道远。

H7N9 病毒目前仍是有限的人传人，处于散发状态，并没有出现持续或者大规模人际传播的迹象和证据，WHO 对此的风险评级也没有改变。所以，我国并没有急于开展 H7N9 疫苗研制工作，况且疫苗研制的成本较高，倘若疫苗研制成功后却发现针对的流感疫情已经平息，这样会得不偿失。正如当年 SARS 来临时，大家全力以赴研制疫苗，但到 2006 年疫苗全部鉴定完成时 SARS 已经销声匿迹，毫无用武之地。H5N1 疫苗研制同样具有类似问题。现在 H7N9 很大一部分工作是做好对散发确诊病例的救治，疫苗对此也无能为力。

鉴于抗病毒药物治疗的不足，以及疫苗研制的现状，对临床患者当前缺乏有效策略。治疗性抗体，特别是人源化抗体的研制已经得到越来越多专家的共识，成为抗病毒研究的热点。它不仅可以对流行区的高危易感人群进行紧急被动免疫,亦可对临床患者起到辅助治疗效果。人源化抗体有望作为 H7N9 病毒感染防治的新手段。

(三)针对流感不同靶点的治疗性抗体的研究现状

在流感抗体治疗领域,尚无单抗用于临床治疗。目前仅有少数关于流感抗体治疗的报道。Sun 等从接种 2009 年甲型 H1N1 流感病毒裂解疫苗志愿者体内获取了识别 HA 蛋白的特异性记忆 B 细胞,使用单细胞 RT-PCR 技术进行抗体可变区基因克隆,获得全人单克隆抗体。其中,7 株抗体具有广谱中和不同亚型流感病毒的活性(H1、H3、H5、H7 及 H9)。此 7 株抗体识别表位均在 HA2 蛋白上,抑制由 HA2 介导的病毒和细胞膜融合作用,从而抑制病毒进入细胞。Chen 等首次制备出针对不同亚类 H5N1 禽流感病毒广谱保护作用的人源化单抗。单抗 13D4 能中和 4 种不同亚类的 H5N1(1、2.1、2.2 和 2.3)禽流感病毒的感染性。在流感小鼠模型中,病毒感染后 1~3 日用该单抗治疗一次,存活率高达 100%。Wilson 等筛选出一株人源化单抗 C05,它能中和多个亚类的流感病毒(H1、H2 和 H3 等)。在小鼠实验中,使用相对低剂量的 C05 就能防止感染,并且该单抗也可用于治疗,感染病毒 3 日后,使用该抗体仍对小鼠完全保护。分析 C05 的靶点发现位于 RBS(受体结合域)周围的高变区的保守域,一定程度上避免了病毒突变导致的抗体失效。更令人欣喜的是神州细胞工程有限公司在全球率先研制出了 H7N9 特效靶向药——重组人源化抗 H7N9 单克隆抗体注射液,并已完成该药物的临床前安全性评价研究和临床用药 GMP 生产,并于 2013 年 11 月 29 日向北京市食品药品监督管理局提交了临床申报,有望成为 H7N9 的治疗性抗体。

(四)人源化抗体的存在问题和广阔前景

人源化抗体是近 30 年来生物医药发展最快的领域,但目前在研发过程中仍然存在一些需要不断改进完善的问题:①人源化抗体的产量和成本。目前抗体药物需要多次重复使用,使用剂量大。然而目前治疗性抗体工业化生产的产能有限,生产成本较高,限制了抗体的临床应用,并且抗体生产涉及的关键技术和抗体生产质量控制技术需要进一步提高。②人源化抗体的高效化和长效化。目前人源化抗体往往达不到原来鼠单抗的结合能力,需要进一步提高抗体对靶点的作用强度。另外还需延长抗体的半衰期,降低给药频率,这对改善抗体药物的安全性和有效性意义重大。③可用的作用靶点有限,以及靶抗原的异质性,限制了新治疗性抗体的开发,需要寻找新的抗体作用靶点,为抗体药物的研发提供广阔的空间。④人源化抗体的小型化和多能化。抗体药物的小型化,可使免疫原性大大降低,并使其较易通过毛细血管内皮层和细胞外周间隙到达靶点,优化作用效果。多能化方便于对抗体进行改造,使之发挥更大性能。⑤存在的重度不良反应。虽然人源化抗体已经很大程度上降低了本身抗原性问题,但由于抗体药物靶点功能研究不详尽,仍可能存在抗体与非靶点之间的交叉作用等问题,增加了临床试验的不确定性,这也对抗体的安全性带来隐患。

虽然人源化抗体面临如此多的问题,但我们始终相信随着基因工程研究技术的发展,单抗生产工艺将日趋成熟,相信在不久的将来,人源化抗体在治疗流感中一定会发挥重要作用,前景无限广阔。

(秦 川)

三、干细胞在重症 H7N9 禽流感救治中的应用前景

　　流行性感冒(以下简称流感)是全球性的公共卫生挑战。无论是人畜共患的,还是季节性流行的,抑或是大规模流行的,都能导致严重的疾病,甚至死亡。而总体上人类感染这些病毒出现轻微症状,仅少数为严重疾病。但自从 1997 年香港报道首例高致病性 H5N1 病毒感染后,6 年间疫情从东南亚波及中亚、欧洲、非洲、中东等地区,病情严重。2013 年在我国多地出现此新型 H7N9 亚型禽流感病毒感染人的事件,截至 2013 年 10 月 25 日,在我国的 11 个省市引起了 137 例感染,46 例死亡。人群对其普遍缺乏免疫力,得病以后发展迅速,病情重,病死率高。经尸检发现,H7N9 发病过程中肺部表现包括炎症、渗出和纤维化三个过程。在疾病后期出现的肺纤维化很大程度上将与患者恢复期的呼吸功能受损有关。联系 2005 年非典事件,虽然在国家的大力支持和医务工作人员的辛勤努力下,非典疫情得到了控制,但对非典患者的长期随访发现,患者的生存质量和肺功能都不同程度地受到影响。病因起源于疾病后期出现的肺纤维化,导致呼吸功能受损,通气功能及弥散能力下降。而对 H1N1 流感患者的长期随访也发现,患者的长期生存质量和肺功能受到影响。

　　SARS、H5N1、H7N1 禽流感等新发突发传染病由于其发病机制不清,人群普遍缺乏免疫力、尚无特效药物和疫苗等问题,给我国社会稳定带来了严重威胁,并导致了国民经济的重大损失。同时也凸显了我国在医疗救治方面面临的严峻挑战。人感染 H7N9 禽流感病毒后,会导致严重的全身炎症反应,并引起急性肺损伤或急性呼吸窘迫综合征、感染性休克,甚至多器官衰竭等直接导致患者死亡率急剧升高的并发症。H7N9 禽流感的病死率高,同时这种病毒对禽类无致病力,因此更难防范,临床救治存在极大挑战。因此,我国迫切需要新的有效治疗方法,以提高治愈率,降低病死率。针对这一现状,在"四抗二平衡"的总体治疗方案指导下,进行进一步的干细胞治疗,或许有助于减少免疫亢进下的"细胞因子风暴"对肺上皮细胞的损伤,减少纤维组织增殖,并进一步促进肺上皮细胞的再生,进而改善恢复期的肺功能(图 10-25)。

　　干细胞研究是近年来生命科学领域发展最快、最受重视的前沿生物技术,在细胞和基因治疗、器官移植、新药筛选等方面发挥了重要作用。干细胞主要来源于两个方面:胚胎和成体组织。胚胎干细胞实际上能转化为机体中任何一种细胞,但它们是有争议的,因为在获得它们的常规程序中涉及破坏一个胚胎。那些诸如骨髓中发现的成体干细胞,并不提出同样的伦理学的顾虑,但它们的能力有限,而且收集它们需要侵入性的操作。除了骨髓成体干细胞,脐血、宫内膜、视网膜、神经、肌肉、皮肤表皮、脂肪等多种组织中也发现干细胞的存在。此外,将上皮细胞恢复成干细胞样细胞的诱导性多能干细胞(induced pluripotent stem cells, iPSCs)新技术为克服伦理困境提供了保证,但是这一进展可能带来安全顾虑,因为在人体内生成这些细胞具有风险性。这种转化上皮细胞的技术涉及用病毒插入若干基因,这些基因被认为能导致癌症。

　　最近从女性经血中发现和分离的宫内膜干细胞是一类特殊的成体间充质干细胞,由于其来源丰富、体外增殖能力强(可增殖 390 次,传代 50 次)、分化潜能大、免疫原性低、生长因子分泌速率高等优点而受到再生医学研究领域的关注。宫内膜干细胞是从成年女性的月经周期血中发现的,这种干细胞的获取无痛,是对人类不造成任何伤害的获取手法,不像其他

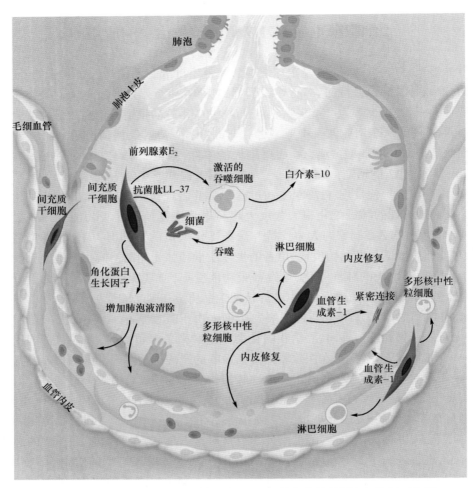

图 10-25　MSC 治疗急性肺损伤以来于 MSC 的旁分泌机制和细胞相互作用

干细胞如骨髓干细胞、脂肪干细胞和外周血干细胞那样对身体造成一定的伤害。其很容易从妇女身上获得,可以用来治疗患者而不必担心组织排斥反应,并且避免了胚胎干细胞有关的伦理学问题。宫内膜干细胞被认为是一种介于胚胎干细胞和成体干细胞之间的类型,它提供了一个伦理上能接受的选择。在细胞标记、分子表达、细胞增殖和分化能力上,宫内膜干细胞与胚胎干细胞更相似。相比其他类型的干细胞,宫内膜干细胞可以转化为更多不同的组织类型,包括骨组织、血管、脂肪、脑、肺、肝、胰腺和心脏,超过其他成体干细胞。这种新型干细胞还有一个重要的优点就是很容易快速生长,因为有些类型的成体干细胞很难获得足够的数量以发挥医用价值。

干细胞的组织修复与再生能力已在许多疾病模型中被证实,例如,干细胞能够抑制肝纤维化、促进烧伤皮肤的再生及抑制肿瘤生长等。在对系统硬化症患者使用造血干细胞移植的研究中发现,与环磷酰胺化疗相比,后者病情继续进展,进而转入干细胞移植治疗组,而长期的随访发现,系统性硬化症患者的改良 Rodnan 皮肤得分和肺功能持续得到改善。而对自体造血干细胞移植后的系统性硬化症患者进行高分辨率肺部 CT 检查的随访,也发现其肺部受累情况有快速但短暂的改善。巴西基于各项循证医学证据,于 2012 年形成了关于系统性硬化症、多发性硬化的骨髓造血干细胞移植治疗的推荐意见。成人干细胞在严重肺部炎症后再生的作用目前尚不明了,因此 Kumar 设计了实验,将 H1N1 病毒皮下感染小鼠,诱发了严重的气道炎症。感染后,在小鼠支气管上皮发现了表达 p63 的干细胞快速增殖,并且分布到肺泡缺损的细支气管区域。聚集后分散到不同的分泌角蛋白 5 的区域,开始表达肺泡上皮的标志物。基因表达谱提示了这些区域正是肺泡毛细血管网络重建的中间形态。Kumar 等同时设计了体外实验,观察人鼻上皮干细胞、远端气道上皮干细胞等对鼠肺泡损伤的修复作用。结果显示,体外实验与表达 p63 的干细胞在动物模型肺再生过程中的动态变化相一致,这提示了干细胞在免疫损伤修复中的作用。基于这一原理,间充质干细胞移植治疗重症 H7N9 禽流感患者也同样可能在一定程度上抑制炎症反应,减少纤维渗出,并修复肺泡损伤,达到改善肺功能的目的,这给救治禽流感病毒感染患者提供了新的治疗思路及方案。

(项春生)

参 考 文 献

杜斌译 . 2011. 麻省总医院医学手册 . 北京 : 人民卫生出版社 .

郭潮潭 . 2010. 流行性感冒 . 北京 : 科学出版社 .

何世聪 . 2013. 丙种球蛋白佐治老年重症肺炎的临床观察 . 临床肺科杂志 , 18 (5) : 941,942.

何维 . 2008. 医学免疫学 . 北京 : 人民卫生出版社 .

胡必杰 . 2012. 呼吸机相关肺炎预防与控制最佳实践 . 上海 : 上海科学技术出版社 .

蒋朱明 , 蔡威 . 2010. 临床肠外和肠内营养 . 第 2 版 . 北京 : 科学技术文献出版社 .

李兰娟 . 2012. 人工肝脏 . 第 2 版 . 杭州 : 浙江大学出版社 .

刘小伟 , 孙瑞娟 , 董尔丹 . 2013. 肠道稳态及相关疾病研究现状与趋势 . 生理科学进展 , 44 : 206-212.

龙村 . 2010. ECMO-体外膜肺氧合 . 北京 : 人民卫生出版社 .

邱海波 . 2007. ICU 主治医师手册 . 南京 : 江苏科学技术出版社 .

盛慧球 , 陈尔真 , 韩立中 , 等 . 2006. 3189 例次深静脉导管的病原学检测结果分析 . 中国急救医学 , 26 : 652-655.

王春婷 , 王可富 . 2009. 现代重症抢救技术 . 北京 : 人民卫生出版社 .

中华人民共和国国家卫生和计划生育委员会 . 2013. 人感染 H7N9 禽流感诊疗方案 (2013 年第 2 版). 传染病信息 , 26
    (2) : 65-67.

中华医学会重症医学分会 . 2007. 急性肺损伤/急性呼吸窘迫综合征诊断与治疗指南 (2006). 中华内科杂志 , (5) :
    430-435.

周伯平 , 黎毅敏 , 陆普选 . 2007. 人禽流感 . 北京 : 科学出版社 .

周菁 , 许飞 , 张伟 . 2011. 16 例甲型 H1N1 流感危重症确诊病例临床特征及治疗情况分析 . 重庆医科大学学报 , 36 (7) :
    883-885.

周燕斌 , 杨念生 , 马中富 . 2007. 内科急危重症的补液疗法 . 广州 : 广东科技出版社 .

Adisasmito W , Chan PK , Lee N , et al. 2010. Effectiveness of antiviral treatment in human influenza A (H5N1) infections : analysis of
    a Global Patient Registry. J Infect Dis , 202 (8) : 1154-1160.

Amato MB , Barbas CS , Medeiros DM , et al. 1998. Effect of protective-ventilation strategy on mortality in the acute respiratory dis-
    tress syndrome. N Engl J Med , 338 : 347-354.

Arumugam M , Raes J , Pelletier E , et al. 2011. Enterotypes of the human gut microbiome. Nature , 473 (7346) : 174-180.

Atan R , Crosbie D , Bellomo R. 2012. Techniques of extracorporeal cytokine removal : a systematic review of the literature. Blood
    Purif , 33 : 88-100.

Atan R , Crosbie D , Bellomo R. 2013. Techniques of extracorporeal cytokine removal : a systematic review of human studies. Ren
    Fail , 35 : 1061-1070.

Backhed F , Ley RE , Sonnenburg JL , et al. 2005. Host-bacterial mutualism in the human intestine. Science , 307 : 1915-1920.

Baranovich T , Burnham AJ , Marathe BM , et al. 2013. The neuraminidase inhibitor oseltamivir is effective against A/Anhui/1/2013

（H7N9）influenza virus in a mouse model of acute respiratory distress syndrome. J Infect Dis.

Barouch DH, Whitney JB, Moldt B, et al. 2013. Therapeutic efficacy of potent neutralizing HIV-1-specific monoclonal antibodies in SHIV-infected rhesus monkeys. Nature, 503（7475）:224-228.

Barr J, Fraser GL, Puntillo K, et al. 2013. Clinical practice guidelines for the management of pain, agitation, and delirium in adult patients in the intensive care unit. CCM, 41（1）:263-306.

Bartlett RH. 2005. Extracorporeal life support: history and new direction. ASAIO J, 51（5）:487-489.

Bartlett RH. Roloff DW, Custer JR, et al. 2000. Extracorporeal life support: University of Michigan experience. JAMA, 283（7）: 904-908.

Bauer C, Vichova Z, Ffrench P, et al. 2008. Extracorporeal membrane oxygenation with danaparoid sodium after massive pulmonary embolism. Anesth Analg, 106（4）:1101-1103.

Bautista E, Chotpitayasunondh T, Gao Z, et al. 2010. Clinical aspects of pandemic 2009 influenza A（H1N1）virus infection. N Engl J Med, 362（18）:1708-1719.

Beigel JH, Luke TC. 2012. A study in scarlet-convalescent plasma for severe influenza * . Critical Care Medicine, 40（3）: 1027, 1028.

Bein T, Zimmermann M, Hergeth K, et al. 2009. Pumpless extracorporeal removal of carbon dioxide combined with ventilation u sing low tidal volume and high positiveend-expiratory pressure in a patient with severe acute respiratory distress syndrome. Anaesthesia, 64:195-198.

Berezina AI. 1956. Experience in treating influenza with dry anti-influenza serum of Smorodintsev; preliminary report. Sov Med, 20（1）:67, 68.

Bevins CL, Salzman NH. 2011. Paneth cells, antimicrobial peptides and maintenance of intestinal homeostasis. Nat Rev Microbiol, 9:356-368.

Braune S, Kienast S, Hadem J, et al. 2013. Safety of percutaneous dilatational tracheostomy in patients on extracorporeal lung support. Intensive Care Med, 39:1792-1799.

Brodie D, Bacchetta M. 2011. Extracorporeal membrane oxygenation for ARDS in adults. N Engl J Med, 365:1905-1914.

Bron PA, van Baarlen P, Kleerebezem M. 2012. Emerging molecular insights into the interaction between probiotics and the host intestinal mucosa. Nat Rev Microbiol, 10:66-78.

Burt RK, Shah SJ, Dill K, et al. 2011. Autologous non-myeloablative haemopoietic stem-cell transplantation compared with pulse cyclophosphamide once per month for systemic sclerosis（ASSIST）: an open-label, randomised phase 2 trial. Lancet, 378（9790）: 498-506.

Camporota L, Smith J, Barrett N, et al. 2012. Assessment of regional lung mechanics with electrical impedance tomography can determine the requirement for ECMO in patients with severe ARDS. Intensive Care Med, 38:2086, 2087.

Cao RY, Xiao JH, Cao B, et al. 2013. Inhibition of novel reassortant avian influenza H7N9 virus infection in vitro with three antiviral drugs, oseltamivir, peramivir and favipiravir. Antivir Chem Chemother.

Casas F, Reeves A, Dudzinski D, et al. 2005. Performance and reliability of the CPB/ECMO Initiative Forward Lines Casualty Management System. ASAIO J, 51（6）:681-685.

Catia C, Santiago E, Rosario M, et al. 2012. Bacterial co-infection with H1N1 infection in patients admitted with community acquired pneumonia. Journal of Infection, 65, 223-230.

Centers for Disease Control and Prevention（CDC）. 2009. Bacterial coinfections in lung tissue specimens from fatal cases of 2009 pandemic influenza A（H1N1）-United States, May-August 2009. MMWR Morb Mortal Wkly Rep, 58（38）:1071-1074.

Chen Y, Liang W, Yang S, et al. 2013. Human infections with the emerging avian influenza A H7N9 virus from wet market poultry: clinical analysis and characterisation of viral genome. Lancet, 381:1916-1925.

Chen Y, Qin K, Wu WL, et al. 2009. Broad cross-protection against H5N1 avian influenza virus infection by means of monoclonal antibodies that map to conserved viral epitopes. J Infect Dis, 199（1）:49-58.

Cheng PK, To AP, Leung TW, et al. 2010. Oseltamivir-and amantadine-resistant influenza virus A（H1N1）. Emerg Infect Dis, 16（1）:155, 156.

Cheung CL, Rayner JM, Smith GJ, et al. 2006. Distribution of amantadine-resistant H5N1 avian influenza variants in Asia. J Infect Dis, 193（12）:1626-1629.

Chevtow DS, Memoli MJ. 2013. Bacterial coinfection in influenza: a grand rounds review. JAMA, 309(3):275-282.

Chi Y, Zhu Y, Wen T, et al. 2013. Cytokine and chemokine levels in patients infected with the novel avian influenza A(H7N9) virus in China. J Infect Dis, 208:1962-1967.

Clemente JC, Ursell LK, Parfrey LW, et al. 2012. The impact of the gut microbiota on human health: an integrative view. Cell, 148(6):1258-1270.

Combes A, Bacchetta M, Brodie D, et al. 2012. Extracorporeal membrane oxygenation for respiratory failure in adults. Curr Opin Crit Care, 18:99-104.

Dembinski R, Hochhausen N, Terbeck S, et al. 2007. Pumpless extracorporeal lung assist for protective mechanical ventilation in experimental lunginjury. Crit Care Med, 35:2359-2366.

DiRusso SM, Nelson LD, Safcsak K, et al. 1995. Survival in patients with severe adult respiratory distress syndrome treated with high-level positiveend-expiratory pressure. Crit Care Med, 23:1485-1496.

Ekiert DC, Kashyap AK, Steel J, et al. 2012. Neutralization of influenza A viruses by insertion of a single antibody loop into the receptor binding site. Nature, 489(7417):526-532.

Englund JA, Mbawuike IN, Hammill H, et al. 1993. Maternal immunization with influenza or tetanus toxoid vaccine for passive antibody protection in young infants. J Infect Dis, 168:647-656.

EOLIA Trial. 2011. Combes A: Extracorporeal membrane oxygenation (ECMO) for severeacute respiratory distress syndrome (ARDS). The EOLIA(ECMO to rescueLung Injury in severe ARDS) trial: a multicenter, international, randomized, controlled open trial. Reanimation, 20:49-61.

Eren R, Landstein D, Terkieltaub D, et al. 2006. Preclinical evaluation of two neutralizing human monoclonal antibodies against hepatitis C virus (HCV): a potential treatment to prevent HCV reinfection in liver transplant patients. J Virol, 80(6):2654-2664.

Estenssoro E, Ríos FG, Apezteguía C, et al. 2010. Pandemic 2009 influenza A in Argentina: a study of 337 patients on mechanical ventilation. Am J Respir Crit Care Med, 182(1):41-48.

Firsov SL, Zhukova EA. 1985. Experience with the clinical use of donor antiinfluenzagamma-globulin. Tr Inst Im Pastera, 63:52-55.

Frank JA, Gutierrez JA, Jones KD, et al. 2002. Low tidalvolume reduces epithelial and endothelial injury in acid-injured ratlungs. Am J Respir Crit Care Med, 165:242-249.

Friesen RH, Koudstaal W, Koldijk MH, et al. 2010. New class of monoclonal antibodies against severe influenza: prophylactic and therapeutic efficacy in ferrets. PloS one, 5(2):e9106.

Gao HN, Lu HZ, Cao B, et al. 2013. Clinical findings in 111 cases of influenza A(H7N9) virus infection. N Engl J Med, 368:2277-2285.

Gattinoni L, Pesenti A, Mascheroni D, et al. 1986. Low-frequency positive-pressure ventilation with extracorporeal CO_2 removal in severe acute respiratory failure. JAMA, 256:881-886.

Gould EW. 1919. Human serum in the treatment of influenza bronchopneumonia. New York Medical Journal, 109:666,667.

Grasso S, Terragni P, Birocco A, et al. 2012. ECMO criteria for influenza A(H1N1)-associated ARDS: role of transpulmonary pressure. Intensive Care Med, 38:395-403.

Griffiths J, Barber VS, Morgan L, et al. 2005. Systematic review and meta-analysis of studies of the timing of tracheostomy in adult patients undergoing artificial ventilation. BMJ, 330:1243-1246.

Guerin C, Reignier J, Richard JC, et al. 2013. Prone positioning in severe acute respiratory distress syndrome. N Engl J Med, 368:2159-2168.

Hai R, Schmolke M, Leyva-Grado VH, et al. 2013. Influenza A(H7N9) virus gains neuraminidase inhibitor resistance without loss of in vivo virulence or transmissibility. Nat Commun, 4:2854.

Han K, Ma H, An X, et al. 2011. Early use of glucocorticoids was a risk factor for critical disease and death from pH1N1 infection. Clin Infect Dis, 53(4):326-333.

Hastings SL, Pellegrino VA, Preovolos A, et al. 2008. Survey of adult extracorporeal membrane oxygenation(ECMO) practice and attitudes among Australian and New Zealand intensivists. Crit Care Resusc, 10(1):46.

Hicks RE, Dutton RC, Ries CA, et al. 1973. Production and fate of platelet aggregate emboli during venovenous perfusion. Surg

Forum, 24: 250-252.

Hoover NG, Heard M, Reid C, et al. 2008. Enhanced fluid management with continuous venovenous hemofiltration in pediatric respiratory failure patients receiving extracorporeal membrane oxygenation support. Intensive Care Med, 34: 2241-2247.

Hsu HH, Tzao C, Wu CP, et al. 2004. Correlation of high-resolution CT, symptoms, and pulmonary function in patients during recovery from severe acute respiratory syndrome. Chest, 126(1): 149-158.

Hu W, Chen A, Miao Y, et al. 2013. Fully human broadly neutralizing monoclonal antibodies against influenza A viruses generated from the memory B cells of a 2009 pandemic H1N1 influenza vaccine recipient. Virology, 435(2): 320-328.

Hui KP, Lee SM, Cheung CY, et al. 2011. H5N1 influenza virus-induced mediators upregulate RIG-I in uninfected cells by paracrine effects contributing to amplified cytokine cascades. J Infect Dis, 204: 1866-1878.

Hung IF, To KK, Lee CK, et al. 2011. Convalescent plasma treatment reduced mortality in patients with severe pandemic influenza A(H1N1)2009 virus infection. Clinical Infectious Diseases, 52(4): 447-456.

James R, Zong-Mei Sheng, Susan F, et al. 2010. Pulmonary pathologic findings of fatal 2009 pandemic influenza A/H1N1 viral infections. Arch Pathol Lab Med, 134(2): 235.

Jamieson AM, Yu S, Annicelli CH, et al. 2010. Influenza virus-induced glucocorticoids compromise innate host defense against a secondary bacterial infection. Cell Host Microbe, 18; 7(2): 103-114.

Johnson NP, Mueller J. 2002. Updating the accounts: global mortality of the 1918-1920 "Spanish" influenza pandemic. Bull Hist Med, 76: 105-115.

Kahn MH. 1919. Serum treatment of post influenzal bronchopneumonia. JAMA, 72; 102, 103.

Kaiser L, Wat C, Mills T, et al. 2003. Impact of oseltamivir treatment on influenza related lower respiratory tract complications and hospitalizations. Arch Intern Med, 163(14): 1667-1672.

Karagiannidis C, Lubnow M, Philipp A, et al. 2010. Autoregulation of ventilation with neurally adjusted ventilatory assist on extracorporeal lung support. Intensive Care Med, 36: 2038-2044.

Kim SH, Shin YW, Hong KW, et al. 2008. Neutralization of hepatitis B virus(HBV) by numan monoclonal antibody against HBV surface antigen(HBsAg) in chimpanzees. Antiviral Res, 79(3): 188-191.

Knight DJ, Girling KJ. 2003. Gut flora in health and disease. Lancet, 361(9371): 1831.

Kumar PA, Hu Y, Yamamoto Y, et al. 2011. Distal airway stem cells yield alveoli in vitro and during lung regeneration following H1N1 influenza infection. Cell, 147(3): 525-538.

Law AH, Lee DC, Yuen KY, et al. 2010. Cellular response to influenza virus infection: a potential role for autophagy in CXCL10 and interferon-alpha induction. Cell Mol Immunol, 7: 263-270.

Lebeer S, Vanderleyden J, De Keersmaecker SC. 2010. Host interactions of probiotic bacterial surface molecules: comparison with commensals and pathogens. Nat Rev Microbiol, 8: 171-184.

Levine S, Nguyen T, Taylor N, et al. 2008. Rapid disuse atrophy of diaphragm fibers in mechanically ventilated humans. N Engl J Med, 358: 1327-1335.

Li C, Yang P, Zhang Y, et al. 2012. Corticosteroid treatment ameliorates acute lung injury induced by 2009 swine origin influenza A(H1N1) virus in mice. PLoS One, 8; 7: e44110.

Li M, Wang B, Zhang M, et al. 2008. Symbiotic gut microbes modulate human metabolic phenotypes. Proc Natl Acad Sci USA, 105(6): 2117-2122.

Liang M, Mahler M, Koch J, et al. 2003. Generation of an HFRS patient-derived neutralizing recombinant antibody to Hantaan virus G1 protein and definition of the neutralizing domain. J Med Virol, 69(1): 99-107.

Liew FY. 2002. T(H)1 and T(H)2 cells: a historical perspective. Nat Rev Immunol, 2: 55-60.

Lim SC, Adama AB, Simonson DA, et al. 2004. Intercomparison of recruitment maneuver efficacy in three models of acute lung injury. Crit Care Med, 32: 2371-2377.

Lu H, Wu Z, Xu W, et al. 2011. Intestinal microbiota was assessed in cirrhotic patients with hepatitis B virus infection. Intestinal microbiota of HBV cirrhotic patients. Microb Ecol, 61(3): 693-703.

Lu J, Guo Z, Pan X, et al. 2006. Passive immunotherapy for influenza A H5N1 virus infection with equine hyperimmune globulin F(ab')2 in mice. Respir Res, 7: 43.

Luke TC, Casadevall A, Watowich SJ, et al. 2010. Hark back: passive immunotherapy for influenza andother serious infections. Crit

Care Med,38(Suppl 4):e66-e73.

Luke TC,Kilbane EM,Jackson JL,et al. 2006. Meta-analysis:convalescent blood products for Spanish influenza pneumonia:a future H5N1 treatment. Ann Intern Med,145:599-609.

Luyt CE,Combes A,Becquemin MH,et al. 2012. Long-term outcomes of pandemic 2009 influenza A(H1N1)-associated severe ARDS. Chest,142(3):583-592.

Ma J,Sun Q,Mi R,et al. 2011. Avian influenza A virus H5N1 causes autophagy-mediated cell death through suppression of mTOR signaling. J Genet Genomics,38:533-537.

Madore F. 2002. Plasmapheresis. Technical aspects and indications. Crit Care Clin,18:375-392.

Maheux AF,Picard FJ,Boissinot M,et al. 2009. Analytical comparison of nine PCR primer sets designed to detect the presence of Escherichia coli/Shigella in water samples. Water Res,43(12):3019-3028.

Marasco SF, Preovolos A, Lim K, et al. 2007. Thoracotomy in adults while on ECMO is associated with uncontrollable bleeding. Perfusion,22(1):23-26.

Mark LM,Robert GM,Hartmut L,et al. 2012. Epidemiology,microbiology,and treatment considerations for bacterialpneumonia complicating influenza. International Journal of Infectious Diseases,16:e321-e331.

Marsco SF,Lukas G,McDonald M,et al. 2008. Review of ECMO(extra corporeal membrane oxygenation)support in critically ill adult patients. Heart Lung Circ,17 (Suppl 4):S41-S47.

Martin GS,Moss M,Wheeler AP,et al. 2005. A randomized,controlled trial of furosemide with or without albumin in hypopro-teinemic patients with acute lung injury. Crit Care Med,33(8):1681-1687.

Martín-Loeches I,Sanchez-Corral A,Diaz E,et al. 2011. Community-acquired respiratory coinfection in critically ill patients with pandemic 2009 influenza A(H1N1)virus. Chest,139(3):555-562.

Mauri T,Foti G,Zanella A,et al. 2012. Long-term extracorporeal membrane oxygenation withminimal ventilatory support:a new paradigm for severe ARDS. Minerva Anestesiol,78:385-389.

McClure JT,DeLuca JL,Lunn DP,et al. 2001. Evaluation of IgG concentrationand IgG sub isotypes in foals with complete or par-tial failure of passive transfer after administration of intravenous serum or plasma. Equine Vet J,33:681-686.

McCracken VJ,Lorenz RG. 2011. The gastrointestinal ecosystem:a precarious alliance among epithelium,immunity and microbio-ta. Cell Microbiol,3:1-11.

McGeer A,Green KA,Plevneshi A,et al. 2007. Antiviral therapy and outcomes of influenza requiring hospitalization in Ontario,Canada. Clin Infect Dis,45(12):1568-1575.

McGuire LW, Redden WR. 1918. Treatment of influenzal pneumonia by the use of convalescent human serum—preliminary report. JAMA,71:1311.

McGuire LW, Redden WR. 1919. Treatment of influenzal pneumonia by the use of convalescent human serum. JAMA, 72:709-713.

Mehta NM,Halwick DR,Dodson BL,et al. 2007. Potential drug sequestration during extracorporeal membrane oxygenation:result from an ex vivo experiment. Intensive Care Med,33:1018-1024.

Mei Z, Lu S, Wu X, et al. 2013. Avian influenza A (H7N9) virus infections, Shanghai, China. Emerg Infect Dis, 19 (7):1179-1181.

Michael DK,Imad FB,Gordon SS,et al. 2005. Treatment of electrolyte disorders in adult patients in the intensive care unit. Am J Health-Syst Pharm,62:1663-1682.

Miller RA,Maloney DG,Warnke R,et al. 1982. Treatment of B-cell lymphoma with monoclonal anti-idiotype antibody. N Engl J Med,306(9):517-522.

Moore C,Galiano M,Lackenby A,et al. 2011. Evidence of person-to-person transmission of oseltamivirresistantpandemic influenza A(H1N1)2009 virus in a hematology unit. J Infect Dis,203(1):18-24.

Morens DM,Taubenberger JK,Fauci AS. 2008. Predominantrole of bacterial pneumonia as a cause of deathin pandemic influenza:implications for pandemic influenza preparedness. J Infect Dis,198(7):962-970.

Mozdzanowska K,Furchner M,Washko G,et al. 1997. A pulmonary influenza virus infection in SCID mice can be cured by treat-ment with hemagglutinin-specific antibodies that display very low virus-neutralizing activity in vitro. J Virol,71:4347-4355.

Nguyen T,Kyle UG,Jaimon N,et al. 2012. Coinfection with Staphylococcus aureus increases risk of severe coagulopathy in critically ill children with influenza A(H1N1)virus infection. Crit Care Med,40:3246-3250.

Nicholson JK,Holmes E,Kinross J,et al. 2012. Host-gut microbiota metabolic interactions. Science,336(6086):1262-1267.

Nielsen ND,Kjaergaard B,Koefoed-Nielsen J,et al. 2008. Apneic oxygenation combined with extracorporeal arteriovenous carbon-dioxide removal provides sufficient gas exchange in experimental lunginjury. ASAIO J,54:401-405.

O'Hara AM,Shanahan F. 2006. The gut flora as a forgotten organ. EMBO Rep,7(7):688-693.

Oswald WB,Geisbert TW,Davis KJ,et al. 2007. Neutralizing antibody fails to impact the course of Ebola virus infection in monkeys. Plos Pathog,3(1):e9.

O'Malley JJ,Hartman FW. 1919. Treatment of influenzal pneumonia with plasmaof convalescent patients. JAMA,72:3437.

Palacios G,Hornig M,Cisterna D,et al. 2009. Streptococcus pneumoniae coinfection is correlated with the severity of H1N1 pandemic influenza. PLoS One,4(12):e8540.

Papazian L,Forel JM,Gacouin A,et al. 2010. Neuromuscular blockers in early acute respiratory distress syndrome. N Engl J Med,363:1107-1116.

Patel P,Nandwani V,Vanchiere J,et al. 2011. Use of therapeutic plasma exchange as a rescue therapy in 2009 pH1N1 influenza A—An associated respiratory failure and hemodynamic shock. Pediatr Crit Care Med,12:e87-e89.

Pedraz C,Carbonell-Estrany X,Figueras-Aloy J,et al. 2003. Effect of palivizumab prophylaxis in decreasing respiratory syncytial virus hospitalizations in premature infants. Pediatr Infect Dis J,22(9):823-827.

Peek GJ,Mugford M,Tiruvoipati R,et al. 2009. Efficacy and economic assessment of conventional ventilatory support versus extracorporeal membrane oxygenation for severe adult respiratory failure(CESAR):a multicentre randomised controlled trial. Lancet,374:1351-1363.

Peretz D, Williamson RA, Kaneko K, et al. 2001. Antibodies inhibit prion propagation and clear cell cultures of prion infectivity. Nature,412(6848):739-743.

Pham T,Combes A,Roze H,et al. 2013. Extracorporeal membrane oxygenation for pandemic influenza A(H1N1)-induced acute respiratory distress syndrome:a cohort study and propensity-matched analysis. Am J Respir Crit Care Med,87:276-285.

Pinhu L,Whitehead T,Evans T,et al. 2003. Ventilator-associated lung injury. Lancet,361:332-340.

Pizzorno A,Bouhy X,Abed Y,et al. 2011. Generation and characterization of recombinant pandemic influenza A(H1N1)viruses resistant to neuraminidase inhibitors. J Infect Dis,203(1):25-31.

Qin J,Li Y,Cai Z,et al. 2012. A metagenome-wide association study of gut microbiota in type 2 diabetes. Nature,490(7418):55-60.

Reed C,Kallen AJ,Patton M,et al. 2009. Infection with community-onset Staphylococcus aureus and influenza virus in hospitalized children. Pediatr Infect Dis J,28(7):572-576.

Reid G,Younes JA,Van der Mei HC,et al. 2011. Microbiota restoration:natural and supplemented recovery of human microbial communities. Nat Rev Microbiol,9:27-38.

Requena T,Burton J,Matsuki T,et al. 2002. Identification,detection,and enumeration of human bifidobacterium species by PCR targeting the transaldolase gene. Appl Environ Microbiol,68(5):2420-2427.

Reuman PD,Ayoub EM,Small PA. 1987. Effect of passive maternal antibody on influenza illness in children:a prospective study of influenza A in mother-infant pairs. Pediatr Infect Dis J,6:398-403.

Rodrigues MC,Hamerschlak N,de Moraes DA,et al. 2013. Guidelines of the Brazilian society of bone Marrow transplantation on hematopoietic stem cell transplantation as a treatment for the autoimmune diseases systemic sclerosis and multiple sclerosis. Rev Bras Hematol Hemoter,35(2):134-143.

Rodrigues MC,Hamerschlak N,de Moraes DA,et al. 2013. Guidelines of the Brazilian society of bone Marrow transplantation on hematopoietic stem cell transplantation as a treatment for the autoimmune diseases systemic sclerosis and multiple sclerosis. Rev Bras Hematol Hemoter,35(2):134-143.

Ross CW,Hund EJ. 1918. Transfusion on the desperate pneumonias complicating Influenza—preliminary report on the successful use of total immune citrated blood. JAMA,71:1992,1993.

Ross CW,Hund EJ. 1919. Treatment of pneumonic disturbance complicating influenza. JAMA,72:640-645.

Ríos FG, Estenssoro E, Villarejo F, et al. 2011. Lung function and organ dysfunctions in 178 patients requiring mechanical ventilation during the 2009 influenza A(H1N1)pandemic. Crit Care,15(4):R201.

Sakka SG,Reinhart K,Meier-Hellmann A. 2002. Prognostic value of the indocyanine green plasma disappearance rate in critically ill patients. Chest,122:2080-2086.

Salzman NH. 2011. Microbiota-immune system interaction:an uneasy alliance. Curr Opin Microbiol,14:99-105.

Scales DC. 2013. What's new with tracheostomy. Intensive Care Med,39:1005-1008.

SchmidtM,Pellegrino V,Combes A,et al. 2014. Mechanical ventilation during extracorporeal membrane oxygenation. Critical Care,18:203-212.

Selivanov AA,Morozenko MA,Kallas EV,et al. 1967. Experimental for achievement of therapeutic sera against respiratory infections from immunized donors. Vrach Delo,1:104-106.

Shen S,Levy FH,Vocelka CR,et al. 2001. Effect of extracorporeal membrane oxygenation on left ventricular function of swine. Ann Thoracic Surg,71(9):862-867.

Sheu TG,Fry AM,Garten RJ,et al. 2011. Dual resistance to adamantanes and oseltamivir among seasonal influenza A(H1N1)viruses:2008-2010. J Infect Dis,203(1):13-17.

Shirey KA,Lai W,Scott AJ,et al. 2013. The TLR4 antagonist Eritoran protects mice from lethal influenza infection. Nature,497:498-502.

Siami GA,Siami FS. 2002. The current status of therapeutic apheresis devices in the United States. Int J Artif Organs,25:499-502.

Slutsky AS,Ranieri VM. 2013. Ventilator-induced lung injury. N Engl J Med,22:2126-2136.

Stavskaia VV,Ignateva NA. 1963. On the treatment of influenza and influenza pneumonia. Klin Med(Mosk),41:69-75.

Stoll HF. 1919. Value of convalescent blood and serum in treatment of influenza pneumonia. JAMA,73:478-483.

Sun Y,Li C,Shu Y,et al. 2012. Inhibition of autophagy ameliorates acute lung injury caused by avian influenza A H5N1 infection. Sci Signal,5:ra16.

Sweet C,Bird RA,Jakeman K,et al. 1987. Production of passive immunity in neonatal ferrets following maternal vaccination with killed influenza A virus vaccines. Immunology,60:83-89.

Sweet C,Jakeman KJ,Smith H. 1987. Role of milk-derived IgG in passive maternal protection of neonatal ferrets against influenza. J Gen Virol,68(Pt10):2681-2686.

Takiguchi K,Sugawara K,Hongo S,et al. 1992. Protective effect of serum antibody on respiratory infection of influenza Cvirus in rats. Arch Virol,122:1-11.

Tashiro M,Ciborowski P,Klenk HD,et al. 1987. Role of Staphylococcus protease in the development of influenza pneumonia. Nature,325(6104):536,537.

Taubenberger JK,Reid AH,Lourens RM,et al. 2005. Characterization of the 1918 influenza virus polymerase genes. Nature,437:889-893.

Todd WR,Lewis R,Timothy M,et al. 2012. Critical illness from 2009 pandemic influenza A virus and bacterial coinfection in the United States. Crit Care Med,40:1487-1498.

Treanor JJ. 2006. Avian influenza:exploring all the avenues. Ann Intern Med,145(8):631,632.

Tumpey TM,Basler CF,Aguilar PV,et al. 2005. Characterization of the reconstructed 1918 Spanish influenza pandemic virus. Science,310:77-80.

Tyndall A,Passweg J,Gratwohl A. 2001. Haemopoietic stem cell transplantation in the treatment of severe autoimmune diseases 2000. Ann Rheum Dis,60(7):702-707.

Virelizier JL. 1975. Host defenses against influenza virus:the role of anti-hemagglutininantibody. J Immunol,115:434-439.

Vohra HA,Adamson L,Weeden DF,et al. 2009. Use of extracorporeal membrane oxygenation in the management of septic shock with severe cardiac dysfunction after Ravitch procedure. Ann Thorac Surg,87(1):4,5.

Wagner B,Henschler R. 2013. Fate of intravenously injected mesenchymal stem cells and significance for clinical application. Adv Biochem Eng Biotechnol,130:19-37.

Yu L,Wang Z,Chen Y,et al. 2013. Clinical,virological,and histopathological manifestations of fatal human infections by avian influenza A(H7N9)virus. Clinical Infectious Diseases,57(10):1449-1457.

Yu L,Wang ZM,Chen Y,et al. 2013. Clinical,virological,and histopathological manifestations of fatal human infections by avian influenza A(H7N9)virus. CID,57(11):1449-1457.

Zhang F,Chen J,Fang F,et al. 2005. Maternal immunization with both hemagglutinin-and neuraminidase-expressing DNA sprovides an enhanced protection against a lethal influenza virus challenge in infant and adult mice. DNA Cell Biol,24:758-765.

Zhang Q,Shi J,Deng G,et al. 2013. H7N9 influenza viruses are transmissible in ferrets by respiratory droplet. Science,341(6144):410-414.

Zhou B,Zhong N,Guan Y. 2007. Treatment with convalescent plasma for influenza A(H5N1)infection. N Engl J Med,357(14):1450,1451.

Zhu Z,Chakraborti S,He Y,et al. 2007. Potent cross-reactive neutralization of SARS coronavirus isolates by human monoclonal antibodies. Proc Natl Acad Sci USA,104(29):12123-12128.

Zhukova EA. 1985. Character of the therapeutic action of different schedules of administration of donor anti-influenza gamma-globulin to influenza patients. TrInst Im Pastera,63:47-51.

第十一章　人感染 H7N9 禽流感疫苗研制过程中的热点问题

流感是人类面临的最严重的流行病之一,也是全球重点监测和造成死亡人数最多的传染病之一。其主要病原体是流感病毒,它在病毒复制过程中和其自然进化中极易发生突变,从而改变其抗原性。据世界卫生组织预测,全球每年平均有 1/3 的儿童和 1/10 的成人会感染流感。阻止流感病毒在人群中传播的最有效手段就是接种流感疫苗。但是,由于流感病毒的宿主范围广、数量多、共生情况复杂,使得该病毒在进化和传播过程中不断突变,每年都会有不同的流行株出现,疫苗需要每年进行更新,高危人群也需要每年进行接种。因此,及时研发有效的流感疫苗是应对流感病毒大流行的研究重点和产业的一个发展方向。

第一节　流感疫苗概述

禽流感是由甲型流感病毒引起的一种人畜共患的急性传染病。根据致病力的不同,禽流感病毒可分为高致病性、低致病性和非致病性三大类。高致病性禽流感因传播快、危害大,被世界动物卫生组织列为 A 类动物疫病,我国将其列为一类动物疫病。流感病毒的最大特点是抗原变异性,而这种变异性能够引起传播力的变化。其中 A 型抗原变异性最强,经常发生小的变异,称为"抗原漂移"。流感病毒的变异程度不同,引起流行的程度也不同。当流感病毒发生大的变异或亚型转变时,称为"抗原转移",这时就可能引起世界性流感大流行。由于流感病毒基因组极易变异,血清型众多,且各血清型间无交叉保护性,这给疫苗的研制造成了很大困难。目前实际应用中仍以流感全病毒灭活疫苗为主,但由于其潜在的缺点使得人们将目光转向其他类型疫苗的研制。除了灭活疫苗和减毒疫苗外,正在研发的流感疫苗还有亚单位疫苗、核酸疫苗和重组活载体疫苗等。

一、流感灭活疫苗

灭活疫苗,即对获得的病毒进行一定的处理,去除致病力,保留其免疫原性,从而得到灭活的病毒,进而制成灭活疫苗。研发灭活疫苗首先要鉴定病原,分离病毒,并在实验室里培养出大量的病毒颗粒。提纯后再通过化学方法灭活,制备灭活疫苗。与其他种类的疫苗相比,灭活疫苗具有研制周期短、制备工艺简单、免疫效果确实、免疫持续期长等特点。尽管如此,通过灭活疫苗的注射只能诱导低水平的呼吸道 IgA 抗体和细胞介导免疫,不能充分地阻止病毒在呼吸道中繁殖。在婴幼儿和老年人中,灭活疫苗带来的免疫保护水平相对较低,也不能对后面变异病毒的感染带来有效保护。总之,由于"抗原漂移"的原因,灭活疫苗必须每年更新来应对新的流行病毒株。

二、流感减毒活疫苗

灭活疫苗接种安全有效,得到的体液免疫非常强。不足之处是由于流感病毒变异较快,这类疫苗的研制相对滞后,因此灭活疫苗需要每年更新才能有效预防当年的流感流行。现已证明通过呼吸道感染是诱导自身免疫的最有效方法。与灭活疫苗相比,通过鼻腔给药的流感减毒活疫苗能够带来更广泛和更持续的保护;也能同时诱导系统抗体(IgG 和 IgM)、分泌性抗体(IgA)及细胞免疫。但是血清中的抗体反应要比由灭活疫苗诱导的低,这可能是因为它们的抗原浓度比较低的缘故。减毒活疫苗在减少病毒传播方面也比灭活疫苗有效。除了这些理论优势外,活疫苗的鼻腔给药方式也比灭活疫苗的皮下或肌内给药更易于接受。目前,该类疫苗已经在美国和俄罗斯广泛使用。2003 年初夏,美国食品药品监督管理局批准了一个减毒性冷适宜重组活疫苗用于临床。值得一提的是,相似的疫苗在俄罗斯已用于儿童的流感预防接种。到目前为止,临床观察证实了在免疫性方面活疫苗明显优于灭活疫苗,在基因稳定性方面也高于灭活疫苗。

(一)活疫苗的要求

一个有效的活疫苗应该能够诱导自身及系统的中和抗体和细胞免疫反应,以此来抵抗感染,并从感染中恢复。活疫苗应该具有当前流行病毒的表面糖蛋白,这样能够减少自然感染中病毒的播散。这样的疫苗必须具有高的安全性和低的反应原性,能够给那些对流感病毒没有免疫能力的人群,如婴幼儿、老年人和免疫能力低下者,提供有效的保护。活疫苗的减毒特性必须是有明确遗传定义且具有遗传稳定性,疫苗病毒株应该具有有效的表型特性来作为减毒特性的标记。

(二)活疫苗的开发

减毒活疫苗是通过将带有非表面抗原基因缺陷的供体毒株与当前流行毒株重组获得的。目前制备减毒活疫苗供体毒株的方法主要有四种:通过 5-氟尿嘧啶处理病毒来获得温度敏感突变型;通过在非人细胞中传代来获得变异株,或者利用包含禽流感病毒基因的病毒;通过低温(一般是从 25~33℃)连续传代,来获得冷适应病毒;分子生物学技术被用于疫苗开发,如通过反向遗传操作系统来改造流感病毒基因组,获得重组病毒,以及通过合成重组活载体来表达流感病毒抗原。

(三)温度敏感的变异株

5-氟尿嘧啶是一种碱基类似物,它是一种化学诱变剂,能够与 RNA 基因组中的尿嘧啶结合。在繁殖病毒时加入 5-氟尿嘧啶能够产生减毒活流感病毒突变体。温度敏感型突变株在体外 37℃时增殖受到抑制,因此只能在上呼吸道中进行复制。但是在临床实验中也发现,重组温度敏感型疫苗在遗传上是不稳定的,有些会丧失温度敏感表型,而且恢复毒力。这种不稳定性妨碍了这些温度敏感型重组病毒疫苗的发展。

(四)在非人细胞中连续传代获得的变异株

跨越宿主范围突变疫苗是通过将人流感病毒株在非人细胞中或者在鸡胚中进行连续传

代而获得的。现有两株潜在的供体毒株，即 A/PR/8/34（H1N1）和 A/Okuda/57（H2N2），是在经过鸡胚中连续传代后，呈现对人的减毒性。同时保留了对人的免疫原性。但是 A/PR/8/34 具有一个可疑的传代史，其重组毒株的减毒性不十分稳定，如在一些临床实验中，含有当前野生型病毒表面糖蛋白和 A/PR/8/34 内部基因的重组病毒对人不再表现出减毒性。但是，那些包含母代毒株三个多聚酶基因的重组病毒的毒力被完全减弱了。在那些含有与供体毒株同样基因群，但不同表面抗原基因的重组病毒也出现了毒力变化的情况。这类重组毒株的减毒不稳定性阻碍了这些重组病毒在活疫苗上的应用。用于制备禽-人流感病毒疫苗的重组病毒含有禽流感病毒 A/Mallard/Alberta/88/76（H3N8）和 A/Mallard/NY/6750/78（H2N2）的 6 个内部基因，以及当前人流行病毒的表面糖蛋白基因。禽流感病毒与人流感病毒在遗传水平上是不同的。禽流感病毒是在肠上皮细胞进行复制，其最适温度是 42℃。

（五）冷适应流感疫苗供体株的开发

最有希望的减毒性流感活疫苗是由冷适应甲型和乙型流感病毒供体株重组而来的。冷适应供体株遗传稳定性高，因此具有很广阔的发展前景。甲型和乙型流感病毒的冷适应可以通过在鸡肾原代细胞或鸡胚中连续低温传代来实现。在所有的 6 个内部基因中都出现了遗传损害，这样就获得了冷适应和温度敏感表现型。冷适应甲型流感病毒供体株分别由 US 和前 USSR 通过 H2N2 株、A/Ann Arbor（AA）/6/60 和 A/Leningrad（Len）/134/57 独立开发。A/AA/6/60-ca 供体株是在鸡肾细胞中低温连续传代 32 次获得的，然后在 25℃下进一步在鸡肾细胞中传代 20 次，在鸡胚中传代 18 次。减毒实验表明在小鼠和白鼬体内 A/AA/6/60-ca 是无毒的，且高度稳定。用 H2N2 流行株 A/Len/134/57 制备了两个冷适应变异株。最初，通过在 25℃鸡胚中连续传代 17 次获得 A/Len/134/17/57-ca，然后将其作为制备重组疫苗的供体株。A/Len/134/47/57-ca 是通过在 25℃下进一步传代 30 次获得的，它可以作为一种减毒性更高的供体株。

（六）多价冷适应疫苗

目前的流感病毒疫苗应该包含甲型 H1N1、H3N2 和乙型流感病毒的表面抗原，来应对当前所有的人流感病毒。在研发减毒性活疫苗过程中，有几个临床实验使用了二价或三价冷适应疫苗。不过，一些人和动物的研究显示，不同疫苗株之间会发生干扰，会造成其中一株血清反应的降低，特别是乙型流感病毒。这些干扰在灭活疫苗中不会出现，依赖于特殊毒株的存在和疫苗中病毒的相对浓度。在一个研究中，儿童接种了一个三价活疫苗，两种甲型毒株和乙型毒株会相互干扰。这种干扰可以通过增加乙型毒株的剂量来克服。

总而言之，冷适应病毒是用于制备减毒流感活疫苗的最有希望的供体株。它们含有稳定的温度敏感表现型和冷适应表现型，在一个以上的基因中具有可遗传的减毒性标记，没有反应原性，比其他的活疫苗供体株更有优越性。冷适应重组疫苗具有很高的生物学稳定性，分子技术的利用也证实了它们的遗传稳定性。与灭活疫苗相比，冷适应疫苗在年轻人中具有免疫原性，对 6～9 岁的儿童其免疫原性更强。多价疫苗的组分之间可能会相互干扰，但这可以通过在细胞培养和动物模型中预测和避免，可以通过多次疫苗施药来克服。因此，冷适应重组病毒是一种潜在的流感活疫苗候选者，特别是对儿童的应用。它们对老年人流感的预防还需要进一步研究。

(七)利用反向遗传技术获得重组病毒

反向遗传技术不仅可用于病毒蛋白功能及其功能区的研究,而且可在流感病毒基因组有目的地定点突变,使得病毒具有减毒性或温度敏感性。最初的反向遗传技术包括:①通过拷贝一个流感病毒基因的 cDNA 来产生一个有生物活性的核蛋白;②在这个 cDNA 中引入定点突变;③将 cDNA 转录为一个病毒 RNA 拷贝。将合成的核蛋白、纯化的病毒核蛋白和多聚酶蛋白混合后转染一个感染了辅助流感病毒的细胞。将含有这个合成基因的重组病毒筛选出来。随后,Neumann G 等开发出了一种通过 RNA 多聚酶 I 体内合成 vRNA 的方法,这样就克服了早期方法中需要大量病毒 RNP 的缺陷。最近,出现了不需要辅助流感病毒,直接从病毒 cDNA 克隆产生流感病毒的方法。这些方法利用蛋白表达质粒来合成病毒结构蛋白,从而表达 8 种病毒基因的 vRNA。Hoffman E 等进一步改善了这个技术,通过构建一个含有 Pol I 和 II 启动子的质粒来合成 vRNA 和 mRNA。这个系统可以利用一个模板来表达 vRNA 和蛋白,减少了用于转染细胞的质粒数,这样就大大提高了转染效率。反向遗传技术的快速发展使人们开发在多个基因含有定点突变的减毒流感病毒成为可能,这些突变能够增加冷适应病毒的遗传稳定性。但是在这之前,首先要确定关联减毒性和温度敏感性的突变,然后这些突变必须表型稳定。早期研究表明,PB2 基因中一个突变的稳定性与某些病毒后代温度敏感表型息息相关。

三、其他类型的流感疫苗

(一)亚单位疫苗

亚单位疫苗(subunit vaccines)是提取流感具有免疫原性的蛋白,加入佐剂而制成。这种疫苗安全性好,能刺激机体产生足够的免疫力,只是抗体持续时间短,且成本高。后来随着基因工程技术的不断发展,将免疫原性基因导入表达载体,经诱导可获得大量表达的免疫原性蛋白,提取所表达的特定多肽,加入佐剂即制成基因工程亚单位疫苗,这样可大大降低疫苗的成本。Kodihalli 等研制了火鸡 H5N2 病毒 NP/HA 和 ISCOM 的复合亚单位疫苗,用其免疫火鸡,21 日可产生较高的抗体滴度,并且 T、B 淋巴细胞被激活,可以对同型和异型(H6N1)病毒的攻击产生保护作用,在攻毒后 3 日,可清除火鸡肺部和泄殖腔的病毒。此外,Crawford 等利用杆状病毒表达系统生产 H5、H7 的重组 HA 佐剂疫苗,免疫 3 周龄鸡,用同亚型致死性禽流感病毒攻击,结果重组 HA 佐剂疫苗组所有的鸡都得到了保护。基因工程亚单位疫苗产生的抗体不针对病毒的内部蛋白,因此不会干扰禽流感病毒的血清学调查,而且其不存在毒力返强、散毒和环境污染的问题,是安全性很好的疫苗。

(二)核酸疫苗

流感病毒是最早用于基因免疫研究的模型。1993 年 Ulmer 等首先报道了基因免疫用于流感病毒的结果,他们将 H1N1 流感株 NP 基因插入表达质粒,注入鼠体内,不仅产生抗 NP 的特异性 IgG 抗体,而且诱导 CTL 反应。攻毒结果免疫组小鼠能抵抗同型流感病毒株的攻击。用基因枪免疫小鼠,可以使其产生长期的 B 细胞应答反应,在免疫 1 年后仍可在骨髓和脾脏中检测到 HA 蛋白特异的 B 细胞。Pertmer 等还发现,流感病毒的 NP 基因的核酸疫苗激活机体免疫反应不受母源抗体的干扰。同样,在有母源抗体存在的情况下,HA 和 NP 基因均能有效激活细胞免疫应答反应。我国研制的 H7 亚型血凝素基因核酸疫苗,在极小的使用剂量下即可成功诱导免疫保护反应,并有效阻断同源低致病力禽流感病毒在机体内的感染和排毒。由此可见,核酸疫苗与传统疫苗相比有许多优点:能长时间表达抗原;可避免母源抗体的干扰;可在质粒载体上根据要求设计或排除特定物质的干扰而构建复合疫苗(如表位疫苗);易于构建,易冻干,成本低,具高温稳定性,且不带生物及化学活性污染物,可广泛应用。

(三) 重组活载体疫苗

利用对禽类致病性很弱的痘苗病毒或禽痘病毒作载体,构建含有免疫原性基因的重组病毒。用此重组病毒作疫苗,可在动物体内复制,并不断地表达出免疫原性蛋白,从而诱导禽类产生针对目标病原的免疫保护力,此种疫苗称为重组活载体疫苗。Webster 和 Swayne 等先后构建了含 A/Ty/Ire/1378/83(H5N8) HA 基因的禽痘病毒重组疫苗,用其免疫仔鸡,用在墨西哥分离的致死性强毒 H5N2 攻击,试验结果证明该疫苗可对 H5N2 提供 90%~100% 的保护。Qiao 等构建 HA 和 NA 共表达的禽痘病毒重组疫苗,攻毒结果显示该疫苗具有良好的免疫保护性。活载体疫苗的本质是杂交病毒,其既含有一种病毒复制所需的全部基因,又含有禽流感病毒编码免疫原性蛋白质的基因片段。由于免疫原性基因在体内随载体的复制而表达,所以同灭活疫苗相比,其用量少,又不需添加佐剂,成本大大降低;而且抗体持续时间长,效果好。用其免疫家禽,既可刺激宿主产生体液免疫,又能刺激宿主产生细胞免疫。另外,基因重组的鸡痘-H5 疫苗的一个最大优点是不干扰血清学调查,因此该重组疫苗适用于监测病毒感染。

四、人用 H5N1 禽流感疫苗的研究开发

由于高致病性禽流感 H5N1 显示出对疫苗生产材料鸡胚的高致病性,故无法使用鸡胚作为疫苗生产材料。因此,使用以下几种策略研发生产疫苗。利用自然界存在的弱毒株:通过筛选与高致病性禽流感病毒 HA 抗原一致的弱毒株作为疫苗株生产疫苗。利用杆状病毒等蛋白表达系统:大量表达 H5 病毒的 HA 抗原作为疫苗抗原。利用反向遗传技术:通过生物基因工程的方法改变强毒株的遗传基因,使之弱毒化。通过将弱毒母株的 HA、NA 置换为强毒株的 HA、NA 基因获得弱毒活疫苗。另外,流感病毒在 Vero、MDCK 等培养细胞上也可以增殖,这些细胞已经获得了用于疫苗生产的许可。运用这些细胞,虽然仍存在生物安全性的问题,但可以直接培养高致病性病毒,使之疫苗化成为可能。

由于在流感暴发时,全世界都需要疫苗的供给,因此世界上 14 家生产流感疫苗的公司共同组成了流感病毒亚单位疫苗供应国际工作队(Influenza Vaccine Supply International Task Force,IVS-ITF)。现在这 14 家公司的疫苗生产量几乎占世界疫苗生产量的 90%。但供给量也仅有 3 亿支,不足以供给世界上所有的人口。因此,IVS-ITF 利用佐剂和现有制造设备,尽可能制造足够的疫苗。MF59 佐剂虽然已经在欧洲获得了使用许可,但在全世界使用还

存在一些问题。因此,也尝试使用了 B 型肝炎疫苗和 DPT 疫苗的佐剂——铝佐剂,作为 H9、H2 病毒疫苗的佐剂,结果提示铝佐剂的添加能够减少疫苗蛋白的使用。为了解决 H5 抗原免疫原性低的问题,添加铝佐剂的疫苗的开发研究也在进行。英国国家生物制品检定所通过 RG 法将 A/Viet Nam/1194/2004 病毒株弱毒化成 NIBRG-14 作为疫苗株。这株病毒首先改变了 HA 基因中与高致病性相关的一部分序列,此外为了增加它在鸡蛋中的增殖能力使用了部分 A/PR/8/34 病毒株的基因。NA 基因仍保持野生型不变,最后获得的病毒确认对鸡、大鼠及鸡胚都呈弱毒性。

五、新甲型 H1N1 流感疫苗的研究开发

2009 年 3 月底至 4 月中旬,墨西哥、美国等多国接连暴发甲型 H1N1 型流感疫情。为了应对这次新型流感病毒,世界各国迅速启动疫苗研发项目。美国卫生与公众服务部部长西贝利厄斯在 2009 年 5 月 22 日表示,美国政府将拨款 10 亿美元,用于采购疫苗成分、资助疫苗生产企业开展甲型 H1N1 流感研发工作。西贝利厄斯当日在一份声明中说,这部分资金将主要用于采购疫苗抗原和疫苗佐剂,充实美国的疫苗储备库,以便急需时可以迅速生产至少 2000 万剂疫苗。疫苗生产企业也可获得部分资金,用于在临床上对甲型 H1N1 流感试用疫苗进行人体安全和有效性试验。西贝利厄斯表示,美国将把相关临床试验信息尽可能多地与世界卫生组织及其他国家分享。5 月 10 日,由美国提供的三个甲型 H1N1 流感病毒毒株运抵北京,该毒株由中国疾病预防控制中心病毒病预防控制所保存。科研人员随即对其进行培育、研究和筛选。这三个已确定的毒株,其中两株分离自美国确诊患者,一株来自墨西哥患者。2009 年 4 月底,我国香港科研人员也在来香港的墨西哥患者中分离出 H1N1 毒株,香港卫生主管部门也将与中国疾病预防控制中心共享;加拿大卫生部门也主动提出向中国赠送该国患者身上分离出的毒株,这些毒株主要用于基础研究、抗体保护效果分析、疫苗毒性分析等,这有利于我国更好地开展对甲型 H1N1 流感病毒致病能力及病原的分析,也可以应用到疫情监测和对疑似病例的检测中,使检测更便捷、准确。

随后国家指定了生产甲型 H1N1 流感疫苗的厂家,具体有北京科兴生物制品有限公司、北京天坛生物制品股份有限公司、华兰生物疫苗有限公司、大连雅立峰生物制药有限公司、浙江天元生物药业股份有限公司、上海生物制品研究所、长春生物制品研究所、海王英特龙生物技术股份有限公司、兰州生物制品研究所、长春长生生物科技股份有限公司和江苏延申生物科技股份有限公司。在这 11 家企业中,北京科兴生物制品有限公司具备大流行流感疫苗的生产资质,在美国上市。天坛生物和华兰生物在国内上市。总体上我国有 11 个生产厂家,已经在研制甲型 H1N1 流感疫苗。流感疫苗的研发直至临床应用需要以下 4 个阶段:第一阶段是研制阶段;第二阶段是临床试验阶段;第三阶段是审批阶段;第四阶段是生产阶段。在 2009 年 6 月底前完成了一系列的生物生化实验。在确保疫苗的安全性和有效性后,7 月份开始进行临床前实验。疫苗在通过临床前实验后,又进行了 40~50 日的临床实验。同年 9 月 3 日,北京科兴生物制品有限公司生产的甲型 H1N1 流感病毒裂解疫苗"盼尔来福-1"获得由国家食品药品监督管理局颁发的药品批准文号,这也是全球首个获得生产批号的甲型 H1N1 流感疫苗。国家食品药品监督管理局官方人员介绍,北京科兴生物制品有限公司此前完成的临床试验结果初步显示,该疫苗安全性良好。在有效性方面,该疫苗一剂免疫后

21 日,儿童、少年和成人三个年龄组保护率均为 81.4%~98.0%,达到国际公认的评价标准(保护率 70% 以上),其可用于 3~60 岁人群的预防接种。

由于短期内疫苗供应量紧缺,企业生产出的疫苗将首先保证国家收储。有关部门将制定统一的接种策略,根据疫情变化确定免疫接种人群,优先对重点人群进行接种。

（李兰娟　姚航平）

第二节　H7N9 禽流感疫苗株的研发

2013 年我国出现新型人感染 H7N9 禽流感,其已导致近 30% 的患者死亡。为了有效控制 H7N9 禽流感的蔓延,降低疾病的死亡率,及时研制有效的 H7N9 禽流感疫苗迫在眉睫。

一、禽流感病毒的感染机制及病毒结构

禽流感病毒感染人类机制,一方面与禽流感结合受体的改变有关,使病毒 HA 蛋白基因发生突变,主要是从 NeuAca2、3Gal 受体结合型向 NeuAca2、6Gal 受体结合型改变,这种受体结合的改变是禽流感感染人类的关键步骤;另一方面,与禽流感自身核蛋白结构的改变有关,像 H3 亚型的禽流感 226 位的谷氨酰胺突变成亮氨酸后和人类受体的结合能力就将增强。流感病毒感染人的体细胞后必须进行有效复制,才能对人体造成损害。

流感病毒基因组是 8 节段负义的 RNA,其基因组不具有感染性,各个 RNA 片段必须与聚合酶蛋白(PB2、PB1、PA)及核蛋白(NP)结合在一起形成核糖核蛋白复合物 RNPs 才有活性。病毒感染的第一步是与宿主细胞表面的特异性受体结合,通过融膜进入细胞后,释放出 RNPs,RNPs 进入细胞核才开始病毒基因组的复制和转录,每个 RNA 片段单独组成一个转录单位,转录出 mRNA 和互补 RNA,mRNA 翻译合成病毒蛋白,复制生成病毒负链子代 RNA,进而在细胞质中组装成完整的病毒粒子。HA 在病毒吸附及穿膜过程中以及决定病毒的致病力方面也均起着相当关键的作用,它能否被裂解为 HA1 和 HA2 两部分是病毒感染细胞的先决条件,也是决定病毒致病力的主要因素。通过核苷酸序列分析表明,毒力突变株要么在 HA 裂解位点附近丢失糖基化位点,要么在 HA 裂解位点后面获得一个额外的精氨酸。如 HA 易于被切割,则毒株具有较高的致病性;反之,则致病力较低。研究表明 HA 可以诱导机体产生中和抗体,是禽流感中最重要的保护性抗原,而且还可以刺激机体产生细胞毒性 T 淋巴细胞反应。HA 切割位点的结构是影响其切割性的主要原因,包括位点插入处有多个碱性氨基酸,还有切割位点附近糖基化位点的缺失等,均能使 HA 对蛋白切割酶的敏感性增强,从而使病毒致病性提高。

二、反向遗传技术在 H7N9 禽流感疫苗研发中的应用

基于对禽流感结构的认知,我们采用了一种新型的技术来构建 H7N9 疫苗株。这种技术就是反向遗传技术。反向遗传技术是近年来比较热门的一门技术,该技术可以在 DNA 水平上对病毒基因组进行各种修饰或改造,然后通过拯救病毒的表型变化来判断这些基因

操作的效果,从而可以对病毒基因组表达调控机制、病毒致病的分子机制等进行研究。在反向遗传技术的推动下,越来越多的科学家们通过直接的病毒基因改造,去除病毒的致病性因子,来更快更好地得到更高效安全的疫苗株。

自 1978 年第 1 例 RNA 病毒 Qβ 噬菌体的成功拯救以来,各类 RNA 病毒的分子生物学研究取得了长足的进展,这主要归功于各种 RNA 病毒反向遗传系统的建立和发展。流感病毒是负链 RNA 病毒,基因组是支离破碎的。2006 年据《自然》杂志报道的一项电子显微镜研究显示:每个正在发育的流感病毒粒子含有一个遗传材料组成的中心杆,这个中心杆被外围的杆所包围。这种高水平的组织可能是决定该病毒感染周期的一个因素,而感染周期可能是新的抗病毒药物的一个作用目标。而且更主要的是明确了流感病毒内部的结构将加速发展基因递送和表达的效率,从而也为提高病毒拯救效率奠定理论基础。最初研究人员通过纯化 RNPs 蛋白来获得流感病毒;1989 年,研究人员通过辅助病毒,获得了流感病毒;1999 年,Fodor 首次通过 12 质粒系统拯救出流感病毒;2005 年 Hoffmann 等建立了使用双向转录表达载体的 8 质粒系统,在同一个模板(载体)上实现 vRNA 的转录和病毒蛋白的表达。在这种表达载体中,把编码 vRNA 的 cDNA 正向克隆至 pol Ⅱ 启动子[从人巨细胞病毒(CMV)启动子衍化而来]和终止序列[牛生长激素 poly(A)信号 aⅡBGH]之间,在此表达盒之间还反向插入了人 pol Ⅰ 启动子(PⅠh)和鼠 pol Ⅰ 终止序列(tⅠ)。8 个基因片段 cDNA 分别克隆后转染真核细胞,在同一个模板上由 pol Ⅰ 控制合成负链 vRNA,由 pol Ⅱ 控制合成正链 mRNA 并表达蛋白质。但由于使用同一个模板获得蛋白表达和 vRNA 合成,又会减小系统的"弹性",例如,在病毒蛋白和基因传递的研究中,缺少一个或多个片段或者某个(些)片段中存在致死性突变时,就不可能产生病毒样粒子(virus-like particles,VLP)。然而,适合于生产人类疫苗的细胞系(如 Vero 细胞)不能进行高效转染。为了解决这些问题,Neumann 创建了一套以 PHW2000 为载体的经典的 8 质粒反基因系统。在此系统中减少了用于产生病毒的质粒。8 个病毒合成的 RNA 聚合酶 Ⅰ 转录盒与一个允许插入大片段外源基因的 PTM 克隆载体结合。同样,两个编码红细胞凝集素、神经氨酸苷酶片段的载体盒和 6 个编码其他蛋白质的载体盒结合。另外,将用于表达聚合酶亚基的 3 个 RNA 聚合酶 Ⅱ 载体盒和编码 NP 蛋白载体盒结合。通过分别组合这些载体盒,显著降低了病毒繁殖所需要的质粒数量,分别形成了 3、4 质粒的系统(图 11-1)。

三、H7N9 禽流感疫苗种子株的研发

利用反向遗传技术,使产生流感病毒完全从克隆的质粒 DNA 通过 8 质粒系统,再共转染合适的细胞从而快速地得到基因修饰的疫苗候选株。H7N9 禽流感疫苗株的构建就是采用了这项技术,用 8 质粒系统来重新构建 H7N9 禽流感病毒。HA 和 NA 基因来自临床分离的 H7N9 病毒,其他 6 个基因来自高度减毒的流感病毒 PR8,将以上 8 个基因分别重组入 PHW2000 载体,并共转染至 Vero 细胞,经装配后产生原代病毒,即流感疫苗种子株。新构建的疫苗种子株病毒必须进行全面的生物学特性鉴定。由于新构建的流感病毒株含有修饰的 NS 基因,这对其复制特性产生重要影响。在 TPCK-胰酶存在的情况下,将等量拯救病毒株与其母本株分别接种于 Vero 细胞单层,置于 37℃、5% CO_2 孵箱孵育,镜下观察细胞病变(CPE)情况,记录病变时间,初步显示拯救病毒株出现完全 CPE 的半数时间短于其母本株

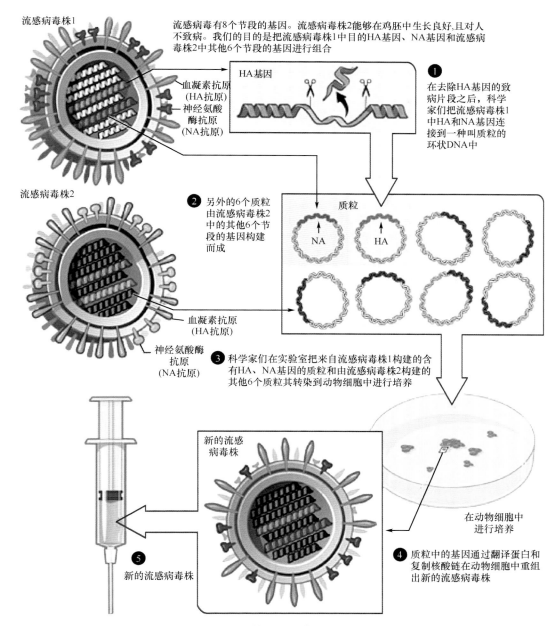

图 11-1　反向遗传技术构建重组病毒示意图

（18 小时、25 小时）。此外,对疫苗株病毒在 Vero 细胞中的生长动力学进行检测,结果表明修饰 NS 基因改善了拯救疫苗株在 Vero 细胞中的生长特性,显示出其在 Vero 细胞中的高生长表型。任何疫苗株生物学特征的改善均需保证其抗原性的稳定,我们将疫苗株病毒在 Vero 细胞和 SPF 鸡胚中连续传代 10 次,分别随机检测细胞上清液和鸡胚尿囊液中病毒的 HA、NA 和 NS 基因序列,结果显示同源性均在 99.99% 以上。说明拯救的疫苗株在 Vero 细胞传代中没有发生抗原改变,这为后期疫苗的生产提供了保证。进一步将疫苗株病毒用蔗糖密度梯度离心法浓缩纯化,使用鸡胚半数感染剂量（EID50）与半数组织感染剂量

（TCID50）测定纯化后的病毒量。SDS-PAGE 电泳鉴定疫苗株含有 H7N9 流感病毒的主要抗原成分，血凝试验检测 HA 血凝价。进而在鸡胚、小鼠模型及去势雪貂中对疫苗株的致病性进行检测，结果显示该疫苗株对模型动物不具有致死性，说明其具有很好的安全性。在上述基础上，对 H7N9 疫苗株按《中华人民共和国药典》（简称《中国药典》）2010 版中流感疫苗种子株的要求进行检定，主要包含亚型型别鉴别试验、核酸测序、病毒滴度测定、血凝滴度分析、支原体及其他禽类病原检测、无菌试验等。检定合格的疫苗种子株才能供给生产厂家进行疫苗的研发和生产。

四、展　望

综上所述，流感病毒每年都会导致上百万人感染，接种疫苗是预防流感病毒感染最为有效的方法。但是由于流感病毒的多变性，使得对流感病毒的监测和预测存在许多的不确定性，这就有可能导致对流感疫苗标准株选择的偏差，不能起到及时有效的保护作用，加之近年来如 H5N1、H7N9、H8N10 等新型流感的出现和流行，凸显流感疫苗研发的重要性。合格的疫苗种子株是生产疫苗的物质基础，及时研发流感疫苗种子株对疫苗的及时生产和应用至关重要。随着分子生物学技术和流感病毒学研究的深入，将推动流感疫苗研发技术的进步，并且相信在不远的将来，人类将最终研发出具有交叉保护活性的广谱流感疫苗。

（陈鸿霖　姚航平）

第三节　H7N9 禽流感疫苗株的雪貂安评试验

雪貂首次用作流感病毒感染动物模型是在 1933 年，是迄今为止最为敏感的流感病毒感染动物。在自然条件下，雪貂一般也是通过呼吸道吸入病毒的方式感染流感病毒，其感染后的发病过程和机体反应也与人体相似。雪貂除对人流感病毒高度易感外，对禽流感、猪流感病毒也十分敏感，且感染后出现典型症状。这是由于雪貂的呼吸道上皮细胞表面存在 α-2,6 唾液酸受体，而其肺泡上皮细胞表面同时也存在着 α-2,3 唾液酸受体。

中国医学科学院医学实验动物研究所在"十一五"实验动物平台专项的支撑下建立了实验 SPF 级雪貂种群，为开展流感研究提供物种资源。在"十一五"重大传染病专项的资助下，整合各种动物和毒株资源，通过病原学、免疫学、病理学、实验动物学、分子生物学、兽医学等核心技术高度集成，在国内外首次建立了规模化、标准化、系统化的甲型流感动物模型；建立了科学的抗流感药物和疫苗评价技术体系；建立了可用于研究新型流感跨物种传播和重组可能性、流感病毒在传播中毒力演变情况的动物预警模型系统，该模型系统已成功用于发病机制、流感病毒跨物种传播、病毒变异等多个领域的研究。2013 年 H7N9 禽流感暴发，研究所在第一时间建立了 H7N9 禽流感病毒感染的雪貂和小鼠模型，并在雪貂模型上开展了 H7N9 病毒的致病性和传播性的研究，确定雪貂感染的剂量，获得了病毒在组织脏器中的复制和分布、各组织病理损伤及血清学数据，为开展 H7N9 疫苗株的安全性评价研究工作奠定了基础。

到目前为止，疫苗接种仍是人感染 H7N9 禽流感防控策略中最有效的防控手段，而我国尚无有效预防 H7N9 禽流感病毒感染的疫苗上市，疫苗的研发工作迫在眉睫。浙江大学医学院附属第一医院李兰娟课题组,通过反向遗传技术,以 PR8 病毒为骨架,与 H7N9 野生毒株进行基因重组,研制出 H7N9 流感疫苗株,并将疫苗株在 SPF 鸡胚中连续传代 15 次,经基因组测序证实遗传稳定,未发生变异,验证了疫苗株的稳定性。

一、WHO 人用 H7N9 疫苗生产质量控制和风险评估指导原则

1. WHO 对人用 H7N9 疫苗要求疫苗候选株为减毒疫苗株

（1）疫苗候选株为低致病性病毒。

（2）疫苗候选株不致鸡胚死亡。

（3）疫苗候选株对雪貂的致病性要低于原始的野生型 H7N9 禽流感病毒。

（4）疫苗候选株要保证其遗传稳定性。

2. WHO 对人用 H7N9 疫苗风险评估的指导原则

（1）实验室操作的生物安全要求

1）所有野生型 H7N9 禽流感病毒和疫苗候选株的生物安全评价实验操作均需在 ABSL-3 级实验室内进行。

2）疫苗候选株的弱毒性指标检验合格后,相关实验操作可在 ABSL-2 级实验室内进行。开展此类病毒研究的实验室需制订相应的风险评估和风险控制文件,具体的实验操作需根据制订的风险评估进行。

（2）H7N9 疫苗候选株在雪貂体内的安全性试验

1）病毒剂量的选择:需将测定病毒株预先在雪貂上滴定,同时设立 PR8 为对照组。

2）实验室要求:所有的实验操作在加强型 ASBL-3 级实验室进行。

3）实验程序:4～12 月龄雪貂经过甲型和乙型流感病毒抗体检测结果为阴性,每组 4～6 只。浅麻醉后,以滴定的病毒剂量,滴鼻感染雪貂。观察感染后雪貂的临床症状,包括体重、体温、呼吸系统和神经系统症状;采集雪貂的鼻腔灌洗液,观察病毒复制水平。采集雪貂组织样本,进行病理学检查。

4）预期结果:疫苗候选株跟亲本病毒株相比,引起的临床症状相对减轻,呼吸道病毒复制滴度降低,肺组织病毒复制情况大幅下降,尸检病变仅限于呼吸道组织。尤其需确认脑内没有病毒复制。若有明显神经系统症状和组织病理学损伤,则表明构建的疫苗候选株不合格。

二、实验设计理念

按照 WHO 指导原则,测定 H7N9 疫苗株毒力的降低情况。鉴于已有 3 个疑似家庭集群的 H7N9 禽流感感染的病例,暗示 H7N9 禽流感病毒在人与人之间有经空气传播的可能性。笔者所在研究所前期工作发现,H7N9 病毒能够在哺乳动物间通过气溶胶传播,病毒在传播后发生突变,被传播的雪貂的临床症状较感染动物重。基于以上考虑,增设了 H7N9 疫苗株病毒传播能力的检测,防止病毒经过与 PR8 病毒重构后致病力降低而具有更强的传播能力。研究方案通过多次与多位专家研究讨论,最终得到了专家的一致认同。

（一）设计方案

方案分为两部分,一是评价 H7N9 疫苗株的致病力,二是评价 H7N9 疫苗株的传播力。

H7N9 疫苗株为 H7N9 禽流感病毒疫苗株 A/ZJU01/PR8/2013,野生毒株为 A/Zhejiang/DTID-ZJU01/2013,构建 H7N9 疫苗株的 PR8 病毒骨架 PR8 作为病毒对照。

（1）动物选择：参照 WHO 指导原则,选取 SPF 级去势雪貂,4~6 月龄,季节流感病毒 H1N1、H3N2 和 H7N9 病毒血清背景筛查为阴性。随机分成 3 组：PR8 株组、H7N9 野生株组、H7N9 疫苗株组；PR8 病毒传播组、H7N9 病毒传播组、H7N9 减毒病毒传播组。雪貂由中国医学科学院医学实验动物研究所提供。

（2）根据 H7N9 病毒雪貂模型工作确立感染剂量。

1）H7N9 疫苗株致病力：实验设计参考 WHO 指导原则。

2）H7N9 疫苗株传播性：雪貂感染 24 小时后,将未感染雪貂和感染雪貂放入气溶胶传播隔离器中,观察传播组雪貂的临床症状（嗜睡、呼吸、体重降低、体温升高等）、呼吸道病毒复制（鼻甲骨刮取物病毒载量和滴度的平均峰值等）,14 日后采取雪貂血清,测定 HI 滴度,通过以上几方面综合分析 H7N9 疫苗株的传播性。

（二）H7N9 疫苗株安全性评价研究结果

1. H7N9 疫苗株致病力

（1）临床症状：H7N9 疫苗株、H7N9 野生毒株、PR8 株感染各组雪貂后表现为自主活动减少,鼻部抽吸或打喷嚏和流鼻涕等上呼吸道症状,且均出现体重下降和体温升高。H7N9 疫苗株组雪貂呼吸道症状出现时间较其他两组动物延后,且为一过性。

（2）病毒复制：H7N9 疫苗株组致上呼吸道病毒滴度较其他两组下降,鼻甲、肺组织、嗅球、脑组织、肠组织未检测到病毒复制。

（3）组织病理学检查：H7N9 疫苗株组肺组织出现局灶性间质性肺炎,较另两组病变面积小、程度轻,其他组织未见病变。

2. H7N9 疫苗株传播性

（1）临床症状：H7N9 疫苗株、H7N9 野生毒株、PR8 株各传播组中,H7N9 野生毒株组 2 只雪貂出现鼻部抽吸或打喷嚏等症状。H7N9 野生毒株组和 PR8 株组雪貂出现体重降低和体温明显升高。H7N9 疫苗株组未出现明显的临床症状。

（2）病毒复制：H7N9 野生毒株组 2/4 只雪貂可检测到病毒复制,其他两组雪貂均未检测到病毒。

（3）组织病理学检查：传播组所有雪貂在感染后第 14 日,未见明显病变。

（4）血清学检查：H7N9 野生毒株组 2 只雪貂抗体滴度分别为 80 和 160,其他两组雪貂血清抗体检查为阴性。

3. 结论 H7N9 疫苗株病毒致病性与传播性较野生 H7N9 毒株都显著下降,与 PR8 毒株近似。

三、研 究 意 义

H7N9 疫苗株减毒安全性评价研究参考 WHO 相关指导原则,结合中国医学科学院动物研究所建立的 H7N9 流感病毒雪貂模型以及 H7N9 病毒致病力和传播性研究工作,对中国首次构建的疫苗株进行了安全性评价,为中国在国际上阻击流感的战役中领跑争取了宝贵时间,为国家应对 H7N9 疫情、制定防控策略贡献了一份力量。向全世界证明了我们的科研实力,在重大疫情面前我们已经具备了从迅速研发疫苗、构建载体、安全性评价到转化生产的实力。使我们重新思考生产 WHO 指定疫苗株的合理性,研发、评价和生产符合中国流行特征的疫苗株会为中国流行性流感病毒的预防和控制带来更坚实的保障。

（秦　川）

第四节　人感染 H7N9 禽流感疫苗的质量控制

一般来说,大流行流感疫苗(或原型疫苗)的生产工艺与季节性流感疫苗非常相似,包括毒种制备、接种、收获、灭活、纯化、裂解等关键步骤,可借鉴季节性流感疫苗的质量控制原则和质量标准。但大流行流感疫苗(包括人禽流感 H7N9 疫苗)在研发和生产中确实存在一定的特殊性,主要包括采用反向遗传技术制备毒种,在早期无法获得 WHO 参考品,以及可能大规模使用而要求更加严格的质量标准等。因此针对新发的流感疫苗进行质量控制是非常有必要的。

一、生产用毒种的特性及质控要点

（一）毒种的来源和历史

1. 季节性流感疫苗生产用毒株　由 WHO 推荐,一般由 WHO 流感监测网络根据全球的病毒流行情况,于每年 2 月份公布北半球的生产用毒株,于 9 月份公布南半球的生产用毒株。若病毒生长特性较差,则由 WHO 参比实验室采用重配(reassortant)方式改善生长特性,增加疫苗产量。通过将流行株(供体株)和 A/PR/8 实验室适应株(受体株)共感染鸡胚,以受体株 HA 和 NA 的抗血清筛选,只有生长迅速,并含有流行株 HA 和 NA 基因的重配株得以筛选,经鉴定后得到疫苗生产用毒种,发送到生产企业中。

2. 大流行流感疫苗毒株　在 2009 年甲型 H1N1 流感大流行之前,国际社会普遍认为高致病性禽流感病毒 H5N1(HPAI-H5N1)最有可能引发新一轮流感大流行,因此大流行流感疫苗的研制以 H5N1 病毒为主,其他研究用毒株包括 H7N1、H9N2 等,甚至包括已经在人群中不再流行的 H2N2 亚型。HPAI-H5N1 导致鸡胚死亡,无法直接进行生产,而以传统技术将 H5N1 病毒和 A/PR/8/34 进行重配的努力并不成功。采用反向遗传学(reverse genetics,RG)方法,即将 H5N1 病毒的血凝素和神经氨酸酶基因以及 A/PR/8/34 的其他 6 个基因分别克隆在质粒上,将质粒共感染细胞后获得活病毒,分别鉴定其基因型和抗原特性,完成整个过程最快需要 45 日。

2013 年 H7N9 禽流感疫苗毒种的制备采用了反向遗传学方法,已有多家单位成功制备了毒种(英国国家生物制品检定所、美国诺华公司、浙江大学等),并经雪貂等动物实验证实减毒特性后分发。但反向遗传技术制备的毒种可能涉及专利权问题。

（二）种子批系统

按照《中国药典》的规定,疫苗生产用毒种需建立种子批系统,应符合《中国药典》中的

"生物制品生产检定应菌毒种管理规程"。

企业自 WHO 参比实验室获得的毒种为原始毒种,分别在 SPF 鸡胚中传代制备生产用主代种子批和工作种子批。现今在批签发资料中明确要求清晰表达毒种传代次数,即原始毒种代次/企业传代次数。例如,E5/E2 表示为原始毒种代次为在鸡胚中传代 5 次,企业获得后在鸡胚中再传两代后制备的工作种子。

(三) 种子批质量控制

按照《中国药典》中"流感全病毒灭活疫苗"和"流感病毒裂解疫苗"的规定,以 WHO 推荐并提供的流感毒株代次为基础,传代建立主种子批和工作种子批,至成品疫苗病毒总传代不得超过 5 代。除无菌检查和支原体检查外,应进行如下检定:

1. 鉴别试验 流感病毒表面有两个重要的表面抗原,即血凝素(HA)和神经氨酸(NA)。HA 型别鉴定:应用相应(亚)型流感病毒特异性免疫血清进行血凝抑制试验或单扩试验,结果应证明其抗原性与推荐的病毒株相一致。本试验亦可采用 WHO 发放的毒株特异的抗血清进行血凝抑制或 SRID 试验。

2. 病毒滴度 病毒滴度能有效反映毒株的生长特性,采用鸡胚半数感染剂量法(EID_{50})检查,即将病毒系列稀释后,接种鸡胚,计算供试品的感染剂量。病毒滴度应不低于 $6.5 lgEID_{50} ml$。病毒滴度可以作为接种鸡胚制备疫苗时的根据。

3. 血凝滴度 利用流感病毒凝聚红细胞的特性,测定种子批的血凝效价,应不低于 1 : 160。本方法的要点是配制 1% 的鸡红细胞(见血凝抑制试验)。血凝滴度效价一定程度上能体现病毒含量,可以与病毒滴度相互补充,反映种子批中病毒的含量。

4. 外源性禽白血病病毒检测 虽然病毒种子批制备过程中使用 SPF 鸡胚,但可能在病毒分离或重配过程中引入禽类病毒,其中危害较为严重的是禽白血病病毒和禽腺病毒。因此,应对这两类病毒进行检查。用相应(亚)型的流感病毒特异性免疫血清中和毒种后,接种 SPF 鸡胚,经培养后,用酶联免疫法检测培养物,结果应为阴性。

5. 外源性禽腺病毒检测 用相应(亚)型的流感病毒特异性免疫血清中和毒种后,接种 SPF 鸡胚干细胞,经培养,分别用适宜的血清学方法检测其培养物中的 I 型和 III 型禽腺病毒,结果应为阴性。

6. 种子批制备的要求 《中国药典》中明确要求,流感种子批制备必须使用无特定病原体(SPF)鸡胚,以 SPF 鸡胚制备生产用毒种可以尽最大可能减少疫苗生产过程中引入的外源因子,尤其是禽白血病病毒和禽腺病毒。

二、H7N9 禽流感疫苗的质控要点

(一) 疫苗的成分、理化特性与免疫原性

流感疫苗中主要成分为病毒蛋白、残余鸡胚蛋白、裂解剂、灭活剂、纯化中所用缓冲液成分等,根据不同工艺及不同阶段产物,可能还含有防腐剂、佐剂、稳定剂、痕量抗生素等。其中,主要的有效成分为病毒蛋白,尤其是病毒两个最主要的保护性抗原:血凝素和神经氨酸酶。现流感疫苗中主要以血凝素含量来确定疫苗的剂量和规格,通过单扩试验来检测。经

超滤、纯化等步骤,可有效去除鸡胚蛋白成分。现季节性流感疫苗中含有 3 种病毒,分别为甲型的 H1 和 H3 亚型以及一株乙型流感病毒,每种 HA 抗原含量为 15μg。3 岁以上接种一剂就可以产生有效保护,6 个月至 3 岁儿童,为 7.5μg/剂,初次免疫者需要接种两针。流感疫苗在少年及成年人中抗体应答较好,但在老年人及儿童中激发的免疫应答较弱,相应的保护效果也较差。

H7N9 禽流感疫苗的免疫原性未知,国内企业在疫苗的研发中采取了全病毒疫苗、全病毒疫苗含铝佐剂、裂解疫苗及裂解疫苗含铝佐剂四种剂型,并且采取了不同的 HA 剂量。

(二) 疫苗成品的质量控制

按照《中国药典》2010 版三部要求,流感疫苗成品检测包括鉴别试验、外观、装量、pH、血凝素含量、总蛋白含量、卵清蛋白、游离甲醛、硫柳汞含量、细菌内毒素、无菌检查、异常毒性检查及抗生素残留共 13 个项目,多数检测项目为理化方法,在《中国药典》中有明确的方法或附录。鉴别试验和血凝素含量能保证疫苗的有效性,均使用单向免疫扩散方法(单扩)检测,现对该方法进行介绍。

在单扩试验中,将抗血清加入琼脂糖凝胶中,打孔后加入标准抗原或样品,样品以表面活性剂预先处理,使其在胶中自由扩散,抗原从孔中呈放射状扩散后,至合适浓度时与胶中的特异抗体形成扩散圈。根据不同浓度标准抗原的扩散圈直径或面积制作标准曲线,从而标化疫苗中血凝素的抗原含量。

本方法的一个优点是操作相对简单。因为流感疫苗中每年需要更换生产用毒株,因此采用简单易行、准确率相对较高的检测方法是最佳的选择,而单扩试验可满足以上要求。只要 WHO 流感参比实验室提供标准抗原和相应的抗血清,就可用于疫苗的检测。

但是,该方法需依赖 WHO 每年分发的标准抗原参考品和标准血清,制备这些标准品往往需要数月的时间,在大流感暴发时,可能会影响疫苗的研发及上市,错过疫苗使用的最佳时机。因此 WHO 提出:在大流感暴发初期,有必要建立替代方法来检测流感疫苗中血凝素的含量。

总蛋白测定结合 SDS-PAGE 扫描法就是 WHO 推荐的替代方法之一,也是 WHO 实验室制备季节性流感疫苗血凝素参考品时采用的方法。该方法首先根据 SDS-PAGE 电泳图谱确定血凝素占总蛋白的百分比,然后结合测定的总蛋白数值,计算出样品中血凝素的含量。中国食品药品检定研究院采用本方法,以协作研究方式测定了一批 2009 年甲型 H1N1 流感疫苗原液中 HA 含量,将其确定为国家参考品,从而使我国甲流疫苗研发提前了 1 个月。在获得 WHO 参考品之后,经校正,发现差异只有 3.59%。因此,采用该国家参考品检测的临床试验用疫苗的 HA 含量是准确的,剂量不需要校正。

在 H7N9 疫情的应对中,中国食品药品检定研究院采用真核表达的重组 H7 血凝素蛋白作为抗原免疫绵羊制备了抗血清。并采用总蛋白测定结合 SDS-PAGE 扫描法测定血凝素含量制备了液体抗原标准品。以液体抗原参考品为标准并结合抗血清使用单向免疫扩散的方法组织了人 H7N9 禽流感疫苗抗原参考品的协作标定,该参考品通过了国家药品标准物质委员会组织的专家审评,批准文号:2013 国生参字 0052。抗原参考品及抗血清已经分发至各疫苗研发企业用于人 H7N9 禽流感疫苗的研发及质量控制。

(王军志　李长贵)

第五节　H7N9 禽流感疫苗临床试验

疫苗是目前人类可以彻底征服或控制某一传染性疾病的唯一武器,预防接种不但保护了个体免受传染病病原体的侵袭,而且在群体中也限制了病原微生物的传播。自 200 多年前牛痘疫苗发明以来,新的疫苗不断涌现,有数十种疫苗已在广泛应用。疫苗被广泛认定为能减少许多疾病的流行和影响。各国和国际公共卫生组织视免疫接种为抵御疾病的战略重点。

流感疫苗接种是目前公认的预防和控制流感的最经济有效的途径,可以降低流感病死率及其他呼吸系统、心脑血管系统严重并发症的发生率,同时也降低了由流感及其并发症导致的医疗费用和劳动生产力的损失。对于 H7N9 禽流感病毒,有效疫苗的成功研发及应用可以最大程度地减少活禽扑杀数量,降低农业经济损失。同时,有效疫苗的储备,也可以让大家增强对抗 H7N9 的信心。因此,及时研制和生产出有效的流感疫苗刻不容缓,且具有巨大的经济和社会效益。然而,有效疫苗的研制,严格和规范的临床试验至关重要。只有通过临床试验,在充分评价其有效性和安全性之后才能大规模推广应用。

一、GCP 在 H7N9 疫苗临床验证中的重要作用

与其他流感疫苗一样,H7N9 疫苗临床试验必须严格执行《药物临床试验质量管理规范》(GCP)。GCP 是药物临床试验全过程的标准规定,包括方案设计、组织、实施、监察、稽查、记录、分析总结和报告,严格地说,疫苗应列入药物的范畴,因此 GCP 也适用于疫苗临床试验。GCP 的宗旨是保护受试者的安全和权益,保证临床试验过程的规范和结果的科学可靠。其意义有如下五个方面:①强调人体试验的伦理学原则,保护受试者的安全与权益;②保证临床试验数据的质量,确保药品安全有效;③保证提交申报的资料真实可靠,提高临床试验的监管水平;④充分利用我国的临床资源,开展国际多中心临床试验,缩小我国新药临床研究水平与发达国家的差距;⑤促进我国药物临床试验机构的建设,提高临床研究人员的水平。GCP 对临床试验申办者、研究者、监察员的资格和职责以及临床试验过程中质量管理的内容进行明确规定,严格遵循 GCP 和相关法规是保证临床试验的顺利成功、保证试验数据和结果的质量以及科学性、准确性、可靠性、完整性的关键。

二、H7N9 禽流感疫苗临床试验分期

H7N9 禽流感疫苗临床试验分为四期,即Ⅰ期、Ⅱ期、Ⅲ期和Ⅳ期。Ⅰ期重点观察安全性,观察对象应健康,一般为成人。Ⅱ期试验目的是观察或者评价疫苗在目标人群中是否能获得预期效果(通常指免疫原性)和一般安全性信息。Ⅲ期试验的目的为全面评价疫苗的保护效果和安全性,该期是获得注册批准的基础。Ⅳ期临床试验是疫苗注册上市后,对疫苗实际应用人群的安全性和有效性进行综合评价。

通常Ⅰ期临床试验是小范围研究(20~30 人),重点是确保临床耐受性和安全性。Ⅰ期临床试验应在适宜的实验室条件支持下,仔细监测和实施。应避免同时使用其他疫苗或治

疗药物。Ⅰ期临床试验所需剂量、疫苗接种时间、接种途径或疾病发生的危险等,可能存在某些方面的差异。原则上应在成年人中进行。必要时,可采取高、中、低三种剂量,每组 8～10 人,观察临床耐受性。

Ⅱ期临床试验目的是为证明疫苗在目标人群中的免疫原性和安全性,最低样本量为300 例。应严格设计,适当实施和分析以从中得出支持大范围的Ⅲ期效力试验将采用的适宜剂量的结论。应评价与宿主免疫应答有关的多种可变因素,如年龄、性别、母体或已存在的抗体、疫苗剂量、不同剂量的顺序或者间隔、疫苗免疫次数、接种途径,有条件时也应考虑基因型。

Ⅲ期临床试验是为提供疫苗效力和安全性数据而设计的大规模临床试验。最低试验例数应不低于 500 例。血清学数据至少来自根据预定的时间间隔采集血清样本,至少收集一个中心受试者的血清样品,以及所有确定为疫苗免疫失败的人。Ⅲ期试验中应尽可能采取随机对照双盲和多中心设计。效力试验通常有两种方法,分别为试验性研究和观察性研究。Ⅲ期试验中,评价疫苗对预防疾病或感染的金标准是前瞻性随机双盲对照的保护性效力试验。效力试验应按双盲、随机和对照要求设计。受试人群的免疫接种策略、地理分布和流行病学特征,决定了双盲、随机对照试验的选择和可行性。

Ⅲ期临床试验设计常用的方法:①前瞻性队列研究;②暴露前队列研究,如对旅行者接种疫苗的研究。应对疾病的发生进行双盲评价,以减少潜在的判定偏倚,真实反映疫苗的效果。随机化可避免研究分组产生的偏倚,可发现疫苗和对照间的细小差别。在获得Ⅰ、Ⅱ期临床试验的安全性数据后,Ⅲ期中可以仅严密监测部分受试者(如每组几百人),以确定受试人群中常见、不严重的局部和全身反应。对其他的Ⅲ期受试者,应监测是否有重大或未预期的严重反应,如住院、死亡等严重不良事件。涉及严重不良事件的资料必须详细记录:患者试验编号或身份证号码;研究证明不良事件类型、发生时间、患者临床特征,包括任何亚临床疾病;同期预防接种和用药以及采取的措施和治疗;事件起止、持续时间、结果及研究者对因果关系的评价。虽然以群体为基础的研究通常不易得到引起不良事件的真正原因,但应尽可能调查每个病例与疫苗接种相关的生物学联系或因果关系。在注册技术审评中,必须对不良事件报告进行审议,根据严重程度采取相应措施,如暂停产品开发(或仅是短期)或增加其他临床安全性研究以证实疫苗与反应事件之间的关系。严重不良事件跟踪监测期的长短应根据其特性而定。应建立标准的病例报告书,用以记录严重不良事件信息,该报告书应从Ⅰ期临床开始使用。免疫接种后的一些严重不良事件可能非常少,在Ⅱ、Ⅲ期临床试验中观察不到。因此,在Ⅳ期临床试验期间还应进行监控。

Ⅳ期临床试验疫苗上市后使用时,对其有效性、安全性和质量的监测称为Ⅳ期临床试验。Ⅳ期临床试验的目的是监测疫苗在大量目标人群常规使用状态下的各种情况,目的是发现不良反应并监控有效性/效力。对不良反应和有效性更精确的评价可通过主动监测和仔细统计Ⅳ期临床试验的数据获得。对于偶发疾病及罕见疾病,需调查整个群体以保证统计学的可信性,但一般研究常局限于分组人群。

多数情况下Ⅳ期临床试验采取病例对照或者观察性队列研究。在Ⅳ期临床试验计划中应对以下方面进行评价:①目标疾病影响(发病率、病死率);②疾病流行的潜在可能性;③该病是否为国家、区域或国际疾病监控项目特定目标;④有关传染病信息收集是否会引起重大的公共卫生影响。为保证上市后监控,申请者有义务在申请注册时递交上市后的监测计划,监测结果(效力、不良反应与质量)应向国家食品药品监督管理局报告。上市后监测项目应与疾病流行病学、基础设施和目标区域的情况相适应。开始实施上市后监控项目前,应清楚界定有效性、安全性及质量基本标准。

按照严格的 GCP 标准,完成Ⅰ期、Ⅱ期、Ⅲ期和Ⅳ期临床试验后,H7N9 禽流感疫苗才可以进入下一步生产程序。临床试验对于决定一个疫苗能否大规模使用存在重要意义。H7N9 禽流感疫苗作为一种新型疫苗,必须通过临床试验才能投入市场。临床试验是H7N9 禽流感疫苗对人群发挥保护作用的必经之路。只有严格通过了临床试验,H7N9 禽流感疫苗才能面世,才能发挥其作用。

附:疫苗临床试验方案及基本要求

(1) 目的和简介。
(2) 研究现场(简要描述)。
(3) 研究者。
(4) 背景和原理。
(5) 疫苗临床前研究和实验室评价。
(6) 产品特性简介(疫苗制备及检定的详细资料)。
(7) 主要和次要研究目的。
(8) 试验设计:包括假设、终点、研究计划、样本量、研究时间等。
(9) 受试人群:入选及排除标准。
(10) 方法和程序:包括入选、分组、接种、随访、实验室方法、统计计划和分析。
(11) 临床试验的监控:包括资料监控、试验方法和资料的质量保证。
(12) 时间表:包括入选开始和终结,随访的项目、间隔及终点,报告日期。
(13) 伦理学批准。

(姚航平)

参 考 文 献

鲍琳琳,占玲俊,邓巍,等. 2011. 建立 H5N1 流感病毒感染雪貂动物模型. 中国比较医学杂志,21:40-44.

鲍琳琳,占玲俊,邓巍,等. 2011. 雪貂感染流感病毒 H3N2 动物模型的建立. 中国比较医学杂志,21:5-9.

孔琪. 2006. 禽流感研究中实验动物的选择——小鼠和雪貂可作为禽流感研究动物模型. 中国实验动物学报,13:260.

李长贵,王军志. 2007. 大流行流感疫苗研发和质量管理中存在的问题探讨. 中国药事,21(8):563-568.

王军志. 2013. 疫苗质量的控制与评价. 北京:人民卫生出版社.

Alexandrova G,Smorodintsev A. 1965. Obtaining of an additionally attenuated vaccinating cryophil influenza strain. Rev Roum Iinframicrobiol,734-739.

Arnon R,Levi R. 1995. Synthetic recombinant vaccines against viral agents. Int Arch Allergy Immunol,108:321-326.

Arnon R,Levi R. 1996. Synthetic recombinant influenza vaccine induces efficient long-term immunity and cross-strain protection. Vaccine,14:85-92.

Baigent SJ,McCauley JW. 2003. Influenza type A in humans,mammals and birds:determinants of virus virulence,host-range and interspecies transmission. Bioessays,25(7):657-671.

Belshe RB. 1995. A review of attenuation of influenza viruses by genetic manipulation. Am J Respir Crit Care Med,152:S72-S75.

Belshe RB, Mendelman PM, Treanor J, et al. 1998. The efficacy of live attenuated, cold-adapted, trivalent, intranasal influenza virus vaccine in children. N Engl J Med, 338: 1405-1412.

Belshe RB, Swierkosz EM, Anderson EL, et al. 1992. Immunization of infants and young children with live attenuated trivalent cold-recombinant influenza A H1N1, H3N2, and B vaccine. J Infect Dis, 165: 727-732.

Belshe RB, Van Voris LP, Bartram J, et al. 1984. Live attenuated influenza A virus vaccines in children: results of a field trial. J Infect Dis, 150: 834-840.

Brett SJ, Rhodes J, Liew FY, et al. 1993. Comparison of antigen presentation of influenza A nucleoprotein expressed in attenuated AroA-Salmonella typhimurium with that of live virus. J Immunol, 150: 2869-2884.

Bublot M, Pritchard N, Cruz JS, et al. 2007. Efficacy of a fowlpox-vectored avian influenza H5 vaccine against Asian H5N1 highly pathogenic avian influenza virus challenge. Avian Dis, 51(1 Suppl): 498-500.

Cha T-A, Kao K, Zhao J, et al. 2000. Genotypic stability of cold-adapted influenza virus vaccine in an efficacy clinical trial. J Clin Microbiol, 38: 839-845.

Chen H, Yuan H, Gao R, et al. 2014. Clinical and epidemiological characteristics of a fatal case of avian influenza A H10N8 virus infection: a descriptive study. Lancet, 383(9918): 714-721.

Couch RB. 1989. Immunization for the prevention of influenza. In: Root RK, Warren KS, Giffiss JM, et al (eds). New York: Churchill Livingstone, 37-45.

Crawford J, Wilkinson B, Vosnesensky A, et al. 1999. Baculovirus-derived hemagglutinin vaccines protect against lethal influenza infections by avian H5 and H7 subtypes. Vaccine, 17(18): 2265-2274.

Desheva JA, Lu XH, Rekstin AR, et al. 2006. Characterization of an influenza A H5N2 reassortant as a candidate for live-attenuated and inactivated vaccines against highly pathogenic H5N1 viruses with pandemic potential. Vaccine, 24(47-48): 6859-6866.

Edwards KM, Dupont WD, Westrich MK, et al. 1994. A randomised controlled trial of cold-adapted and inactivated vaccines for the prevention of influenza A disease. J Infect Dis, 9: 68-76.

Fodor E, Devenish L, Engelhardt OG, et al. 1999. Rescue of influenza A virus from recombinant DNA. J Virol, 73: 9679-9682.

Graham MB, Braciale, TJ. 1996. Influenza virus clearance in B lymphocyte deficient mice. In: Brown LE, Hampson AW, Webster RG (eds), Options for the Control of Influenza III, Amsterdam, Elsevier, 166-169.

Gruber WC, Belshe RB, King JC, et al. 1996. Evaluation of live attenuated influenza vaccines in children 6-18 months of age: safety, immunogenicity, and efficacy. J Infect Dis, 173: 1313-1319.

Gruber WC, Kirschner K, Tollefson S, et al. 1993. Comparison of monovalent and trivalent live attenuated influenza vaccines in young children. J Infect Dis, 168: 53-60.

Guan Y, Farooqui A, Zhu H, et al. 2013. H7N9 Incident, immune status, the elderly and a warning of an influenza pandemic. J Infect Dev Ctries, 7: 302-307.

Herlocher ML, Clavo AC, Maassab HF. 1996. Sequence comparisons of A/AA/6/60 influenza viruses: mutations which may contribute to attenuation. Virus Res, 42: 11-25.

Herlocher ML, Maassab HF, Webster RG. 1993. Molecular and biological changes in the cold-adapted "master strain" A/AA/6/60(H2N2) influenza virus. Proc Natl Acad Sci USA, 90: 6032-6036.

Hoffman E, Neumann G, Hobom G, et al. 2000. "Ambisense" approach for the generation of influenza A viruses: vRNA and mRNA synthesis from one template. Virology, 267: 310-317.

Hoffmann E, Neumann G, Kawaoka Y, et al. 2000. A DNA transfection system for generation of influenza A virus from eight plasmids. Proc Natl Acad Sci USA, 97(11): 6108-6113.

Justewicz DM, Morin MJ, Robinson HL, et al. 1995. Antibody-forming cell response to virus challenge in mice immunized with DNA encoding the influenza virus hemagglutinin. J Virol, 69: 7712-7717.

Khan AS, Polezhaev F, Vasiljeva R, et al. 1996. Comparison of US inactivated split-virus and Russian live attenuated, cold-adapted trivalent influenza vaccines in Russian schoolchildren. J Infect Dis, 173: 453-456.

Klimov AI, Egorov AY, Gushchina MI, et al. 1995. Genetic stability of cold-adapted A/Leningrad/134/47/57(H2N2) influenza virus: sequence analysis of live cold-adapted reassortant vaccine strains before and after replication in children. J GenVirol, 76: 1521-1525.

Kodihalli S, Goto H, Kobasa DL, et al. 1999. DNA vaccine encoding hemagglutinin provides protective immunity against H5N1 influenza virus infection in mice. J Virol,73(3): 2094-2098.

Kodihalli S,Kobasa DL,Webster RG. 2000. Strategies for inducing protection against avian influenza A virus subtypes with DNA vaccines. Vaccine,18(23): 2592-2599.

Li C,Shao M,Cui X,et al. 2010. Application of deglycosylation and electrophoresis to the quantification of influenza viral hemagglutinins: facilitating the production of 2009 pandemic influenza(H1N1) vaccines at multiple manufacturing sites in China. Biologicals,38:284-289.

Li Q,Zhou L,Zhou M,et al. 2014. Epidemiology of human infections with avian influenza A(H7N9) virus in China. N Engl J Med,370:520-532.

Li X,Fang F,Song Y,et al. 2006. Essential sequence of influenza neuraminidase DNA to provide protection against lethal viral infection. DNA Cell Biol,25(4):197-205.

Longini IM,Halloran ME,Nizam A,et al. 2000. Estimation of the efficacy of live,attenuated influenza vaccine from a 2-year, multi-center vaccine trial: implications for influenza epidemic control. Vaccine,18: 1902-1909.

Lu X,Tumpey TM,Morken T,et al. 1999. A mouse model for the evaluation of pathogenesis and immunity to influenza A (H5N1) viruses isolated from humans. J Virol,73: 5903-5911.

Maher JA,DeStefano J. 2004. The ferret: an animal model to study influenza virus. Lab Animal,33:50-53.

Meitin CA,Bender BS,Small PA. 1994. Enteric immunisation of mice against influenza with recombinant vaccinia. Proc Natl Acad Sci USA,91: 11187-11191.

Meng Z,Han R,Hu Y,et al. 2014. Possible pandemic threat from new reassortment of influenza A(H7N9) virus in China. Euro Surveill,19.

Murphy BR, Webster RG. 1996. Orthomyxoviruses. In: Fields BN, Knipe DM, Howley PM, et al (eds). Fields Virology (3rd ed.). Philadelphia:Lippincott-Raven Publishers,1397-1445.

Neumann G,Fujii K,Kino Y,et al. 2005. An improved reverse genetics system for influenza A virus generation and its implications for vaccine production. Proc Natl Acad Sci USA,102(46):16825-16829.

Neumann G,Watanabe T,Ho H,et al. 1999. Generation of influenza A viruses entirely from cloned cDNAs. Proc Natl Acad Sci USA,96: 9345-9350.

Neumann G,Zobel A,Hobom G. 1994. RNA polymerase I-mediated expression of influenza viral RNA molecules. Virology, 202: 447-449.

Nguyen-Van-Tam JS, Sellwood C. 2013. Preparing for a potential A(H7N9) pandemic: lessons from the deployment of A (H1N1) pandemic vaccines. Expert Rev Vaccines,12:825-828.

Noda T,Sagara H,Yen A,et al. 2006. Architecture of ribonucleoprotein complexes in influenza A virus particles. Nature,439 (7075):490-492.

Obenauer JC,Denson J,Mehta PK,et al. 2006. Large scale sequence analysis of avian influenza isolates. Science,311(5767): 1576-1580.

Osterholm MT,Ballering KS,Kelley NS. 2013. Major challenges in providing an effective and timely pandemic vaccine for influenza A(H7N9). JAMA,309:2557,2558.

Palese P,Zavala F,Muster T,et al. 1997. Development of novel influenza virus vaccines and vectors. J Infect Dis,176: S45-S49.

Parkin NL,Chiu P,Coelingh K. 1997. Genetically engineered live attenuated influenza A virus vaccine candidates. J Virol,71: 2772-2778.

Pekosz A,He B,Lamb RA,1999. Reverse genetics of negative strand RNA viruses: closing the circle. Proc Natl Acad Sci USA, 96: 8804-8806.

Piedra PA,Glezen WP,Mbawuike I,et al. 1993. Studies on reactogenicity and immunogenicity of attenuated bivalent cold recombinant influenza type A(CRA) and inactivated trivalent virus(TI) vaccines in infants and young children. Vaccine,11: 718-724.

Potter CW. 1994. Attenuated influenza virus vaccines. Rev Med Virol,4: 279-292.

Reina J,Lopez C. 2013. Shanghai flu(H7N9): the threat of a new avian influenza pandemic. Med Clin(Barc),141:70-72.

Reuman PD,Keely S, Schiff GM. 1989. Assessment of signs of influenza illness in the ferret model. Laboratory Animal Science, 42:222-232.

Roberts A, Kretzschmar E, Perkins AS, et al. 1998. Vaccination with a recombinant vesicular stomatitis virus expressing an influenza virus hemagglutinin provides complete protection from influenza virus challenge. J Virol,72: 4704-4711.

Robertson JS,Nicolson C,Newman R,et al. 1992. High growth reassortant influenza vaccine viruses: new approaches to their control. Biologicals,20: 213-220.

Romanova JR,Tannock GA,Alexandrova GI. 1997. Protective responses in mice to vaccination with multiply administered cold-adapted influenza vaccine reassortants and wild-type viruses. Vaccine,15: 653-658.

Rudenko LG,Arden N,Grigorieva E,et al. 1996. Safety and immunogenicity of Russian live attenuated and US inactivated trivalent vaccines in the elderly. *In*: Brown LE,Hampson AW,Webster RG (eds). Options for the Control of Influenza III. Amsterdam: Elsevier,572-578.

Salomon R,Franks J,Govorkova EA,et al. 2006. The polymerase complex genes contribute to the high virulence of the human H5N1 influenza virus isolate A/Vietnam/1203/04. J Exp Med,203(3):689-697.

Sawada T,Hashimoto T,Nakano H,et al. 2006. Why does avian influenza A virus hemagglutinin bind to avian receptor stronger than to human receptor? Ab initio fragment molecular orbital studies. Biochem Biophys Res Commun,351(1):40-43.

Sears SD,Clements ML,Betts RF,et al. 1988. Comparison of live attenuated H1N1 and H3N2 cold-adapted and avian-human influenza A reassortant viruses and inactivated virus vaccine in adults. J Infect Dis,158: 1209-1219.

Shortridge KF,Peiris JS,Guan Y. 2003. The next influenza pandemic: lessons from Hong Kong. J Appl Microbiol,94 Suppl: 70S-79S.

Snyder MH,Betts RF,DeBorde D,et al. 1988. Four viral genes independently contribute to attenuation of live influenza A/Ann Arbor/6/60(H2N2) cold-adapted reassortant virus vaccines. J Virol,62: 488-495.

Snyder MH,Buckler-White AJ,London WT,et al. 1987. The avian influenza virus nucleoprotein gene and a specific constellation of avian and human virus polymerase genes each specify attenuation of avian-human influenza A/Pintail/79 reassortant viruses for monkeys. J Virol,61: 2857-2863.

Sutter G,Wyatt LS,Foley PL,et al. 1994. A recombinant vector derived from the host range-restricted and highly attenuated MVA strain of vaccinia virus stimulates protective immunity in mice to influenza virus. Vaccine,12: 1032-1040.

Swierkosz EM,Newman FK,Anderson EL,et al. 1994. Multidose,live attenuated,cold-recombinant,trivalent influenza vaccine in infants and young children. J Infect Dis,169: 1121-1124.

Tannock G. 1991. Live attenuated vaccines against influenza. Today's Life Sci,3: 34-37.

Tolpin MD,Massicot JG,Mullinix MG,et al. 1981. Genetic factors associated with loss of the temperature-sensitive phenotype of the influenza A/Alaska/77-ts-1A2 recombinant during growth in vivo. Virology,112: 505-517.

Treanor JJ,Betts RF. 1998. Evaluation of live,cold-adapted influenza A and B virus vaccines in elderly and high-risk subjects. Vaccine,18: 1756-1760.

Treanor JJ,Kotloff K,Betts RF,et al. 2000. Evaluation of trivalent,live,cold-adapted(CAIV-T) and inactivated(TIV) influenza vaccines in prevention of virus infection and illness following challenge of adults with wild-type influenza A(H1N1),A(H3N2),and B viruses. Vaccine,18: 899-906.

Treanor JJ,Tierney EL,London WT,et al. 1991. Characterisation of the attenuating M and NP gene segments of the avian influenza A/Mallard/78 virus during in vitro production of avian-human reassortant vaccine viruses and after replication in humans and primates. Vaccine,9: 495-501.

Tsuji M,Bergmann CC,Takita-Sonoda Y,et al. 1998. Recombinant Sindbis viruses expressing a cytotoxic T-lymphocyte epitope of a malarial parasite or of influenza virus elicit protection against the corresponding pathogen in mice. J Virol,72: 6907-6910.

Wareing MD,Watson JM,Brooks MJ,et al. 2001. Immunogenic and isotype-specific responses to Russian and US cold-adapted influenza A vaccine donor strains A/Leningrad/134/17/57,A/Leningrad/134/47/57 and A/Ann Arbor/6/60(H2N2) in mice. J Med Virol,65(1): 171-177.

Wiwanitkit V. 2013. Risk for worldwide pandemic of the new H7N9 influenza infection. J Biomed Res,27:339.

Wood JM,Robertson JS. 2004. From lethal virus to life-saving vaccine: developing inactivated vaccines for pandemic influenza. Nature Reviews Microbi,2:842.

Wright PF,Karzon DT. 1987. Live attenuated influenza vaccines. Prog Med Virol,34: 70-88.

Wright PF,Okabe N,McKee KT,et al. 1982. Cold-adapted recombinant influenza A virus vaccines in seronegative young children. J Infect Dis,146: 71-79.

Wright PF, Thompson J, Vaughn WK, et al. 1977. Trials of influenza A/New Jersey/76 virus vaccine in normal children: an o verviewof age-related antigenicity and reactogenicity. J Infect Dis, 136: S731-S741.

Xu L, Bao L, Deng W, et al. 2013. The mouse and ferret models for studying the novel avian-origin human influenza A(H7N9) virus. Virol J, 10:253.

Xu L, Bao L, Deng W, et al. 2014. Novel avian-origin human influenza A (H7N9) can be transmitted between ferrets via respiratory droplets. J Infect Dis, 209:551-556.

Zhu H, Wang D, Kelvin DJ, et al. 2013. Infectivity, transmission, and pathology of human-isolated H7N9 influenza virus in ferrets and pigs. Science, 341:183-186.

第十二章　H7N9 禽流感患者长期预后分析

人感染 H7N9 禽流感虽然是尚未被充分认识的传染性疾病,但根据现有的临床资料分析,年龄、性别、基础疾病、外周血细胞、血清细胞因子、肺部病灶范围、其他脏器并发症、不同治疗措施、入院治疗时间早晚等均是影响人感染 H7N9 禽流感患者生存预后的因素。

H7N9 禽流感常见的并发症是继发性细菌性肺炎,可以引起急性肾功能损伤、肝功能损伤、肌炎、心肌炎、心包炎等,并且可以使原有的心肺疾病或其他慢性病进展恶化,从而加剧该病的进展,导致多脏器功能不全。但对于恢复期的患者,长期的随访观察显示,在恢复早期,患者不同程度地遗留咳嗽症状,以居家休息为主,半年后大部分能够参加日常生活、轻便体力劳动,有些已经回到原工作岗位。有少数患者因为原发基础疾病需要再次住院治疗。

一、H7N9 禽流感患者肺部病变长期预后

在发病期,H7N9 禽流感患者表现为肝功能损害、肾功能损害、凝血功能紊乱、造血系统功能紊乱等,对禽流感患者的长期随访发现,患者的脏器功能包括肝肾功能、心功能、凝血功能,以及生化学检查在随访期间均能恢复至发病前水平,肺部影像学的改变有部分的改善,表现为磨玻璃样改变、局部慢性炎症表现及间质纤维化表现,有空气支气管征、局部实变、胸膜下线改变、胸膜增厚、肺大疱形成、蜂窝状改变等。随着随访时间的延长,肺功能也有所改善,从最初的合并轻至中度通气功能障碍,到半年后患者均无明显限制性通气功能障碍,但仍存在轻至中度弥散功能不全,因此推测患者呼吸功能受肺纤维化影响。以浙江省某例人感染 H7N9 禽流感患者为代表,在出院时肺功能表现为中度混合型通气功能障碍(mixed ventilatory defect)、一氧化碳弥散功能重度降低,到出院 1 个月时表现为轻度限制性通气功能障碍、一氧化碳弥散功能中度降低,至半年时表现为轻度限制性通气功能障碍、轻度弥散功能障碍,结合其影像学检查,提示多发斑片、片状及条索状单薄高密度影,胸膜增厚。具体肺功能参数见表 12-1。

表 12-1　浙江省某例人感染 H7N9 禽流感患者随访期间肺功能检查

肺功能参数	出院时	1 个月	3 个月	6 个月
FEV_1(%预计值)	60.9	73.4	78.5	83.1
FVC(%预计值)	58.0	66.6	75.2	71
FEV_1/FVC(%预计值)	108.2	113.5	107.4	110.8
VC(%预计值)	57.3	67.8	73.7	76.2
DL_{CO}(%预计值)	28.8	54.1	—	70.4
$FEF_{50\%}$(%预计值)	57.3	68.3	67.9	69.9

注:FEV_1 为第 1 秒用力肺活量;FVC 为用力肺活量;FEV_1/FVC 为第 1 秒用力呼气容积占用力肺活量比值;VC 为肺活量;DL_{CO} 为肺一氧化碳弥散量;$FEF_{50\%}$ 为最大中期呼气量。

二、H7N9 禽流感患者心理和生活质量评估

人感染 H7N9 禽流感属于传染病,但患者病重和隔离治疗期间产生不同程度的心理和情绪问题,除了患者的生理学问题随着疾病恢复有所改善外,同时我们也发现患者的心理和生活质量也在恢复期有所影响,表现为活力下降,社会功能、生理和心理功能下降。这一方面与疾病进展期的心理变化有关;另一方面也与疾病的严重程度相关,恢复期中肺功能障碍导致的氧合不足,引起体重及体力的下降,肌肉萎缩,出现乏力感,因此减少体力劳动,减少呼吸锻炼,反过来再影响肺功能恢复的进程,形成不良循环,影响整体恢复。在随访中发现,较早进行自我锻炼的患者能更早适应发病前的工作生活状态。所以对患者在恢复期进行心理方面的评估,解除严重的心理障碍,并结合呼吸运动训练,增强体力和耐力,对改善日常生活能力,提高生活质量,延长生命有非常重要的作用。

(陈佳佳)

参 考 文 献

李兰娟,高海女,梁伟峰. 2013. 人感染 H7N9 禽流感临床特征以及防治策略探讨. 中华临床感染病杂志,6(3):129-131.

Chen Y,Liang W,Yang S,et al. 2013. Human infections with the emerging avian influenza A H7N9 virus from wet market poultry:clinical analysis and characterisation of viral genome. Lancet,381(9881):1916-1925.

Gao HN,Lu HZ,Cao B,et al. 2013. Clinical finding in 111 cases of influenza A(H7N9)virus infection. N Engl J Med,368(24):2277-2285.

Yu L,Wang Z,Chen Y,et al. 2013. Clinical,virological,and histopathological manifestations of fatal human infections by avian influenza A(H7N9)virus. Clin Inf Dis,57(15):1449-1457.

第十三章　重症 H7N9 禽流感患者护理中存在的问题

人感染 H7N9 禽流感是一种新型传染病,发病急、变化快,重症病例多,常伴有呼吸、循环等多器官衰竭,病死率高。如何护理 H7N9 患者,增加抢救成功率,成立一支具有专业水准的护理应急队伍,实施禽流感患者集束化管理、落实专科护理显得尤为重要。

一、一般护理

1. 隔离措施　按呼吸道、消化道和接触隔离处理(详见医院感染防控章节)。

2. 病情观察

(1)轻症患者按流行性感冒护理。

(2)重症患者及时预防和处理各种并发症。

3. 氧疗的护理　H7N9 禽流感患者往往伴有不同程度的缺氧,可采用鼻导管、面罩、文丘里、氧袋等给氧方式,目标为维持经皮血氧饱和度(SPO_2)在 95% 左右。

二、专科护理

1. 呼吸道护理

(1)重症患者病情进展需要气管插管行机械通气治疗,参照 ARDS 机械通气的原则,可采用保护性通气策略。关注潮气量、气道平台压、呼吸末正压等参数的变化。采用密闭式吸痰,严格掌握吸痰时机,密切关注患者的痰液黏滞度、量、颜色及痰液的清除能力并做好相应的记录。

(2)机械通气期间加强呼吸道管理,预防呼吸机相关性肺炎(ventilator associated pneumonia,VAP)。护理措施包括:如无禁忌证,保持上胸部抬高>30°;保持气囊压力为 30cmH$_2$O 左右;气管插管期间用氯己定漱口液每 6 小时进行口腔冲洗一次;尽可能使用可吸引的气管导管,进行声门下持续低负压吸引;定时监测胃潴留量;每日按医嘱执行唤醒计划,及时评估能否撤机;病情允许尽早停制酸剂。

2. 血管内导管相关感染的预防

(1)减少中心静脉导管的数目和留置时间:仅在必要时才能留置中心静脉导管以减少并发症。早期拔除中心静脉导管能够减少导管感染的发生率,每日评估是否需要继续留置。

(2)留置中心静脉导管时强调严格无菌技术:放置中心静脉导管时推荐使用无菌手套、隔离衣、帽子及手术口罩。留置导管时应使用大的无菌隔离铺巾,并对无菌技术的实施进行监督。

(3)消毒液的选择:采用 2% 氯己定水溶液消毒皮肤能够减少中心静脉感染,因此推荐使用含有氯己定的消毒液。

（4）插管部位的选择：主要在颈内静脉、锁骨下静脉和股静脉部位留置中心静脉导管。锁骨下静脉导管感染率最低，穿刺点首选锁骨下静脉，避免股静脉。

（5）导管的选择：使用多腔导管使感染率增加。如能满足临床需要，推荐使用管腔较少的导管。按需选择抗感染导管。

（6）中心静脉导管的更换：推荐经常对导管感染的可能性进行评估，而不是常规更换导管。

3. 导管相关性泌尿系感染的预防

（1）导尿管的留置和拔除：需要频繁监测尿量的患者才应当留置导尿管，并需要每日评估留置导尿管的益处。放置导尿管必须由经过培训的人员在严格无菌的条件下进行。对于多数成年患者，14～18F 的导尿管比较适当。较小的导尿管感染率低。

（2）导管的维护：应当使用密闭式引流系统，若引流系统有破损，泌尿系感染率将升高。为防止尿管移位或受到牵拉，应将导尿管固定（女患者在大腿内侧，男患者在腹股沟）。一般不应更换导尿管，除非导尿管经常发生梗阻并需要频繁冲洗，并应避免进行常规冲洗。预防导管相关性感染的措施包括：尽快拔除导尿管，每日评估患者是否需要留置导尿管，使用密闭引流系统。

4. 营养支持护理

（1）重症患者肠内营养（enteral nutrition，EN）时宜采用蠕动泵控制下持续输注的方式，营养液输注速度根据具体患者的耐受程度确定。以 25ml/h 的速度输注标准浓度的多聚物配方 EN 液。如肠道耐受良好，应每 8 小时增加 20ml/h，直至目标喂养量，并应在 48～72 小时内达到目标喂养速度。

（2）对于反流、误吸风险高的重症患者，宜选择经空肠喂养的方式；肠内营养输注期间保持上胸部抬高≥30°的体位。

（3）监测胃残余量（每 4 小时 1 次）：胃残余量被广泛用于评价肠内营养期间胃的排空状况，如胃残余量>200ml，应暂停喂养，并于 1 小时后重复检查残余量。仍>200ml 时应密切观察胃肠运动状态与排空功能，并应根据医嘱给予胃肠动力药。如果胃残余量持续较多，则可考虑空肠喂养。空肠喂养同时留置胃引流管，每日胃液引流应以<400ml 为宜。否则，应注意观察胃肠运动状态、胃引流液性状与 pH。

（4）肠内营养过程中出现严重腹泻、腹胀等，经处理无缓解，应暂停肠内营养，考虑肠外营养（parenteral nutrition，PN）。

5. 电解质紊乱的护理

（1）过快纠正低钠血症可能导致中心性脑桥髓鞘破坏，出现截瘫、四肢瘫痪、失语等严重并发症，因此，每小时提高血钠 0.5～1mmol/L，在第一个 24 小时上升不超过 12mmol/L，并先将浓度提高到 120～125mmol/L 为宜；高钠血症患者 24 小时降低血钠不超过 12mmol/L，不宜矫正过速，以免引起脱髓鞘改变。

（2）补钾患者应注意观察神经肌肉表现、心电图、尿量；高浓度补钾（60mmol/L）需选择大静脉或中心静脉；注意补钾速度，防止一过性高血钾；高渗葡萄糖溶液或生理盐水快速输注会加重低钾血症。补钾期间应监测血钾浓度。

6. 脓毒症患者的护理

（1）加强血流动力学监测，评估组织器官灌注，早期容量复苏，及时合理使用血管活性药物，在进行初期复苏的最初 6 小时内的复苏目标：CVP 为 8～12mmHg，MAP≥65mmHg，尿量≥0.5ml/（kg·h）。上腔静脉血氧饱和度（ScvO$_2$）或混合静脉血氧饱和度（SvO$_2$）分别为 70% 或 65%。

（2）遵医嘱及时使用抗病毒及抗菌药物，合理安排给药时间。严密观察抗菌药物可能引起的不良反应，包括毒性反应、过敏反应、二重感染等。

（3）每隔 1～2 小时监测血糖一次，直到血糖和胰岛素输注速率稳定，随后再每隔 4 小时监测一次，将血糖控制在≤10mmol/L。末梢血糖不能等同于血浆血糖。

（4）建立其他血管通路后，应立即去除那些可能成为严重脓毒症或脓毒性休克感染源的血管内导管。

（5）正确留取标本，及时送检。

（6）用梯度加压袜或间歇充气加压装置预防深静脉血栓形成，股静脉置管患者常规测量双下肢腿围。

7. 镇静、镇痛护理

（1）镇静、镇痛治疗的目的：解除患者紧张、焦虑状态，有效缓解疼痛，防止患者躁动引发意外事件，保持良好的睡眠状态，降低基础代谢，减少氧耗氧需，避免呼吸对抗。

（2）镇静、镇痛治疗的目标：减轻伤害刺激的传入，保持机械通气的有效性，保留重要的生理反射如咳嗽反射，同时避免过度镇静带来的并发症。

（3）镇静、镇痛的评估：对有自主交流能力的患者用数字评分法（NRS）进行疼痛评估，对重症患者使用重症监护疼痛观察工具（CPOT）评估。临床常用的镇静评分系统有 Ramsay 评分、Riker 镇静-躁动评分（SAS）。

（4）镇静、镇痛治疗的药物选择：镇痛治疗选择阿片类药物，如吗啡、芬太尼；镇静治疗可选用苯二氮䓬类药物、丙泊酚、右美托咪定。

（5）镇静、镇痛治疗中的监护

1）呼吸功能：多种镇静、镇痛药物可产生呼吸抑制，深度镇静还可导致患者咳嗽、咳痰能力减弱，痰液引流不畅，继发肺部感染机会增加。应加强胸部物理治疗，缩短翻身、拍背的间隔时间，并采用每日清醒镇静计划有效缩短机械通气和住院时间，及时发现颅内出血等严重问题，但对于极危重患者可根据病情具体情况决定是否实施。

2）循环功能：镇静、镇痛治疗在血流动力学不稳定、低血容量的患者易引发低血压，需监测患者的血流动力学改变，适当进行液体复苏，必要时应给予血管活性药物。镇静、镇痛不足时，可表现为血压升高、心率快，应结合临床综合评估，调整镇痛，并酌情采取进一步的治疗措施。

3）深静脉血栓（DVT）的预防：长时间镇静可增加 DVT 发生的危险，应给予积极的物理治疗以预防 DVT 的形成，并保护关节和肌肉的运动功能。

4）大剂量使用镇静药物治疗超过 1 周，也可产生药物依赖性和戒断症状。停药不应快速中断，应有计划地逐渐减量，以防戒断症状出现。

8. 患者皮肤管理　H7N9 患者病情重、大多数患者不能进食、管道多，是压疮发生的高危因素。加强皮肤管理，预防压疮发生非常重要。

（1）压疮危险因素评估：使用 Braden 量表进行评估，住院患者每日评估一次，病情发生变化时再次进行评估，≤9 分需每班评估患者皮肤情况并记录。

（2）压疮好发部位：枕部、尾骶部、足根及耳郭。

（3）压疮的预防措施主要有缓解压迫、减少摩擦力和剪切力、防止潮湿、增进营养。具体措施如下：①间歇性减除压力是有效预防压疮的关键。应重视患者的体位改变，每 1~2 小时翻身一次，使用动态减压设施如交替充气的气垫床，减轻局部受压，骨隆突处使用保护敷料，枕部使用无粘胶的减压敷料，长期卧床的危重患者头部剃发便于皮肤的观察。②减轻摩擦力、剪切力。翻身和移动患者时避免拖、拉等动作，保持床单位清洁、干燥、无皱褶，抬空足跟。③改善营养状况。④避免潮湿，做好大小便失禁护理。

三、特殊专科护理

（一）ECMO

（1）做好 ECMO 管路及仪器运转的监护。配合医师置入导管，调整导管头端位置，导管固定后覆盖无菌敷料。护士每日给穿刺部位换药，每班检查导管的位置及固定情况，防止脱管发生。保持血泵水平位，用固定支架固定于床沿或专用推车上。导管留出一定余地，便于患者改变体位和床上活动。每小时查检仪器运转的情况，包括膜肺血块、转速、血流量、氧流量、管道是否打折、静脉管路是否抖动、水箱温度、水箱是否转流等。定时测定膜肺前后端压力并做好记录。

（2）ECMO 治疗期间采用保护性通气肺复张策略，尽量降低机械通气的参数设置，同时充分发挥自主呼吸的生理优势，减少机械性肺损伤和氧中毒的发生。ECMO 转流期间持续监测潮气量、呼吸频率、气道峰压、流速曲线、呼吸压力负荷如顺应性/气道阻力、通气负荷如每分通气量。动态监测 SPO_2 和动脉血气分析。

（3）抗凝管理。ECMO 需要肝素抗凝，有潜在出血的风险，尤以脑出血最为严重。应密切监测激活凝血酶原时间（ACT），ACT 维持在 160~200 秒是 ECMO 治疗的最佳状态。应及时根据监测结果调整肝素用量。

（4）并发症的预防与监护

1）常见的并发症有出血、栓塞、溶血、肾功能不全、感染、神经功能异常、下肢缺血等，以出血最为多见，呼吸支持患者发生率高达 47.7%。早预防、早发现、早治疗是应对出血并发症的关键。ECMO 治疗期间必须严密监测常见的出血部位：插管部位、手术切口如穿刺点、胃肠道、呼吸道、口鼻腔等。同时监测血红蛋白、血细胞比容的变化，观察患者意识情况、瞳孔等。

2）其次为血栓栓塞，呼吸支持患者血栓发生率达 29.2%。它可导致 ECMO 系统失功能，凝血因子大量消耗或造成脏器栓塞。预防措施：要求每小时用手电照射整个体外管路和膜肺，特别是观察膜肺血块数目，并记录在查检单上交班。定时检查患者四肢动脉搏动、皮肤颜色、温度，观察肢体皮肤有无花斑形成及其动态变化情况。定时监测双上肢臂围和双下肢腿围，尽早发现静脉血栓。

（5）其他护理：ECMO 治疗期间设置水箱温度为 36.5~37℃，定时查检水箱波轮是否运转良好。设置病室温度为 22~24℃,以确保维持患者合适的体温。ECMO 治疗时由于导管置入血管而增加了感染的危险,护理各种导管应严格执行无菌操作,管道外及管道接口处不得有积血滞留。

(二) 人工肝护理

人工肝脏支持系统又称人工肝脏治疗(artificial liver support system, ALSS),是以血液净化为基础,利用体外循环,借助机械、化学或生物装置,暂时替代或部分替代肝脏功能,从而协助治疗肝功能不全或相关疾病的方法。禽流感患者病情危重,进展迅速,尽早采用人工肝支持治疗,可有效降低肺水肿,清除炎性介质、内毒素等,改善肾功能,为患者的治愈赢得时间。

1. ALSS 治疗前护理

(1) 评估患者:评估患者病情,测定生命体征;了解血常规、肝肾功能、电解质、术前四项、凝血全套、血糖、抗人球蛋白抗体试验的变化及药物过敏史;核对床号、姓名、住院号、治疗方式、ALSS 治疗器型号、抗凝方案、血型等;评估血管通路,使用 ECMO 患者,还需评估膜后管道的连接口情况。

(2) 安装管路:正确安装血浆分离器、血液滤过器及血路管,用生理盐水及肝素生理盐水预冲管路待用。

2. ALSS 治疗中护理

(1) 再次核对患者相关信息。

(2) 选择合适体位,以血流通畅为原则,一般以平卧位为主。

(3) 设置参数

1) 血浆置换:血流量为 100~120ml/min,血浆分离速度为 20~25ml/min。血液滤过:血流量为 140~150ml/min,血浆分离速度为 40~50ml/min。

2) 肺水肿、肾衰竭患者按医嘱设置每小时脱水量。

3) 根据医嘱设置抗凝剂维持量。

4) 设置机内温度,一般为 38~39℃。

(4) 消毒处置人工肝置管,对使用 ECMO 的患者,严格做好膜后管道的三通接口及颈内静脉置管口处的消毒。

(5) 遵医嘱使用抗过敏药物,如地塞米松、葡萄糖酸钙;遵医嘱注入首剂量抗凝剂,使用 ECMO 的患者根据 ACT 结果按医嘱应用抗凝剂。

(6) 连接血路管,建立体外循环。

(7) 过程监护

1) 严密观察病情,监测生命体征,特别是体外循环初始阶段血压的变化。

2) 治疗过程中随时观察治疗器上各显示值的变化,每半小时记录一次。同时观察分离器、滤过器有无凝血等情况,发现异常立即处理。

3) 股静脉置管的患者应指导其置管侧肢体适当制动。

4) 待输注的血浆、置换液置于恒温箱中,寒战、发冷的患者可将其机器预设温度适当调高。

5) 监测血肝功能、肾功能、电解质、血常规、内毒素、ACT、凝血功能、血糖的变化,发现异常及时处理。

6）严密观察低血容量、过敏反应、出血倾向等并发症，及时处理。

7）治疗结束时将体外循环中的血液用生理盐水回输体内；按医嘱用鱼精蛋白对抗肝素；用稀肝素、丁胺卡那混合液 4~6ml 分别对动静脉管端进行封管，使用 ECMO 的患者只需用生理盐水冲洗管道口血液；消毒管道；更换肝素帽；固定好管路。

3. ALSS 治疗后护理

（1）评估患者的生命体征、意识、全身皮肤情况，以及有无出血点、皮疹等；评估人工肝置管情况。

（2）做好健康宣教：避免用腹压，监测置管侧足背动脉搏动、皮温情况。测量腿围，若有增粗可行双下肢彩超检查，及时发现血栓的形成。

（3）人工肝置管拔管护理：拔管后人工按压伤口 30~60 分钟，宽胶布加压包扎，沙袋压迫伤口处 6 小时，拔管侧肢体制动 6 小时，24 小时内卧床休息，观察拔管处有无出血及生命体征变化。

（三）连续性血液净化的护理

随着医学科学技术的迅猛发展，血液净化技术早已超出治疗急、慢性肾衰竭的范畴，而广泛应用于救治危、急、重症患者中，已成为治疗和抢救多脏器衰竭、休克、急性药物和毒物中毒、复杂的水电解质平衡紊乱等危重症的有效救治方法。血液净化技术在禽流感危重症患者抢救中起到了重要的作用。

血管通路的选择和护理：在应用血液净化技术抢救危重症患者中，建立一条有效的血管通路是保证血液净化治疗顺利进行的前提。在抢救禽流感危重症患者的过程中血液净化治疗的血管通路途径主要有中心静脉透析导管留置、膜肺体外循环上外接等。在使用膜肺体外循环上外接的血管通路时，要正确选择接口，绝对不能选择同一接口以免重复循环的发生，从而影响治疗效果。每次治疗前均应检查局部有无渗液、渗血、红肿，严格遵守无菌技术原则和规范操作，防治并发症（感染、出血、血栓形成、空气栓塞）的发生。治疗过程中保持导管通畅，妥善固定导管，治疗结束后根据管腔容量选择抗凝剂进行正压封管。

连续性血液净化的临床监测与护理：严密的临床监测可以帮助及早发现和处理体外循环中出现的问题，以及观察治疗对患者的影响，从而保证治疗的安全性和连续性。治疗前首先评估患者病情，根据医嘱准确设定各种参数，合理使用抗凝剂，并严密观察体外循环的运行情况，及时处理报警，保障机器正常运转，防止体外循环凝血的发生。若在使用膜肺体外循环上外接的血管通路时，连续性血液净化治疗过程中不需要再使用抗凝剂，以免造成患者出血。

连续性血液净化的液体管理：液体管理首先必须了解病情，正确评估患者的容量状况，加强液体平衡监测护理，随时观察患者是否有低容量或容量负荷过重。目前使用的是无碱基的半成品置换液，在输入半成品置换液的同时一定要准确输入 5% $NaHCO_3$ 溶液，否则会影响患者的酸碱平衡。

四、流感患者出院健康教育

（1）自我监测：若出现发热、咳嗽、呼吸急促等症状应及时诊治。

（2）饮食指导:注意饮食卫生,勤洗手,养成良好的个人卫生习惯。

（3）休息与活动:保证充分休息,加强锻炼,增强机体免疫力。

（4）定期随访。

五、思考与建议:护理应急队伍管理在禽流感防治中的作用

H7N9 型禽流感救治工作开展中需要一支反应迅速、技术精湛、高实践水平的护理应急队伍。医院作为发现和救治传染病的关键场所和前哨阵地,在突发传染病出现时,护理应急管理体系的反应速度和应对方式直接体现了医院护理管理的效率。

梯队式护理应急队伍分组响应 H7N9 禽流感作为突发的传染病,集中隔离收治危重患者时护理任务重、难度大,成立由护理部、急诊科、监护室、感染科护士长组成的护理应急管理小组,负责病区管理、护理质量监控和护士心理干预,合理进行人员、物资的调配及院内感染管理和控制,及时反馈和协调救护过程中的相关问题,保障救护工作顺利开展。

（1）病区管理组主要负责新开救治病房的物资准备及病区的日常运作。

（2）护理质量监控组负责患者护理质量控制,特别是危重症患者护理质量的改进。

（3）心理干预组则负责在重大伤害性事件中患者和护理人员的心理干预。

病区内增设一名护理组长,负责危重症患者的护理技术支持,协调当班护士的工作分配。当疫情来临护理任务突然增加时,护理部充分应用医院护理管理信息系统,从专业技术档案中了解全院应急护士的工作能力和培训经历,根据应急护士的临床经验、专业技术水平、工作责任心、心理素质挑选出护理应急人员,护理应急队员平时在各自的岗位参与临床科室护理工作,一旦突发公共卫生事件,应急护理人员将服从统筹调配梯队式进入病房,以完成患者的救治工作。应急队员熟悉急危重症患者的集束化护理和转运,能熟练进行气道管理、血管通路护理及人工肝、血液净化、呼吸机、ECMO 等护理。

H7N9 禽流感护理任务由于其特殊性使一线工作的医护人员处于高度应急的身心状态,管理层在协调、督导病区工作中应努力为医护人员提供安全、舒适的工作环境。为了保障医护人员的身心健康,开展对护士进行心理疏导、帮助解决家庭困难、改善伙食等各项支持工作,使抗击 H7N9 一线护理人员能安心工作,为患者提供优质的护理。

即时启动禽流感突发公共卫生事件应急预案是应对突发事件的关键;完备的流程、护理制度、措施的可执行性是患者救治的保障;严密的消毒隔离措施是预防感染的重点;对人力资源进行科学的组织、管理、培训、调配,保障系统的完善,以及信息资源的充分利用是成功应对突发事件的重要条件。

（冯志仙）

参 考 文 献

陈海燕,徐玲芬,崔恩海.2010.重症哮喘患者机械通气时使用镇静和肌松剂的观察与护理.中华护理杂志,45(5):420-422.

冯洁惠,徐建宁,高春华,等.2013.机械通气患者57例应用集束化镇静镇痛措施的护理.护理与康复,12(3):225-227.

高爱华,刘霞.2013.颅脑手术患者发生急性压疮的原因分析及预防进展.中华护理杂志,48(10):956-958.

胡春晓,王谦,张建余,等.2010.体外膜肺氧合转流在肺移植术中的应用.山东医药,50(27):43.

李兰娟. 2012. 人工肝脏. 第 2 版. 杭州:浙江大学出版社.

刘大为. 2010. 实用重症医学. 北京:人民卫生出版社.

龙村. 2010. ECMO 体外膜肺氧合. 北京:人民卫生出版社,1-295.

欧晓莹,李广群. 2010. 压疮防护标识及防护方案的设计与使用. 中华护理杂志,45(1):68.

肖倩霞,张志刚,李斌飞,等. 2006. 体外膜肺氧合治疗重症急性呼吸窘迫综合征的临床研究. 中国医师进修杂志,29(5):23-25.

赵举,黑飞龙,李斌飞,等. 2011. 中国体外生命支持临床汇总报告. 中国体外循环杂志,9(1):1-5.

Black J,Bahanestani MM,Cuddigan J,et al. 2007. National Pressure Ulcer Advi-sory Panel's updated pressure ulcer staging system. Adances in Skin & Wound Care,27(2):269-274.

Morandi A,Brummel NE,Ely W. 2011. Sedation,delirium and mechanical ventilation:the 'ABCDE' approach. Current Opinion in Critical Care,17(1):43-49.

第十四章　H7N9禽流感救治中院内感染的防控思考

　　人感染H7N9禽流感是由H7N9病毒引起的呼吸道感染的传染病,其传播途径还未完全明确,就目前的研究表明,H7N9感染具有有限非连续的人传人的流行病学特点。H7N9病毒是否会出现基因变异从而引发人群大规模发病有待进一步的研究,尽管H7N9疫苗已经研制成功,但距大规模的人群预防接种尚有一定距离。临床经验提示很大比例的H7N9感染患者病情危重,需要深入治疗,各级医院的大量医护人员也成了H7N9感染者的密切接触者。因此,积极做好各项感控措施,切断H7N9病毒的传播途径,避免H7N9病毒医院内感染的发生具有重要意义。根据临床经验,H7N9感染重症病例往往住院时间长,侵入性操作多,继发医院感染,尤其是多重耐药菌的感染,已经是H7N9感染患者的重要死亡原因。如何落实医院感染防控措施,阻断多重耐药菌尤其是泛耐药菌的传播途径,将是医院感染防控的重要任务。

一、建立分诊制度,加强流感患者的筛查

　　(1)规范发热患者的门诊就诊流程,避免院内交叉感染。医院是人员较为密集的公共场所,根据就诊流程,对急性发热患者进行分诊可以有效避免急性呼吸道传染病的医院内传播。

　　(2)加强发热门诊管理,落实分诊制度。根据卫生管理部门的规定,设置符合就诊流程的发热门诊是避免呼吸道疾病院内传播的重要措施之一。发热门诊应为前来就诊的患者及家属提供必要的防护用品如医用口罩,还有诊疗用品如听诊器、血压计、体温计等,做到一用一消毒。发热门诊的医务人员应做好自身防护,包括戴口罩、帽子、手套,穿隔离衣;同时按规定做好防护用品的及时更换。避免确诊或疑似呼吸道传染病患者的院内流动,应协助其完成化验、检查和配药等,对于必须外出检查的患者应做好患者转送过程中的感染防控措施,并及时通知检查部门做好消毒隔离措施。有条件的医院在发热门诊应设立独立的挂号、化验、X线、配药系统。

　　(3)开展流感病毒筛查,做到早诊断、早治疗。H7N9感染者发病早期难以从临床症状上与其他流感病毒明确区别开来,病原学检测是确诊H7N9感染的唯一手段。研究表明早期抗病毒治疗是降低H7N9感染重症化、提高H7N9感染治愈率的重要手段。因此,各级医院应积极开展流感病毒筛查,为提高筛查质量,有条件的医院可开展甲型流感病毒PCR检测。对于高度疑似的患者在病原学检测结果明确之前进行抗病毒治疗,如口服达菲。

二、在标准预防基础上做好额外预防

　　标准预防是适用于所有医疗机构和所有患者的常规感染防控措施,包括手卫生、使用防护用品、注意呼吸/咳嗽礼仪、患者安置、医疗设备仪器的清洁消毒、安全注射、职业防护等。

额外预防指针对病原体的传播途径采取的额外预防措施,如接触隔离、飞沫隔离和空气隔离。

1. 患者的安置　有条件的医疗机构可将 H7N9 患者安置在负压病房。根据目前的情况来看,H7N9 感染的流行病学特点为有限的非连续的人传人,没有 H7N9 病毒通过空气传播的依据,因此 H7N9 感染患者可安置在无负压的独立的隔离病区,各病室内应配备可人机共存的空气消毒设备。H7N9 病毒学检测阴性符合解除隔离标准后,可转出隔离病区。疑似 H7N9 感染患者应单人、单间隔离。

2. 患者探视　尽量减少探视,如确需探视时应做好探视者的指导,包括避免密切接触、正确使用口罩、帽子、手套,正确穿脱隔离衣,做好手卫生等。避免免疫功能低下家属的探视。

3. 密切接触者的筛查　目前没有 H7N9 人群大规模发病的证据,但是作为有限非连续人传人的疾病,要求有流感样症状的密切接触者及时到医疗机构筛查,建议进行病毒 PCR 检测,以提高诊断的正确性。尚没有密切接触者可预防性服用达菲。

4. 手卫生　除医务人员做好手卫生外,还应指导患者及其家属、陪护人员做好手卫生,包括及时正确地洗手和使用手卫生消毒剂。每个床单位配备手卫生消毒剂。

5. 防护用品使用　在 H7N9 感染发病机制和传播途径不完全明确的情况下,推荐使用密闭性良好的 N95 医用防护口罩,根据密闭性检测结果选择口罩的型号。轻症患者病情允许时戴外科口罩,陪护人员可戴外科口罩。患者病情不允许时陪护人员戴 N95 医用防护口罩。进行有大量痰液喷溅可能的操作时需戴护目镜/面屏,根据需要选择隔离衣或防护服。接触患者及其床单位时戴清洁手套,并及时更换,注意脱手套后应及时洗手或卫生手消毒。穿着防护用品时按手卫生、隔离衣(防护服)、医用防护口罩、护目镜/面屏、手套的顺序依次进行。脱卸防护用品时按手套、手卫生、隔离衣(防护服)、护目镜/面屏、医用防护口罩、手卫生的顺序依次进行。医用防护口罩可重复使用,但不能超过 8 小时,存放时避免二次污染。

6. 医疗仪器/设备的清洁消毒　对需送供应室清洗、消毒和灭菌的可重复使用的诊疗器械和物品,不需清点并直接放入密闭的容器,做好标识,由中央供应室集中回收,遵循流感病毒的处理程序进行清洗、消毒和灭菌。使用中的诊疗仪器设备和物体表面应每日清洁消毒,遵循先清洁后消毒的原则。可能被流感病毒污染的表面应使用对流感病毒有效的消毒剂。消毒产品的选用应遵循以下原则:尽可能对人体无害、对精密仪器设备无腐蚀、能有效消灭流感病毒、严格按产品说明书操作如保证有效的消毒时间;推荐使用具有清洁、消毒双重作用的消毒湿巾或消毒喷剂。不同患者尽可能不共用诊疗设备,必须共用时需做到一用一消毒。

7. 环境卫生　病区确保地面和物表面每日 2 次的清洁消毒。如遇污染时,应随时先去除污染物再进行清洁消毒。高频接触表面如门把手、床栏、开关、厕所等可增加清洁消毒频率。抹布和地巾一次性使用后应清洗消毒后再使用。推荐热力消毒,建议有条件的病区引入"小卫生循环"理念,确保便器、抹布、地巾等每次使用后的清洗消毒,抹布和拖布干燥备用。

8. 呼吸、咳嗽礼仪　对患者进行呼吸、咳嗽礼仪的培训指导,咳嗽或打喷嚏时用纸巾掩住口鼻,使用后的纸巾扔入医疗废物桶,病情许可时戴口罩,患者与他人保持 1m 以上的距离,接触呼吸道分泌物后立即洗手。

9. 被服管理　严格区分清洁和污染的被服,工作人员的被服与患者的分开存放和回收;被污染的被服放入回收袋中并做好标识,严禁清点被服并直接交付清洗消毒。

10. 标本的处理　病毒株的保存和使用需按照《实验室生物安全管理》的规定进行管理,使用后的痰液、咽拭子标本需高温蒸汽消毒灭菌后按医疗废物处理。

11. 医疗废物的处理　收治 H7N9 病毒感染者的病区所产生的废物均按感染性医疗废物管理,使用双层黄色医疗废物袋,锐器放入锐器盒,并做好标识。

三、特殊感染的防控

(一) 医院获得性肺炎的防控

H7N9 感染者主要为病毒性肺炎,但需注意预防和排除并发细菌性肺炎的可能,严重感染存在胃排空障碍的患者应预防吸入性肺炎的发生,避免不必要的质子泵抑制剂使用或过量使用,以免胃酸水平下降后胃内细菌定植增加。对于需进行机械通气的危重 H7N9 感染者,应做好呼吸机相关性肺炎的防控。呼吸机相关性肺炎的发生主要与口咽部定植细菌和胃分泌物的吸入有关。以下措施可预防呼吸机相关性肺炎的发生:

(1) 尽量床头抬高,持续保持半卧位,患者转运过程中也可保持床头抬高。

(2) 保持口腔清洁,减少口咽部致病菌的定植,推荐用 2% 氯己定、碳酸氢钠溶液等漱口;若怀疑口腔念珠菌感染如口腔黏膜白斑,可用制霉菌素甘油局部涂抹。

(3) 接受镇静治疗的患者进行每日唤醒,以缩短机械通气时间,但部分 H7N9 感染者存在严重 ARDS,应综合评估每日唤醒的利弊。

(4) 手卫生仍然是预防呼吸机相关性肺炎的重要手段,在接触患者和其床单位前后以及在不同患者之间,必须更换手套并进行手卫生。

(5) 如预计短期内脱机困难时应及时气管切开,使用声门下分泌物吸引气管导管。

(6) 对 H7N9 感染患者进行机械通气时,必须使用密闭式吸痰管,以避免院内感染播散。

(7) 胃排空不佳不能耐受胃内营养的患者应及时选择小肠营养,避免胃膨胀引发的吸入性肺炎的风险。

(8) 建议定期痰培养,进行细菌学监测;正确判读细菌培养结果,区分细菌定植和细菌感染。

(二) 导尿管相关尿路感染的防控

医院应有防控导尿管相关尿路感染的制度和规程,并严格遵照执行。保持尿液引流系统的通畅和完整,如密闭性被破坏时应及时更换;如疑似导尿管阻塞时应更换导尿管而不得冲洗;如男性患者残余尿极少,可用安全套导尿管代替留置导尿;留置导尿期间做好每日评估,及时发现导尿管相关尿路感染,可定期进行尿常规检查,必要时进行洁尿培养;注意区别菌尿症和尿路感染,不推荐全身性使用抗菌药物以减少菌尿症和尿路感染的发生。

（三）中央导管相关血流感染的防控

医院应该有中央导管相关血流感染（central line-associated blood stream infection，CLABSI）防控的制度和规程，并应严格执行。中心导管相关血流感染的诊断有赖于对血培养结果的正确解读。对于暂时需保留中央导管的患者，标本采集部位为外周静脉和导管处各1套标本，且两处来源的标本采集时间尽量接近。如两套血培养结果为同种菌并缺乏其他部位感染证据时可提示 CLABSI；仅来自导管的血培养结果阳性不能确诊为 CLABSI，有定植或污染的可能；仅外周静脉的血培养结果为阳性，不能确定为 CLABSI，但金黄色葡萄球菌和念珠菌除外；如两套血培养结果均为阴性，不提示 CLABSI。对于不在保留中心静脉置管的患者，应从独立的外周静脉采集两套血培养，并取出导管剪下 5cm 末梢进行培养。如1套以上血培养结果阳性，且导管末梢同种细菌阳性，提示 CLABSI 可能；如血培养结果阳性而导管培养结果阴性，细菌鉴定为金黄色葡萄球菌或念珠菌时，可考虑 CLABSI；血培养结果阴性而导管末梢结果阳性，应考虑为定植；血培养和导管末梢培养结果均阴性，排除 CLABSI。

手卫生是防控 CLABSI 的重要环节。此外，在置管或经导丝更换导管时应遵循无菌操作原则，戴清洁帽子和医用口罩；戴无菌手套和穿无菌手术衣；避免导丝的污染，使用长导丝时应采用最大无菌屏障，如非长导丝，可使用小无菌巾；一旦导丝被污染，必须更换。氯己定有持续抗菌活性，首选氯己定用于皮肤消毒；此外可选择碘伏、乙醇溶液。使用氯己定每日擦浴可减少皮肤表面的暂居菌，并抑制其生长，从而减少 CLABSI 的风险。

（四）抗生素相关性腹泻（ADD）的防控

抗菌药物相关性腹泻为使用抗菌药物后发生的与药物有关的腹泻。因为任何抗菌药物均可诱发 ADD，因此必须合理使用抗菌药物。对于2个月内使用过抗菌药物并出现腹泻症状者及时进行病原学检测，包括艰难梭菌，积极补充微生态制剂可预防 ADD，对于腹泻患者应适当调整饮食和肠内营养的配方。

（五）多重耐药菌感染的防控

多重耐药菌院内感染的发生与下列因素有关：手卫生、抗生素合理应用、环境卫生、隔离措施的落实、避免诊疗设备共用、仪器设备的清洁消毒、患者口腔和皮肤等的管理、细菌主动监测、预防医院感染发生等。常见的多重耐药菌感染包括鲍曼不动杆菌、肺炎克雷伯菌、铜绿假单胞菌、MRSA、VRE、艰难梭菌等；临床中应加强高危人群的筛查，注意研读细菌学检测结果，鉴别细菌定植或感染，避免抗菌药物的大量使用加重多重耐药菌感染的发生。

（汤灵玲）

参 考 文 献

胡必杰，刘荣辉，陈文森. 2013. SIFIC 医院感染预防与控制临床实践指引（2013 年）. 上海：上海科学技术出版社.

Cohen SH，Gerding DN，Johnson S，et al. 2010. Clinical practice guidelines for Clostridium difficile infection in adults：2010 update by the society for healthcare epidemiology of America（SHEA）and the infectious diseases society of America（IDSA）. Infect Control Hosp Epidemiol，31（5）：431-455.

附录一 典型病例分析

典型病例

患者,女性,64 岁。患者 1 周前无明显诱因出现畏寒、乏力,无明显发热,无寒战及明显胸闷气促、咳嗽咳痰等不适,第 2 日去当地卫生院就诊,测体温 36.4℃,予抗感染治疗,症状未见好转。3 日前去当地人民医院就诊,测体温 39.4℃,胸部 CT 示"左肺上叶炎症样病变,右肺少许病灶,左侧少量胸腔积液",拟诊"肺炎",予哌拉西林他唑巴坦针 2.5g,每日 2 次抗菌治疗,但症状未见好转,每日发热,且出现胸闷气促、咳嗽、咳少许白色黏痰等症状,并逐渐加重,测氧饱和度为 70% 左右,查 H7N9 病毒核酸阳性,予气管插管后转来笔者所在医院。患者有在家中养鸡、接触家禽的病史。既往有高血压病史十余年,最高血压为 160/100mmHg 左右,目前口服非洛地平片 1 片、每日 2 次,血压控制可。患者长期口服阿司匹林肠溶片 1 片、每日 1 次,美托洛尔片 1/2 片、每日 2 次,辛伐他汀片 1 片、每日 1 次。16 岁时得过伤寒,治愈;7 年前行胆囊切除手术。

入院时体格检查:T 37.1℃,P 42 次/min,R 19 次/min,BP 71/42mmHg,SPO_2 68%,镇静状态,气管插管,呼吸皮囊辅助通气,双侧瞳孔等大,光反射迟钝,口唇发绀,颈软、无抵抗,颈静脉无怒张,两肺呼吸音粗,可闻及痰鸣音,HR 42 次/min,心律齐,心音低钝,未闻及明显病理性杂音,腹软,肝脾肋下未及,移动性浊音阴性,肠鸣音存在,四肢肌张力正常,疼痛刺激下四肢可见活动,双下肢无水肿,双侧巴氏征阴性。

入院后辅助检查

血常规(五分类):白细胞计数 $2.1×10^9$/L,中性粒细胞 83.0%,淋巴细胞 11.8%,单核细胞 5.2%,嗜酸粒细胞 0,嗜碱粒细胞 0,红细胞计数 $3.59×10^{12}$/L,血红蛋白 103g/L,血小板计数 $117×10^9$/L,血型 A 型,Rh(D)血型阳性。

尿常规:镜下白细胞 0~3/HP,隐血(-),蛋白质 0.3(+)g/L,胆红素(-),酮体(-),尿胆原(±),pH5.50,比重 1.020。

血生化:总蛋白 47.5g/L,白蛋白 24.3g/L,球蛋白 23.2g/L,白/球蛋白比值 1.1,谷丙转氨酶 106U/L,谷草转氨酶 191U/L,碱性磷酸酶 189U/L,胆碱酯酶 3725U/L,总胆汁酸 3μmol/L,总胆红素 4μmol/L,直接胆红素 3μmol/L,间接胆红素 1μmol/L,谷氨酰转肽酶 45U/L,肾小球滤过率(MDRD)84.6ml/min,肌酐 65μmol/L,尿素 4.6mmol/L,尿酸 205μmol/L,钾 4.50mmol/L,钠 138mmol/L,氯 110mmol/L,总钙 1.89mmol/L,镁 0.90mmol/L,无机磷 0.55mmol/L,乳酸脱氢酶 577U/L,磷酸肌酸激酶 165U/L,肌酸激酶同工酶 22U/L,羟丁酸脱氢酶 421U/L。

B-型脑尿钠肽:49pg/ml。

血清肌钙蛋白 I 测定:0.012ng/ml。

C-反应蛋白测定:107.50mg/L。

血气+乳酸:血液酸碱度 7.43,二氧化碳分压 33.0mmHg,氧分压 50.0mmHg,碳酸氢根浓度 21.9mmol/L,实际碱剩余-1.9mmol/L,血氧饱和度 86.0%,乳酸 1.3mmol/L。

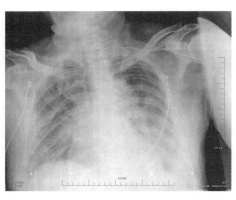

附图 1-1　胸部 X 线片

H7N9 流感病毒 RNA 检测（痰）：流感病毒 A 型 RNA 测定阳性，H7N9 流感病毒 RNA 测定阳性。

床边胸部 X 线片：两肺感染，左侧为甚，左侧胸腔积液（附图 1-1）。

心脏彩超：主动脉硬化，左心室舒张压减低，三尖瓣轻度反流，肺动脉收缩压增高（估测肺动脉收缩压为 50mmHg）。

腹部彩超：肝脾未见异常，胆囊术后，后腹膜扫查未见明显异常，腹腔未见明显积液。

入院诊断

（1）人感染 H7N9 重症肺炎，急性呼吸衰竭，胸腔积液。

（2）感染性休克。

（3）高血压 2 级。

治疗经过

患者病情危重，予重症监护、有创监测生命体征，呼吸机辅助通气 PC 模式，FiO_2 60%，PEEP 10cmH_2O，氧饱和度 94% 左右，根据病情采用"四抗二平衡"的救治方案：①抗病毒治疗；②抗炎症因子风暴；③抗休克；④抗继发细菌感染；⑤维持水、电解质、酸碱平衡；⑥维持微生态平衡。按治疗方案予奥司他韦 75mg，2 次/日，联合帕拉米韦 600mg/日抗病毒治疗。并予李氏人工肝治疗（包括血浆置换和持续床边超滤），以清除"细胞因子风暴"，调节患者体内的液体平衡，纠正酸碱平衡，改善休克状态。酌情适量糖皮质激素（甲泼尼龙 40mg/日或地塞米松 5mg/日）治疗 3 日，以降温和减少肺部液体的渗出。予哌拉西林他唑巴坦抗菌治疗。坚持酪酸梭菌活菌鼻饲或口服，并监测患者肠内 6 种优势细菌菌量的变化，同时辅以其他对症支持治疗。10 日后患者病情开始出现转机，H7N9 核酸阴转，体温逐步恢复至基本正常状态，肺氧合功能好转，辅助呼吸氧浓度和压力下调，3 周后患者辅助通气改 PSV 模式，锻炼 2 日后停呼吸机，改文丘里，氧浓度 30% 支持，根据病情继续下调氧浓度，改鼻导管吸氧。加强心理疏导。复查肺部 CT：两肺多发感染，病灶较前吸收好转。

讨论

2013 年 3 月，我国上海、安徽出现新型人感染 H7N9 禽流感疫情，截至目前，病例数超过 400 例，病死率高达 30%。作为新发突发公共卫生事件，其高病死率和潜在的流行风险已引起全球关注。截至 2014 年 6 月 16 日浙江大学医学院附属第一医院共收治 83 例 H7N9 禽流感病例，在临床救治中积累了丰富的经验，我们发现这些患者往往会出现低氧血症、ARDS、休克、多脏器功能不全或衰竭而死亡。制定较为完善的救治方案是赢得病情转机的关键。据文献报道，早期抗病毒治疗是提高 H1N1、H5N2 患者存活率至关重要的因素，所以早诊断、早期使用有效的抗病毒治疗非常重要。患者处流行区，平时有养鸡史，本次突然出现畏寒、乏力、发热伴胸闷气促 3 日，当地医院的医师有着高度的敏感性，予查 H7N9 病毒核酸，使患者得到了及时的诊断。考虑到该患者处于昏迷状态，胃排空差，口服药物吸收差，故奥司他韦联合帕拉米韦抗病毒治疗，入院第 12 日该患者病毒核酸转阴。在患者病毒转阴前的这段时间,生命支持很重要。在 H7N9 病毒感染的极期,机体处于损伤应激反应状态,出现全身炎症反应综合征(SIRS),产生大量的细胞因子,患者机体内 C-反应蛋白、IP-10、MIG、MIP-1β、MCP-1、IL-6、IL-8 和 IFN-α 明显升高,我们称之为"细胞因子风暴"。而 SIRS、多脏器功能不全(MODS)、多脏器衰竭(MOF)是一个逐渐发展、动态变化的过程,所以及时纠正患者体内的免疫紊乱,补充有益的细胞因子,阻止或清除产生的"细胞因子风暴"是该患者治疗的关键。我们在患者入院第 2 日(起病第 8 日),及时地对她进行了李氏人工肝治疗(选择性血浆置换+持续血液滤过),分别在入院第 2 日和第 4 日进行了 2 次选择性血浆置换,其余时间均进行持续血液滤过,既及时清除炎症因子,又对患者体内的水、电解质和酸碱平衡进行管理和调节,对迅速改善休克症状、改善肺泡液体渗出、防止心肾衰竭有着积极的作用。经液体复苏并佐以血管活性药物,患者的休克状态被很快纠正。同时,我们体会到在治疗 H7N9 感染重症肺炎时,糖皮质激素在改善症状和减少肺泡渗出方面有一定的作用,但不宜大剂量和长期使用。已有文献报道,目前没有确凿的临床依据认为系统的糖皮质激素治疗是细菌性肺炎或病毒性肺炎的标准支持治疗手段。曹彬等报道 H7N9 患者接受系统的糖皮质激素治疗反而增加了住院病死率。我们对 H7N9 患者的抗菌药物治疗严格把关,防止滥用,谨防引起二重感染。并在患者可以开始肠内营养后立即补给肠道益生菌,并进行肠道优势菌群的监测,帮助患者尽快地恢复胃肠道功能。

该 H7N9 重症肺炎患者的救治,是我们成功贯彻"四抗二平衡"治疗方案的典型案例,尤其是李氏人工肝技术,能及时清除炎症因子,同时能纠正休克,改善心、肺、肾功能,在这类危重症的救治过程中起着十分重要的作用。

(徐小微)

参 考 文 献

Bin Cao,Frederick G. 2013. Therapy of H7N9 pneumonia:current perspectives. Expert Rev Anti Infect Ther,11(11):1123-1126.

Cao B. 2013. What clinicians should know to fight against the novel avian-origin influenza A(H7N9)virus. Chin Med J,126(12):2205,2206.

Chan PK,Lee N,Zaman M,et al. 2012. Determinants of antiviral effectiveness in influenza virus A subtype H5N1. J Infect Dis,206(9):1359-1366.

Chen Y,Liang W,Yang S,et al. 2013. Human infections with the emerging avian influenza A H7N9 virus from wet market poultry:clinical analysis and characterizationof viral genome. Lancet,381(9881):1916-1925.

Fouchier RA,Kawaoka Y,Cardona C,et al. 2013. Gain-of-function experiments on H7N9. Science,341:612,613.

Jonges M,Meijer A,Fouchier RA,et al. 2013. Guiding outbreak management by the use of influenza A(H7Nx)virus sequence a nalysis. Euro Surveill,18(16):20460.

Po'voa P,Salluh JI. 2012. What is the role of steroids in pneumonia therapy. Curr Opin Infect Dis,25(2):199-204.

Uyeki TM,Cox NJ. 2013. Global concerns regarding novel influenza A(H7N9)virus infections. N Engl J Med,368(20):1862-1864.

Yang S,Cao B,Liang L,et al. 2013. Antiviral therapy and outcomes of patients with pneumonia caused by influenza A pandemic(H1N1)virus. PLoS One,7(1):e29652.

Zhou J,Wang D,Gao R,et al. 2013. Biological features of novel avian influenza A(H7N9)virus. Nature,499(7459):500-503.

附录二　人感染 H7N9 禽流感诊疗方案
（2014 年第 1 版）

人感染 H7N9 禽流感是由 H7N9 禽流感病毒引起的急性呼吸道感染性疾病,其中重症肺炎病例常可合并急性呼吸窘迫综合征、感染性休克,甚至多器官衰竭。早发现、早报告、早诊断、早治疗,加强重症病例救治,注意中西医并重,是有效防控、提高治愈率、降低病死率的关键。

一、病 原 学

禽流感病毒属正黏病毒科甲型流感病毒属。甲型流感病毒颗粒呈多形性,其中球形直径为 80~120nm,有囊膜。基因组为分节段单股负链 RNA。依据其外膜血凝素(H)和神经氨酸酶(N)蛋白抗原性不同,目前可分为 16 个 H 亚型(H1~H16)和 9 个 N 亚型(N1~N9)。禽甲型流感病毒除感染禽外,还可感染人、猪、马、水貂和海洋哺乳动物。可感染人的禽流感病毒亚型为 H5N1、H9N2、H7N7、H7N2、H7N3 等,此次为 H7N9 禽流感病毒。该病毒为新型重配病毒,编码 HA 的基因来源于 H7N3,编码 NA 的基因来源于 H7N9,其 6 个内部基因来自于 H9N2 禽流感病毒。

禽流感病毒普遍对热敏感,对低温抵抗力较强,65℃加热 30 分钟或煮沸(100℃)2 分钟以上可灭活。病毒在较低温下可存活 1 周,在 4℃水中或有甘油存在的情况下可保持活力 1 年以上。

二、流 行 病 学

(一) 传染源

目前已经在禽类及其分泌物或排泄物以及活禽市场环境标本中检测和分离到 H7N9 禽流感病毒,与人感染 H7N9 禽流感病毒高度同源。传染源可能为携带 H7N9 禽流感病毒的禽类。目前,大部分为散发病例,有个别家庭聚集发病现象,但尚无持续人际间传播的证据。

(二) 传播途径

可经呼吸道传播或密切接触感染禽类的分泌物或排泄物而获得感染;或通过接触病毒污染的环境传播至人;不排除有限的非持续的人传人。

(三) 高危人群

在发病前 1 周内接触过禽类或者到过活禽市场者,特别是老年人。

三、发病机制和病理

H7N9 禽流感病毒可以同时结合唾液酸 α-2,3 型受体(禽流感病毒受体)和唾液酸 α-2,6 型受体(人流感病毒受体),较 H5N1 禽流感病毒更易与人上呼吸道上皮细胞(以唾液酸 α-2,6 型受体为主)结合,相对于季节性流感病毒更容易感染人的下呼吸道上皮细胞(唾液酸 α-2,3 型受体为主)。H7N9 禽流感病毒感染人体后,可以诱发"细胞因子风暴",导致全身炎症反应,可出现 ARDS、休克及多脏器衰竭。个别重症病例下呼吸道病毒可持续阳性至病程的 3 周以上。

四、临 床 表 现

根据流感的潜伏期及现有人感染 H7N9 禽流感病例的调查结果,潜伏期一般为 3~4 日。

(一) 症状、体征和临床特点

患者一般表现为流感样症状,如发热、咳嗽、少痰,可伴有头痛、肌肉酸痛、腹泻等全身症状。重症患者病情发展迅速,多在发病 3~7 日出现重症肺炎,体温大多持续在 39℃以上,出现呼吸困难,可伴有咳血痰。常快速进展为急性呼吸窘迫综合征、脓毒症、感染性休克,甚至多器官功能障碍,部分患者可出现胸腔积液等表现。

(二) 实验室检查

1. 血常规　白细胞总数一般不高或降低。重症患者多有白细胞总数及淋巴细胞减少,可有血小板降低。

2. 血生化检查　肌酸激酶、乳酸脱氢酶、天门冬氨酸氨基转移酶、丙氨酸氨基转移酶多升高,C-反应蛋白升高,肌红蛋白可升高。

3. 病原学及相关检测　抗病毒治疗之前必须采集呼吸道标本送检(如鼻咽分泌物、口腔含漱液、呼吸道分泌物、气管吸出物),气管深部咳痰或气管吸出物检测阳性率高于上呼吸道标本。有病原学检测条件的医疗机构应尽快检测,无病原学检测条件的医疗机构应留取标本尽快送指定机构检测。

(1) 核酸检测:对可疑患者呼吸道标本采用 Real-Time PCR(或普通 RT-PCR)检测 H7N9 禽流感病毒核酸,在人感染 H7N9 禽流感病毒病例早期识别中宜首选核酸检测。对重症病例应定期行呼吸道分泌物核酸检测,直至转阴。有人工气道者优先采集气道内吸取物(ETA)。

(2) 甲型流感病毒抗原检测:呼吸道标本甲型流感病毒抗原快速检测阳性,仅适用于没有核酸检测条件的医疗机构作为初筛实验。

(3) 病毒分离:从患者呼吸道标本中分离 H7N9 禽流感病毒。

(4) 动态检测急性期和恢复期双份血清 H7N9 禽流感病毒特异性抗体水平呈 4 倍或以上升高。

（三）胸部影像学检查

发生肺炎的患者肺内出现片状阴影。重症患者病变进展迅速,常呈双肺多发磨玻璃影及肺实变影像,可合并少量胸腔积液。发生 ARDS 时,病变分布广泛。

（四）预后

人感染 H7N9 禽流感重症患者预后差。影响预后的因素可能包括患者年龄、基础疾病、并发症等。

五、诊断与鉴别诊断

（一）诊断

根据流行病学接触史、临床表现及实验室检查结果,可做出人感染 H7N9 禽流感的诊断。在流行病学史不详的情况下,根据临床表现、辅助检查和实验室检测结果,特别是从患者呼吸道分泌物标本中分离出 H7N9 禽流感病毒,或 H7N9 禽流感病毒核酸检测阳性,或动态检测双份血清 H7N9 禽流感病毒特异性抗体水平呈 4 倍或以上升高,可作出人感染 H7N9 禽流感的诊断。

1. 流行病学史　发病前 1 周内接触禽类及其分泌物、排泄物或者到过活禽市场,或者与人感染 H7N9 禽流感病例有流行病学联系。

2. 诊断标准

（1）疑似病例:符合上述临床表现,甲型流感病毒抗原阳性,或有流行病学史。

（2）确诊病例:符合上述临床表现,或有流行病学接触史,并且呼吸道分泌物标本中分离出 H7N9 禽流感病毒或 H7N9 禽流感病毒核酸检测阳性,或动态检测双份血清 H7N9 禽流感病毒特异性抗体水平呈 4 倍或以上升高。

（3）重症病例:符合下列任一条标准,即诊断为重症病例。

1）胸部 X 线显示为多叶病变或 48 小时内病灶进展>50%。

2）呼吸困难,呼吸频率>24 次/min。

3）严重低氧血症,吸氧流量在 3~5L/min 条件下,患者 $SPO_2 \leqslant 92\%$。

4）出现休克、ARDS 或 MODS(多器官功能障碍综合征)。

易发展为重症的危险因素如下:

1）年龄>60 岁。

2）合并严重基础病或特殊临床情况,如心脏或肺部基础疾病、高血压、糖尿病、肥胖、肿瘤、免疫抑制状态、孕妇等。

3）发病后持续高热(T>39℃)3 日及以上。

4）淋巴细胞计数持续降低。

5）CRP、LDH 及 CK 持续增高。

6）胸部影像学提示肺炎。

出现以上任一条情况的患者,可能进展为重症病例或出现死亡,应当高度重视。

（二）鉴别诊断

应注意与人感染高致病性 H5N1 禽流感等其他禽流感、季节性流感(含甲型 H1N1 流感)、细菌性肺炎、传染性非典型肺炎(SARS)、中东呼吸综合征(MERS)、腺病毒肺炎、衣原体肺炎、支原体肺炎等疾病进行鉴别诊断。鉴别诊断主要依靠病原学检查。

六、治　疗

（一）隔离治疗

对疑似病例和确诊病例应尽早隔离治疗。

（二）对症治疗

可吸氧,根据缺氧程度可采用鼻导管、开放面罩及储氧面罩进行氧疗。高热者可进行物理降温或应用解热药物。咳嗽、咳痰严重者可给予复方甘草片、盐酸氨溴索、乙酰半胱氨酸、可待因等止咳祛痰药物。

（三）抗病毒治疗

应尽早应用抗流感病毒药物。

1. 抗病毒药物使用原则

（1）在使用抗病毒药物之前应留取呼吸道标本。

（2）抗病毒药物应尽量在发病 48 小时内使用,重点在以下人群中使用。

1）人感染 H7N9 禽流感病例。

2）甲型流感病毒抗原快速检测阳性的流感样病例。

3）甲型流感病毒抗原快速检测阴性或无条件检测的流感样病例,具有下列情形者,亦应使用抗病毒药物。

A. 与疑似或确诊病例有密切接触史者(包括医护人员)出现流感样症状。

B. 聚集性流感样病例。

C. 1 周内接触过禽类的流感样病例。

D. 有慢性心肺疾病、高龄、妊娠等情况的流感样病例。

E. 病情快速进展及临床上认为需要使用抗病毒药物的流感样病例。

F. 其他不明原因的肺炎病例。

（3）对于临床认为需要使用抗病毒药物的病例,即使发病超过 48 小时也应使用。

2. 神经氨酸酶抑制剂

（1）奥司他韦:成人剂量75mg,每日 2 次,疗程5~7 日,重症病例剂量可加倍,疗程可延长 1 倍以上。1 岁及以上年龄的儿童患者应根据体重给药,体重不足 15kg 者,予 30mg 每日 2 次;体重 15~23kg 者,予 45mg 每日 2 次;体重不足 23~40kg 者,予 60mg 每日 2 次;体重大于 40kg 者,予 75mg 每日 2 次。对于吞咽胶囊有困难的儿童,可选用奥司他韦混悬液。

（2）帕拉米韦:重症病例或无法口服者可用帕拉米韦氯化钠注射液,成人用量为 300~

600mg,静脉滴注,每日 1 次,1~5 日,重症病例疗程可适当延长。目前临床应用数据有限,应严密观察不良反应。

（3）扎那米韦:成人及 7 岁以上的青少年每日 2 次,间隔 12 小时,每次 10mg(分 2 次吸入)。

3. 离子通道 M2 阻滞剂 目前监测资料显示所有 H7N9 禽流感病毒对金刚烷胺和金刚乙胺耐药,不建议使用。

（四）中医药辨证论治

（1）疫毒犯肺,肺失宣降证(疑似病例或确诊病例病情轻者)。

症状:发热,咳嗽,少痰,头痛,肌肉关节疼痛。舌红苔薄,脉数滑。

治法:清热解毒,宣肺止咳。

参考处方和剂量:银翘散合白虎汤。

金银花 30g　连翘 15g　炒杏仁 15g　生石膏 30g　知母 10g　桑叶 15g　芦根 30g　青蒿 15g　黄芩 15g　生甘草 6g

水煎服,每日 1~2 剂,每 4~6 小时口服一次。

加减:咳嗽甚者加枇杷叶、浙贝母。

中成药:可选择疏风解毒胶囊、连花清瘟胶囊、金莲清热泡腾片等具有清热解毒、宣肺止咳功效的药物。

中药注射液:痰热清注射液、喜炎平注射液、热毒宁注射液、血必净注射液、参麦注射液。

（2）疫毒壅肺,内闭外脱证(临床表现为高热、急性呼吸窘迫综合征、感染性休克等患者)。

症状:高热,咳嗽,痰少难咳,憋气,喘促,咯血,或见咳吐粉红色泡沫痰,伴四末不温,四肢厥逆,躁扰不安,甚则神昏谵语。舌暗红,脉沉细数或脉微欲绝。

治法:解毒泻肺,益气固脱。

参考处方和剂量:宣白承气汤合参萸汤。

生大黄 10g　全瓜蒌 30g　炒杏仁 10g　炒葶苈子 30g　生石膏 30g　生栀子 10g　虎杖 15g　莱菔子 15g　山萸肉 15g　西洋参 15g

水煎服,每日 1~2 剂,每 4~6 小时口服或鼻饲一次。

加减:高热、神志恍惚,甚至神昏谵语者,上方送服安宫牛黄丸;肢冷、汗出淋漓者加炮附子、煅龙骨和煅牡蛎。

中成药:可选择参麦注射液、参附注射液、痰热清注射液、血必静注射液、喜炎平注射液及热毒宁注射液。

以上中药汤剂、中成药和中药注射液不作为预防使用,应早期使用中西医结合治疗。

（五）加强支持治疗和预防并发症

注意休息、多饮水、增加营养,给予易消化的饮食,维持水、电解质平衡。如出现明显低钠血症,应积极补充氯化钠。对于低钾血症,应给予氯化钾、门冬氨酸钾等补钾治疗。密切观察病情,监测并预防并发症。抗菌药物应在明确继发细菌感染时或有充分证据提示继发细菌感染时使用。

（六）重症病例的治疗

具体参照《人感染 H7N9 禽流感医疗救治专家共识》重症病例的治疗部分。

七、医院感染防控

严格规范收治人感染 H7N9 禽流感患者医疗机构的医院感染防控措施。遵照标准预防的原则,根据疾病传播途径采取防控措施。具体措施依据《人感染 H7N9 禽流感医院感染预防与控制技术指南(2013 年版)》的相关规定。

八、转科或出院标准

(1)因基础疾病或并发症较重,需较长时间住院治疗的患者,待人感染 H7N9 禽流感病毒核酸检测连续 2 次阴性后,可转出隔离病房进一步治疗。

(2)体温正常,临床症状基本消失,呼吸道标本人感染 H7N9 禽流感病毒核酸检测连续 2 次阴性,可以出院。

有疫情地区人感染 H7N9 禽流感早检早治流程见附图 2-1。

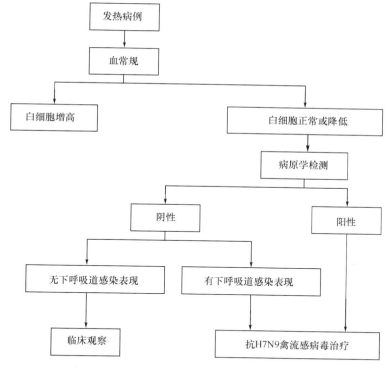

附图 2-1　人感染 H7N9 禽流感早检早治流程图

注:对于血常规检查白细胞不高或者降低的病例,应当行甲型流感或 H7N9 禽流感病原学检测。

(1)具备 PCR 检测条件的,应行 H7N9 或 H7 核酸检测。

(2)不具备 PCR 检测条件的,可先行甲型流感病毒抗原检测。

(3)甲型流感或 H7N9 禽流感病原学检测阳性,应抗病毒治疗;病原学检测虽为阴性,但临床高度怀疑的病例,仍应当行抗病毒治疗。

附录三 人感染 H7N9 禽流感医院感染预防与控制技术指南(2013 年版)

为进一步指导医疗机构做好人感染 H7N9 禽流感医院感染预防与控制工作,降低发生人感染 H7N9 禽流感医院感染的风险,规范医务人员行为,特制订本技术指南。

一、基 本 要 求

(1) 医疗机构应当根据人感染 H7N9 禽流感的流行病学特点,针对传染源、传播途径和易感人群,结合实际情况,建立预警机制,制订应急预案和工作流程。

(2) 医疗机构应当开展临床医务人员的培训,提高医务人员对人感染 H7N9 禽流感医院感染预防与控制意识、报告与处置能力,做到早发现、早诊断、早隔离、早报告。

(3) 医疗机构应当加强医院感染监测工作,发现疑似或确诊人感染 H7N9 禽流感感染患者时,应当按照有关要求,及时报告,做好相应的处置工作。

(4) 医疗机构应当规范消毒、隔离和防护工作,为医务人员提供充足、必要、符合要求的消毒和防护用品,确保消毒、隔离和个人防护等措施落实到位。

(5) 严格按照《医疗机构消毒技术规范》的规定,做好医疗器械、污染物品、物体表面、地面等清洁与消毒;按照《医院空气净化管理规范》的规定,加强诊疗环境的通风,必要时进行空气消毒。

(6) 在人感染 H7N9 禽流感感染患者诊治过程中产生的医疗废物,应根据《医疗废物管理条例》和《医疗卫生机构医疗废物管理办法》的有关规定进行管理和处置。

二、医院感染预防与控制

(一) 发热门诊

(1) 应当建立疑似、确诊患者隔离、转出和救治的工作流程,其建筑布局和工作流程应当符合《医院隔离技术规范》等有关要求。发热门诊出入口应设有手卫生设施。

(2) 医务人员在诊疗工作中应当遵循标准预防原则,接触所有患者时均应当戴外科口罩,严格执行手卫生等措施。接触疑似患者或确诊患者时应当戴医用防护口罩。

(3) 医务人员应当掌握人感染 H7N9 禽流感感染的流行病学特点与临床特征,对疑似或确诊患者立即采取隔离措施并及时报告。患者转出后按《医疗机构消毒技术规范》进行终末处理。

(4) 医务人员进入或离开发热门诊时,要按照有关要求,正确穿脱防护用品。

(5) 陪伴者及病情允许的患者应当戴外科口罩。

（二）急诊

（1）应当建立预检分诊制度,制订并完善重症患者的转出、救治应急预案并严格执行。

（2）应当设置一定的隔离区域以满足疑似或确诊患者就地隔离和救治的需要。

（3）医务人员应当严格遵照标准预防的原则进行个人防护和诊疗环境的管理。

（4）诊疗区域应保持良好的通风,并定时清洁消毒。

（三）普通病区（房）

（1）应当备有应急隔离室,用于疑似或确诊患者的隔离与救治,建立相关工作制度及流程,备有充足的应对急性呼吸道传染病的消毒和防护用品。

（2）病区(房)内发现疑似或确诊患者,启动相关应急预案和工作流程,对患者实施及时有效的隔离和救治。

（3）疑似或确诊患者宜专人诊疗与护理,限制无关医务人员的出入,原则上不探视;有条件的可以安置在负压病房或及时转到有隔离和救治能力的专科医院。患者转出后按《医疗机构消毒技术规范》进行终末处理。

（四）收治疑似或确诊人感染 H7N9 禽流感感染患者的病区（房）

（1）建筑布局和工作流程应当符合《医院隔离技术规范》等有关要求。

（2）对疑似或确诊患者应当及时采取隔离措施,疑似患者和确诊患者应当分开安置;疑似患者进行单间隔离,经病原学确诊的同类型感染患者可以同室安置。

（3）根据人感染 H7N9 禽流感的传播途径,在实施标准预防的基础上,采取飞沫隔离和接触隔离等措施。具体措施如下:

1）医务人员进入或离开隔离病房时,应当遵循《医院隔离技术规范》的有关要求,并正确穿脱防护用品。

2）原则上患者的活动限制在隔离病房内,若确需离开隔离病房或隔离区域,应当采取相应措施如戴外科口罩,防止造成交叉感染。

3）用于疑似或确诊患者的听诊器、体温计、血压计等医疗器具应专人专用。非专人专用的医疗器具使用后,应当进行彻底清洁和消毒。

4）严格探视制度,原则上不设陪护。

（五）医务人员的防护

（1）医务人员应当按照标准预防的原则,根据其传播途径采取飞沫隔离和接触隔离的防护措施。

（2）医务人员使用的防护用品应当符合国家有关标准。

（3）每次接触患者前后应当严格遵循《医务人员手卫生规范》要求,及时正确地进行手卫生。

（4）医务人员应当根据导致感染的风险程度采取相应的防护措施。

1）接触患者的血液、体液、分泌物、排泄物、呕吐物及污染物品时应戴清洁手套,脱手套后洗手。

2）可能受到患者血液、体液、分泌物等物质喷溅时,应戴外科口罩或医用防护口罩、护目镜,穿隔离衣。

3）对疑似或确诊患者进行气管插管操作时,应戴医用防护口罩、护目镜,穿隔离衣。

4）外科口罩、医用防护口罩、护目镜、隔离衣等防护用品被患者血液、体液、分泌物等污染时应当及时更换。

5）正确穿戴和脱摘防护用品,脱去手套或隔离服后立即洗手或手消毒。

6）处理所有的锐器时应当防止被刺伤。

7）每个患者用后的医疗器械、器具应当按照《医疗机构消毒技术规范》的要求进行清洁与消毒。

（六）加强对患者的管理

（1）应当对疑似或确诊患者及时进行隔离,并按照指定路线由专人引导进入病区。

（2）病情允许时,患者应当戴外科口罩;指导患者咳嗽或者打喷嚏时用卫生纸遮掩口鼻,在接触呼吸道分泌物后应当使用清洁剂洗手或者使用手消毒剂消毒双手。

（3）患者出院、转院后按《医疗机构消毒技术规范》进行终末消毒。

（4）患者死亡后,应当及时对尸体进行处理。处理方法为:用双层布单包裹尸体,装入双层尸体袋中,由专用车辆直接送至指定地点火化;因民族习惯和宗教信仰不能进行火化的,应当经上述处理后,按照规定深埋。

附录四　人感染 H7N9 禽流感临床路径

一、适 用 对 象

适用对象为第一诊断为人感染 H7N9 禽流感患者(ICD10:无)。

二、诊 断 依 据

根据《人感染 H7N9 禽流感诊疗方案》(国家卫计委,2013 年第 2 版)出现流感样临床表现,同时有以下一种或一种以上实验室检测结果即可诊断:

(1)甲型 H7N9 禽流感病毒核酸检测阳性(可采用 Real-Time RT-PCR 和 RT-PCR 方法)。

(2)痰标本或者鼻咽拭子中分离到甲型 H7N9 禽流感病毒。

三、选择治疗方案的依据

治疗方案的依据为《人感染 H7N9 禽流感诊疗方案》(国家卫计委,2013 年第 2 版)。

(1)诊断明确。

(2)征得患者及家属的同意。

四、进入筛选路径标准

(1)发病前 7 日内与禽类及其分泌物或排泄物有密切接触,出现流感样临床表现,血常规、心肌酶谱及胸部影像学有特征性改变。密切接触是指在未采取有效防护措施的情况下,诊治、照看传染期 H7N9 禽流感患者;与患者共同生活;接触过患者的呼吸道分泌物、体液等。流感样症状指发热、咳嗽、咳痰、肌肉酸痛、全身不适等。

(2)发病前 7 日内曾到过 H7N9 禽流感流行(出现病毒的持续人间传播和基于社区水平的流行、暴发)的地区,出现流感样临床表现,血常规、心肌酶谱及胸部影像学有特征性改变。

(3)有基础疾病或特殊情况,如慢性心肺疾病、高龄、孕妇等,出现流感样临床表现,有或无血常规、心肌酶谱及胸部影像学特征性改变。

(4)出现流感样临床表现,有或无血常规、心肌酶谱及胸部影像学特征性改变,病情发展迅速,出现咳血痰、呼吸困难、意识障碍及急性肾损伤。

五、筛选路径最长时间 2 日所必须检查的项目

（1）H7N9 禽流感病毒核酸检测。
（2）血常规+血型。
（3）尿常规。
（4）粪便常规+隐血。
（5）心肌酶谱。

六、筛选期用药

H7N9 禽流感患者常规治疗组套如下：
（1）抗病毒类。
（2）氧疗。
（3）改善症状类（退热、化痰、止咳等）。
（4）营养补液类。
（5）中药。
（6）其他。

七、进入路径标准

进入路径标准为出现流感样临床表现，同时有以下一种或两种实验室检测结果：
（1）H7N9 禽流感病毒核酸检测阳性（可采用 Real-Time RT-PCR 和 RT-PCR 方法）。
（2）分离到 H7N9 禽流感病毒。

八、排 除 标 准

（1）其他致流感样症状疾病引起的流感样临床表现。出现流感样临床表现，但出现以下一种或两种实验室检测结果：H7N9 禽流感病毒核酸检测阴性；未分离到 H7N9 禽流感病毒。
（2）患者和（或）家属等因素不适合行临床路径管理者。

九、临床路径管理阶段用药

1. 抗病毒类
（1）奥司他韦的剂量及用法见附表 4-1。

附表 4-1　奥司他韦的剂量及用法

体重	每次剂量(mg)	用法
不足 15kg	30	每日 2 次
15~23kg	45	每日 2 次
23~40kg	60	每日 2 次
成人	75	每日 2 次,重症可加倍

疗程:至少 5 日,如 H7N9 禽流感病毒核酸持续阳性,需使用到核酸阴转。

(2)扎那米韦:成人及 7 岁以上青少年 10mg,每 12 小时吸入 1 次。

(3)帕拉米韦:成人 300~600mg,静脉滴注,每日 1 次,疗程 1~5 日。应用于重症病例或无法口服者。

2. 抗 ARDS 治疗　抗 ARDS 治疗包括吸氧、CPAP 及机械通气。

3. 抗休克治疗　加强循环支持,及时发现休克患者。早期容量复苏,合理使用血管活性药物。进行血流动力学监测并指导治疗。

4. 抗感染治疗　在明确继发感染时或有充分证据提示继发细菌感染时使用。

5. 保持水电解质平衡　监测进出量、电解质及血气,早期识别病情变化,及时准确处理。

6. 保持肠道微生态平衡　保护胃肠道功能,保持大便通畅,补充益生菌,使用较大剂量米雅(酪酸梭菌)或整肠生(地衣芽胞杆菌),缩短抗生素使用时间,酌情短期使用质子泵抑制剂耐信(埃索美拉唑镁)。

7. 糖皮质激素　慎重,短期,适量。甲泼尼龙 40~160mg/d。

8. 支持治疗　静脉注射人免疫球蛋白,300~400mg/(kg·d),给予全胃肠道营养,每日提供 30kcal/kg 能量。

9. 保护重要脏器功能　监测重要脏器功能(心、肾、肝)和肌肉溶解,及时治疗。

10. 中药治疗　中药治疗见前面相关中药治疗部分。

十、疗效评估节点必须检查的项目

(1)H7N9 禽流感病毒核酸检测。

(2)血常规。

(3)心肌酶谱。

(4)C-反应蛋白。

(5)血气分析。

(6)痰培养。

(7)胸部 X 线。

十一、出院标准(围绕一般情况、第一诊断转归)

1. 症状　临床症状明显好转。

2. 体征　体温正常 3 日,体征明显好转。

3. 检验/检查　氧合、炎症指标等基本正常,或不正常但不影响出院,呼吸道标本 H7N9 禽流感核酸检测连续 2 次阴性。

十二、有无变异及原因分析

出现严重细菌感染、误吸、基础疾病恶化等引起新增治疗、住院时间延长、费用增多甚至退出路径。

附录五　人感染 H7N9 禽流感疫情防控方案
（第 3 版）

根据《关于调整部分法定传染病病种管理工作的通知》（国卫疾控发〔2013〕28 号）要求，为进一步指导各地规范开展人感染 H7N9 禽流感病例的发现、报告、流行病学调查、实验室检测、病毒变异监测和密切接触者管理等防控工作，保障人民群众身体健康和生命安全，特制订本方案。

一、适 用 范 围

此方案适用于现阶段医疗卫生机构开展人感染 H7N9 禽流感疫情防控工作，并将根据对该疾病认识的深入和疫情形势变化适时更新。

二、病例的发现、报告

（一）病例定义

（1）人感染 H7N9 禽流感疑似病例与确诊病例定义参照《人感染 H7N9 禽流感诊疗方案（2014 年版）》（国卫办医发〔2014〕6 号）。

（2）疑似聚集性病例是指 7 日内在小范围（如一个家庭、一个社区等）发现 1 例确诊病例，并同时发现 1 例及以上疑似病例，提示可能存在人际传播或因共同暴露而感染。在上述条件下，发现 2 例确诊病例的，判定为聚集性病例。

（二）发现与报告

各级各类医疗机构对就诊的流感样病例，要询问其禽类或活禽市场的暴露史，重点关注从事活禽养殖、屠宰、贩卖、运输等行业的人群。在发现人感染 H7N9 禽流感病例后，应当于 24 小时内填写传染病报告卡，并进行网络直报。报告疾病类别选择"乙类传染病"中"人感染 H7N9 禽流感"。尚不具备网络直报条件的医疗机构，应当于诊断后 24 小时内填写并寄出传染病报告卡，县级疾病预防控制中心在接到报告后立即进行网络直报。

三、病例的流行病学调查、采样与检测

（一）流行病学调查

县级疾病预防控制中心接到辖区内医疗机构报告的人感染 H7N9 禽流感确诊病例后，应当按照中国疾病预防控制中心制订的《人感染 H7N9 禽流感流行病学调查方案》进行

调查。

对于单例病例,调查内容主要包括病例基本情况、发病就诊经过、临床表现、实验室检查、诊断和转归情况、病例家庭及家居环境情况、暴露史、密切接触者情况等。对病例可能暴露的禽类饲养或交易等场所,应当采集禽类粪便、笼具涂拭标本等环境标本开展病原学检测。必要时根据调查情况组织开展病例主动搜索。

对于疑似聚集性病例和聚集性病例,在上述工作的基础上,要立即排查疑似病例,并重点调查病例的暴露史及病例之间的流行病学关联,对从病例和环境标本中分离到的病毒进行同源性分析,明确是否存在人际传播或因共同暴露而感染。

(二) 标本采集、运送与实验室检测

当医务人员怀疑患者感染 H7N9 禽流感病毒时,应当尽早采集其上、下呼吸道标本(尤其是下呼吸道标本)和发病 7 日内急性期血清以及与急性期血清采集时间间隔 2~4 周的血清等。

有条件开展核酸检测的医疗机构要对呼吸道标本开展 H7N9 禽流感病毒核酸检测,进行病例诊断;没有条件开展核酸检测的医疗机构应当尽快利用快速抗原检测试剂进行甲型流感病毒抗原检测,并将甲型流感病毒抗原检测阳性的标本送当地流感监测网络实验室以进一步开展 H7N9 禽流感病毒的核酸检测。标本采集、包装、运送等应当严格按照《可感染人类的高致病性病原微生物菌(毒)种或样本运输管理规定》(原卫生部第 45 号令)等生物安全相关规定执行。

具备 BSL-3 级生物安全条件的省级疾病预防控制中心应当在 2 周内完成病毒分离工作,具备序列测定能力的实验室应当在病毒分离后 72 小时内完成全基因组序列测定工作,并将序列提交国家流感中心流感病毒序列数据库。未能进行序列测定的病毒 48 小时内按要求送国家流感中心;未能开展病毒分离的网络实验室需将 H7 核酸检测阳性病例的原始标本 48 小时内送国家流感中心,国家流感中心在 2 周内完成病毒分离和序列测定工作,并将序列提交流感病毒序列数据库进行反馈。

各医疗机构采集的血清标本送当地流感监测网络实验室,由当地网络实验室将血清标本分别送省级疾病预防控制中心和国家流感中心开展相关抗体检测。

各级疾病预防控制中心要加强对活禽市场和家禽养殖场等重点地区环境标本的采集与检测工作。

具体操作要点参见中国疾病预防控制中心制订的《人感染 H7N9 禽流感病毒标本采集及实验室检测策略》。

四、信息管理

(一) 信息报告

对于确诊病例,报告病例的医疗机构要通过人感染 H7N9 禽流感信息管理系统及时填报病例的病情转归信息,并在其出院或死亡后 24 小时内网上填报《人感染 H7N9 禽流感病例调查表——临床部分》(详见《人感染 H7N9 禽流感流行病学调查方案》)。对于死亡病

例,要认真填写死亡医学证明书的相关内容,通过死因登记报告信息系统进行网络直报。所在辖区的县级疾病预防控制中心完成初步调查后,要网上填报《人感染 H7N9 禽流感病例调查表——流行病学部分》(详见《人感染 H7N9 禽流感流行病学调查方案》),并根据调查进展,及时补充完善调查表信息,每日更新其中的密切接触者医学观察情况。

如已经网络直报的病例转院治疗,转出病例的医疗机构要通过人感染 H7N9 禽流感信息管理系统录入病例的转出情况。接收病例的医疗机构要通过上述系统对该病例信息进行查询核实,并录入病例的收治情况。

聚集性病例一经确认后,应当于 2 小时内通过突发公共卫生事件报告管理信息系统进行网络直报,并根据事件进展及时进行进程报告和结案报告。

开展实验室检测的疾病预防控制中心要及时将标本信息和检测结果录入到中国流感监测信息系统中。

对未按要求进行信息报告和标本(毒株)报送的省份,国家卫生和计划生育委员会将予以通报批评。

(二) 信息发布与通报

国家卫生和计划生育委员会每月定期公布全国人感染 H7N9 禽流感的发病数和死亡数,各省级卫生计生行政部门及时发布本行政区域的个案信息。

外环境标本检测阳性结果由各地疾控中心报告同级卫生计生行政部门和上级疾病预防控制中心,由卫生计生行政部门通报同级农业部门。

病毒发生变异、出现人传人疫情等重要信息,要经国家级联防联控机制专家组审核评估后发布。

五、病例管理和感染防护

医疗机构应当参照《人感染 H7N9 禽流感医院感染预防与控制技术指南(2013 年版)》(卫发明电〔2013〕6 号),落实患者隔离、医院感染预防与控制以及医务人员防护等措施。

疾病预防控制中心人员在开展流行病学调查和样品采集时,应当做好个人防护,并指导涉禽从业人员和染疫禽类处置人员做好个人防护。

六、可疑暴露者和密切接触者的管理

(一) 可疑暴露者的管理

可疑暴露者是指暴露于 H7N9 禽流感病毒检测阳性的禽类、环境,且暴露时未采取有效防护的养殖、屠宰、贩卖、运输等人员。对可疑暴露者,由县级卫生计生行政部门会同农业、工商、交通等相关部门,进行健康告知,嘱其出现发热(腋下体温≥37.5℃)及咳嗽等急性呼吸道感染症状时要及时就医,并主动告知其禽类接触情况。

(二) 密切接触者管理

密切接触者是指诊治疑似或确诊病例过程中未采取有效防护措施的医护人员或曾照料

患者的家属;在疑似或确诊病例发病前 1 日至隔离治疗或死亡前,与患者有过共同生活或其他近距离接触情形的人员;或经现场调查人员判断需作为密切接触者管理的其他人员。对密切接触者,由县级卫生计生行政部门进行追踪、医学观察,医学观察期限为自最后一次暴露或与病例发生无有效防护的接触后 7 日。一旦密切接触者出现发热(腋下体温≥37.5℃)及咳嗽等急性呼吸道感染症状,则立即转送至医疗机构就诊,并采集其咽拭子,送当地流感监测网络实验室进行检测。

七、流感样病例强化监测

加强流感样病例和不明原因肺炎监测。各地要在既往流感样病例监测工作基础上,提高监测强度,增加标本采集和检测数量,南方省份每家流感监测哨点医院每周采集流感样病例和人感染 H7N9 禽流感相关病例标本 20 份,北方省份 4~9 月每月采集相关标本 20 份,10 月到次年 3 月每周采集 20 份标本,送当地流感监测网络实验室检测。

在发生人感染 H7N9 禽流感确诊病例的县(区)内,应当在病例确诊后开展为期 2 周的强化监测。二级及以上医疗机构对符合流感样病例定义的门急诊患者,以及住院严重急性呼吸道感染患者,应当及时采集呼吸道标本,询问暴露史,并按照中国疾病预防控制中心制订的《人感染 H7N9 禽流感病毒标本采集及实验室检测策略》开展相关检测工作。各医疗机构每周汇总并上报流感样病例总数、住院严重急性呼吸道感染患者总数、采样人数、本医院检测人数、送疾病预防控制中心检测人数、阳性数及阳性结果等。具体上报方式参照中国疾病预防控制中心印发的强化监测信息报告有关技术要求。各地可根据工作情况适当扩大监测范围和时间。

八、疫情形势研判建议

各级卫生计生行政部门应当根据人感染 H7N9 禽流感的疫情形势、病原学监测和研究进展及时组织专家进行疫情形势研判,达到突发事件标准时,应当按照相关预案及时启动相应应急响应机制,并按照相关规定及时终止响应。

各级卫生计生行政部门要充分发挥联防联控机制牵头部门的作用,根据疫情形势建议当地政府采取有针对性的防控措施:在未发生疫情的地市,建议采取活禽市场"一日一清洗,一周一消毒,一月一休市"的措施;在发生疫情的地市,建议采取休市和彻底消毒措施;在有条件的地市,鼓励采取季节性休市措施。

九、做好健康教育工作

各地要积极做好信息发布和舆论引导,及时回应社会关切,引导公众科学、理性地应对疫情,并做好疫情防控知识宣传,指导并促进公众养成良好的卫生习惯,尤其要加强对从事活禽养殖、屠宰、贩卖、运输等行业人群的健康教育和风险沟通工作。

十、加强医疗卫生机构专业人员培训与督导检查

医疗卫生机构应当开展人感染 H7N9 禽流感病例的发现与报告、流行病学调查、标本采集、实验室检测、病例管理与感染防控、风险沟通等内容的培训。

各级卫生计生行政部门负责组织对本辖区内的防控工作进行督导和检查,发现问题及时处理。

十一、大力开展爱国卫生运动

各级爱国卫生运动委员会要切实发挥议事协调作用,强化组织管理和督促检查,结合卫生城镇创建活动,广泛发动群众,动员基层单位,在城乡范围内深入开展环境卫生集中整治行动。要重点加强农贸市场的卫生管理,着力解决活禽销售、宰杀方面存在的突出卫生问题。

附录六 《人感染高致病性禽流感标本采集及实验室检测技术方案》

为及时、科学地采集和运送人禽流感病例或疑似污染环境等各种类型的标本,规范实验室检测程序和检测方法,提高检测质量,明确诊断或开展相关科学研究,特制定本方案。

1. 采集对象

(1)人禽流感医学观察病例、疑似病例、临床诊断病例及需要进一步研究的确诊病例。

(2)其他需要进行人禽流感诊断或排除者。

(3)需要采集的环境标本。

2. 采集要求

(1)从事人禽流感检测标本采集的技术人员必须经过生物安全培训和具备相应的实验技能。在标本采集过程中,采样人员参照(附录五)规定的防护措施进行安全防护。

(2)住院病例的标本由所在医院医护人员在当地疾病预防控制机构专业人员指导下采集。

(3)标本采集具体种类和数量由现场工作组确定。

(4)密切接触者标本由当地疾病预防控制机构负责采集。

(5)根据实验室检测工作的需要,结合病程再次采样。

3. 标本种类　每个病例应尽可能同时采集上、下呼吸道标本;需要排除人禽流感的死亡病例则依据《传染病患者或疑似传染病患者尸体解剖查验规定》(原卫生部第43号令)的规定采集尸体标本,没有条件进行尸体解剖的,可采集呼吸道灌洗液或经皮穿刺采集肺组织标本。

(1)上呼吸道标本:包括咽拭子、鼻拭子、鼻咽抽取物、咽漱液、深咳痰液。最佳采集时间为发病后3日内。

(2)下呼吸道标本:包括呼吸道抽取物、支气管灌洗液、肺组织活检标本。

(3)尸检标本:患者死亡后应依法尽早进行解剖,在严格按照生物安全防护的条件下,进行尸检,主要采集肺、气管组织标本,条件允许下也可采集肝、肾、脾、心脏、脑、淋巴结等组织标本。

(4)血清标本:每一病例必须采集血清标本,须采集急性期、恢复期双份血清。第一份血清应尽早(最好在发病后7日内)采集,第二份血清应在发病后第3～4周采集。采集量要求为5ml,以空腹血为佳,建议使用真空采血管。

(5)其他标本:如果病例有腹泻症状,可在发病后采集粪便标本;有胸腔积液者可采集胸腔积液标本。

4. 标本采集方法

(1)咽拭子:用2根聚丙烯纤维头的塑料杆拭子同时擦拭双侧咽扁桃体及咽后壁,将拭子头浸入含3ml采样液的管中,尾部弃去,旋紧管盖。

(2)鼻拭子:将1根聚丙烯纤维头的塑料杆拭子轻轻插入鼻道内鼻腭处,停留片刻后缓慢转动退出。取另一根聚丙烯纤维头的塑料杆拭子以同样的方法采集另一侧鼻孔。上述两根拭子浸入同一含 3ml 采样液的管中,尾部弃去,旋紧管盖。

（3）鼻咽抽取物或呼吸道抽取物:用与负压泵相连的收集器从鼻咽部抽取黏液或从气管抽取呼吸道分泌物。

将收集器头部插入鼻腔或气管,接通负压,旋转收集器头部并缓慢退出,收集抽取的黏液,并用 3ml 采样液冲洗收集器 1 次(亦可用小孩导尿管接在 50ml 注射器上来替代收集器)。

（4）咽漱液:用 10ml 不含抗生素的采样液漱口。漱口时让患者头部微后仰,发"噢"声,让洗液在咽部转动。然后将咽漱液收集于 50ml 无菌的螺口塑料管中。无条件的可用平皿或烧杯收集咽漱液并转入 10ml 螺口采样管中。

（5）深咳痰液:要求患者深咳后,将咳出的痰液收集于 50ml 含 3ml 采样液的螺口塑料管中。

（6）呼吸道灌洗液:将收集器头部从鼻孔或气管插口处插入气管(约 30cm 深处),注入 5ml 生理盐水,接通负压,旋转收集器头部并缓慢退出。收集抽取的黏液,并用采样液涮洗收集器 1 次(亦可用小孩导尿管接在 50ml 注射器上来替代收集)。

（7）胸腔积液:在 B 超定位下进行胸腔穿刺,抽取胸腔积液 5ml,置于无菌的塑料螺口管中。

（8）肺组织活检标本:在超声或 X 线定位下,经皮穿刺取肺组织活检标本,置于含 3ml 采样液的塑料螺口管中。

（9）尸检标本:每一采集部位分别使用不同消毒器械,以防交叉污染;每种组织应多部位取材,各部位应取 20~50g,淋巴结取 2 个。

（10）粪便标本:采集 5~10g 粪便置于含 5~10ml 采样液无菌螺口管中,严格密封。

（11）血清标本:用真空负压采血管采集血液标本 5ml,室温静置 30 分钟,1500~2000r/min 离心 10 分钟,收集血清于 2ml 无菌螺口塑料管中。

注:常用的采样液配方为:pH 7.4~7.6 的 Hanks 液或 MEM/DMEM 液。在采样液中需加入抗生素,可用青霉素(终浓度为 100U/ml)、庆大霉素(终浓度为 1mg/ml)和抗真菌药物(终浓度为 2μg/ml)。

5. 标本包装 标本采集后在生物安全二级实验室生物安全柜内分装成一式三份(分装标本的生物安全柜不能用于提取核酸)。一份当地检测用,一份送中国疾病预防控制中心检测,一份保存以备复核。

（1）所有标本应放在大小适合的带螺旋盖的内有垫圈、耐冷冻的塑料管里,拧紧。容器外注明样本编号、种类、姓名及采样日期。

（2）将密闭后的标本放入大小合适的塑料袋内密封,每袋装一份标本。

（3）标本有关信息填写"疑似人感染高致病性禽流感/不明原因肺炎病例标本送检单"见《疑似人感染高致病性禽流感/不明原因肺炎病例标本送检、接收、检测和结果报告反馈工作流程》(中疾控疾发〔2005〕526 号),用另一塑料袋密封。

6. 标本保存 用于病毒分离和核酸检测的标本应尽快进行检测,24 小时内能检测的标本可置于 4℃保存,24 小时内无法检测的标本则应置于-70℃或以下保存。如无-70℃保存条件,则-20℃冰箱暂存。血清可在 4℃存放 3 天、-20℃以下长期保存。标本运送期间应避免反复冻融。标本应设立专库或专柜单独保存。

7. 标本送检

（1）上送标本：检测结果阳性或可疑的原始标本或分离物应及时送中国疾病预防控制中心复核和进一步检测；省级疾病预防控制机构实验室检测阴性，且有明确流行病学证据的病例的标本送中国疾病预防控制中心进一步检测。

（2）标本运送的生物安全要求：按照《病原微生物实验室生物安全管理条例》（国务院第 424 号令）和《可感染人类的高致病性病原微生物菌（毒）种或样本运输管理规定》（原卫生部第 45 号令）等有关规定执行。

（3）标本送检的程序：各省（区、市）需要向中国疾病预防控制中心送检标本时，应事先与中国疾病预防控制中心疾病控制与应急处理办公室联系。具体要求见《可感染人类的高致病性病原微生物菌（毒）种或样本运输管理规定》（原卫生部第 45 号令）、《疑似人感染高致病性禽流感/不明原因肺炎病例标本送检、接收、检测和结果报告反馈工作流程》（中疾控疾发〔2005〕526 号）。

8. 实验室生物安全　从事人禽流感检测的技术人员必须经过生物安全培训和具备相应的实验技能，在检测的过程中必须采取生物安全三级防护。不同的标本检测生物安全级别要求如下：

（1）标本的分装和核酸提取在生物安全二级实验室的生物安全柜内进行，病毒培养物的核酸提取必须在生物安全三级实验室的生物安全柜内进行。

（2）标本的抗原快速检测在生物安全二级实验室的生物安全柜内进行。

（3）人禽流感病毒的分离、鉴定必须在生物安全三级实验室里进行。

（4）采用灭活抗原进行血凝抑制试验检测血清抗体时，要求在生物安全二级实验室内操作。采用微量中和试验进行血清抗体检测必须在生物安全三级实验室操作。

（5）阳性标本和分离物的保存及销毁应按照《病原微生物实验室生物安全管理条例》（国务院第 424 号令）执行。

9. 标本的实验室检测

（1）核酸检测：方法包括 RT-PCR 和 Real-Time PCR，建议使用国家流感中心或世界卫生组织推荐的引物和探针。

（2）抗原快速检测方法包括 ELISA 法和金标法，本方法仅具参考价值，不作为诊断依据。

（3）病毒分离及鉴定：采用 SPF 鸡胚和 MDCK 细胞分离方法。病毒的鉴定采用血凝抑制试验、神经氨酸酶抑制试验或序列测定。

（4）血清学检测：方法包括微量中和试验、血凝抑制试验及单扩溶血试验。

以上实验室检测方法详见《全国流感/人感染高致病性禽流感监测实施方案》。

10. 检测结果的判断和报告

（1）各检测项目阳性报告

1）H5 基因核酸检测：A 型特异性引物能够扩增出预期大小的产物，两对 H5 亚型特异性引物都能够扩增出预期大小的产物。

2）抗原快速检测：按照试剂盒说明书进行检测，结果判断为阳性。

3）病毒分离及鉴定：分离出病毒，并经鉴定为 H5 亚型或 H5N1 亚型。

4）血清学检测：双份血清抗体滴度 4 倍或以上增高有诊断意义。

（2）各检测项目阴性报告

1）H5 基因核酸检测：两对 H5 亚型特异性引物均不能够扩增出预期大小的产物。

2）抗原快速检测：按照试剂盒说明书进行检测，结果判断为阴性。

3）病毒分离：培养物红细胞凝集试验阴性。

4）血清学检测：血清抗体滴度<1∶20 为阴性。

（3）H5 基因核酸检测不一致。两对 H5 亚型特异性引物扩增出的产物检测结果不一致时，则对阳性扩增产物进行测序，如果为 H5N1 病毒序列，则判断为阳性。

标本检测结果有关信息填写"人感染高致病性禽流感标本检测结果反馈表"（具体见《疑似人感染高致病性禽流感/不明原因肺炎病例标本送检、接收、检测和结果报告反馈工作流程》中疾控发〔2005〕526 号）。

11. 实验室检测流程 应采集人禽流感检测对象上呼吸道标本、下呼吸道标本进行禽流感病毒的核酸检测和病毒分离，同时要采集病例的急性期和恢复期血清标本进行 H5N1 亚型特异性抗体检测。

原则上，先由省级及以下疾病预防控制机构进行初步检测，阳性标本送中国疾病预防控制中心复核；省级疾病预防控制机构实验室检测阴性，且有明确流行病学证据的病例标本送中国疾病预防控制中心进一步检测。

省级疾病预防控制机构不具备检测条件的，送中国疾病预防控制中心或邻近具备相应条件和资格认证的省级疾病预防控制机构进行检测。

具体步骤见人感染高致病性禽流感标本实验室检测流程图。

12. 人禽流感实验室检测职责

（1）中国疾病预防控制中心职责

1）对省级及其他人禽流感检测实验室的检测结果进行复核，并对上送的标本做进一步检测。

2）对不具备禽流感病毒核酸检测、病毒分离条件的省级上送的标本进行检测。

3）对需做微量中和实验的血清标本进行微量中和试验。

4）对分离到的禽流感病毒株做抗原及基因分析。

5）及时向送检标本的机构反馈检测结果。

6）对省级疾病预防控制机构实验室人员进行实验室技术和生物安全培训。

7）对省级疾病预防控制机构实验室提供技术和试剂支持并进行质量控制。

8）对省级疾病预防控制机构的实验室检测和生物安全工作进行督导。

（2）省级疾病预防控制机构职责

1）对辖区内人禽流感标本的采集工作提供技术指导和物质支持，必要时直接参与标本的采集。

2）按照生物安全要求，对采集到的标本进行禽流感病毒的核酸检测、血清学检测和抗原检测。获得国家认证的生物安全三级实验室才可开展病毒分离和微量中和试验。

3）按照生物安全要求妥善保存原始标本或禽流感病毒株。

4）符合上送条件的标本或毒株按规定及时送中国疾病预防控制中心。

5）及时向中国疾病预防控制中心上报人禽流感检测的相关信息。

6）及时向送检标本的机构反馈检测结果。

7）根据疫情的发展和工作需要,向中国疾病预防控制中心申请指定辖区内符合要求的国家级流感网络实验室开展相应的人禽流感检测工作。

参 考 文 献

Yang S, Chen Y, Cui D, et al. 2014. Avian-origin influenza A（H7N9）infection in influenza A（H7N9）-affected areas of China：a serological study. Journal of Infectious Diseases, 209(2)：265-269.

Zhu H, Wang D, Kelvin D J, et al. 2013. Infectivity, transmission, and pathology of human-isolated H7N9 influenza virus in ferrets and pigs. Science, 341(6142)：183-186.